SUSANNE ABBASSIAN KORASANI

Be Your Own Healer

arkana

SUSANNE ABBASSIAN KORASANI
MIT JULIA BECKER

Be Your Own Healer

Die Selbstheilungskräfte wecken – voller Energie neu durchstarten

Mit vielen Rezepten, Planungstools und Audio-Meditation zum Download

arkana

MIX
Papier | Fördert gute Waldnutzung
FSC® C011124

Penguin Random House Verlagsgruppe FSC® N001967

6. Auflage
Originalausgabe

in der Penguin Random House Verlagsgruppe GmbH,
Neumarkter Straße 28, 81673 München
Lektorat: Daniela Weise
Umschlaggestaltung und Layout: ki 36 Editorial Design,
München, Daniela Hofner
Autorinnenfotos: Stefan Klüter
Satz: Satzwerk Huber, Germering
Druck und Bindung: Mohn Media Mohndruck GmbH, Gütersloh
Printed in Germany
ISBN 978-3-442-34305-8

www.arkana-verlag.de

Für Lilith

»People Have the Power.«

Patti Smith

Inhalt

Einleitung

Sei dein eigener Arzt

Ständige Müdigkeit und Erschöpfung, immer wiederkehrende Verdauungs- und Schlafstörungen, verschiedenste Hautprobleme und eine starke Infektanfälligkeit: Unzählige Menschen leiden heute unter diesen diffusen Beschwerden. Man fühlt sich nicht wirklich krank. Aber öfter kränklich. Ganz gesund ist man jedenfalls nicht. Und nie ganz in der eigenen Kraft. Nach vielen gescheiterten Versuchen mit Medikamenten, Kuren oder gesunder Ernährung fehlt einem jede Idee, wie man diese Beschwerden nachhaltig beseitigen kann. Das liegt ganz schlicht und ergreifend daran, dass den meisten Menschen nicht bewusst ist, wo die Ursachen für diese Erscheinungen liegen. Es ist also Zeit für eine Aufklärung. Und die möchte ich dir mit diesem Buch liefern.

Die unangenehme Wahrheit zuerst: In aller Regel erzeugen wir selbst diese Beschwerden und befördern sie unbewusst. Mit falscher Ernährung und anderen ungünstigen Gewohnheiten. **Was in unserem Körper den Alarm – in Form der vielen oben genannten Beschwerden – auslöst, sind sogenannte Silent Inflammations, stille Entzündungen. Es sind oftmals über Jahre gewachsene Dysbalancen, die wir unbemerkt in uns tragen und ungewollt am Leben erhalten.** Hier die gute Nachricht: Wir selbst können das ändern! All diese Symptome sind Warnsignale des Körpers, die wir konstruktiv nutzen können. Denn wenn wir diesen harmlosen Beschwerden nachgehen und sie heilen, können wir oftmals auch schwerere Erkrankungen verhindern.

Die Anzahl junger Menschen, die an Darmkrebs erkranken, steigt weltweit seit Jahren, insbesondere in Industrieländern[1]. Aktuelle Studien[2] legen die Vermutung nahe, dass die heutige westliche Ernährung, die zahlreiche Zusatzstoffe, Zucker, rotes und verarbeitetes Fleisch enthält, einen gewichtigen Grund hierfür darstellt. Bewegungsmangel, Rauchen und Alkohol erscheinen als weitere relevante Gründe. Und: fehlende Vorsorge und Achtsamkeit. Junge Menschen gehen immer seltener zum Arzt, auch wenn sie wochenlang Beschwerden haben. Schädigende Gewohnheiten sind ihnen oft nicht einmal bewusst, und sie wissen vielfach auch nicht, dass ein 20-jähriger Mensch überhaupt Darmkrebs bekommen kann.[3]

Bewusstsein und Selbstverantwortung sind aus meiner Sicht die ersten und wichtigsten Schritte hin zu einem dauerhaft gesunden Leben. Wenn wir unsere Grundkonstitution wieder stärken, werden wir resilient. Wir kommen ins Gleichgewicht, und die Herausforderungen des Alltags bringen uns nicht mehr so schnell ins Wanken oder können uns erst recht nicht komplett aus der Bahn werfen.

Die WHO hat bereits im Vorwort ihrer Verfassung von 1946 Gesundheit multidimensional definiert: »Die Gesundheit ist ein Zustand des vollständigen, körperlichen, geistigen und sozialen Wohlergehens und nicht nur das Fehlen von Krankheit oder Gebrechen.« Analog zu dieser Definition stelle ich mir unsere Gesundheit wie ein Haus vor, in dem wir leben. Sie bildet dessen tragenden Säulen, sein Dach und sein Fundament. Mit unserer Gesundheit steht oder fällt buchstäblich alles in unserem Leben. Je besser Statik und Substanz eines Hauses sind, desto weniger können ihm Stürme, Regen und Frost etwas anhaben. Je stabiler unsere Gesundheit ist, desto stärker ist auch unsere Widerstandsfähigkeit und desto größer ist unser Wohlergehen – auf allen Ebenen. Wenn wir gesundheitlich geschwächt oder sogar schwer krank sind, schränkt das unsere gesamte Lebensqualität ein. Wir können uns nur bedingt bewegen, weniger unternehmen, haben dadurch weniger soziale Kontakte und kaum neue Erlebnisse. Oft fehlen uns dann Freude, Leichtigkeit, Zuversicht und Mut. Damit wir unser Wohlergehen in allen Bereichen erhalten oder wiederherstellen können, braucht unsere Gesundheit – genau wie ein echtes Haus – Instandhaltung. Wenn der Keller eines Hauses feucht ist oder das Dach undicht, investieren wir Geld und Zeit, um das in Ordnung zu bringen. Wir bestellen einen Fachmann, der alles professionell begutachtet und wenn nötig von Grund auf saniert. Niemand möchte in einem feuchten, zugigen Haus wohnen. Auch weil es bekanntermaßen über kurz oder lang immer mehr Schaden nehmen wird. Und kein Mensch würde auf die Idee kommen, in so einer Situation neue Dekoprodukte zu kaufen.

Warum verhalten wir uns so anders, wenn es um unsere Gesundheit geht? Warum kaufen wir teure Nahrungsergänzungsmittel, wenn wir uns angeschlagen fühlen, anstatt uns erst einmal durch Entgiftung zu entlasten? Warum sind wir bereit, mit einer angegriffenen Gesundheit zu leben? Wo wir doch inzwischen wissen, dass ein schwaches Immunsystem der Nährboden für Krankheiten ist. Warum investieren wir in unser körperliches Zuhause nicht ebenso viel wie in unser räumliches? **Die eigene Gesundheit zu pflegen, das eigene Gesundheitskonto zu managen ist für mich eines der wichtigsten Investments unserer heutigen Zeit. Es liegt in unserer Verantwortung.** Aber wie kann dieses Gesundheitsmanagement nachhaltig und ohne zu hohe Kosten funktionieren? Kann ich tatsächlich selbstbestimmt für mein Wohlergehen sorgen? Mich sogar selbst heilen?

Dazu ist erst einmal relevant zu definieren: Was bedeutet denn echte Heilung? Wenn Symptome durch Medikamente blitzschnell verschwinden, ist das vorübergehend befriedigend. Doch kann man das Heilung nennen? Auf Dauer schädigen chemische Substanzen die Organe, und der Körper heilt nicht wirklich aus. Natürliche Heilmittel wirken anders. Sie arbeiten, wenn sie richtig kombiniert und dosiert werden, nachhaltig. Sie bekämpfen nicht einfach den Parasiten an Ort und Stelle, damit wir für den Augenblick Ruhe haben. Sie stärken vielmehr das gesamte System. Sie stellen die Balance im Körper wieder her und aktivieren die Selbstheilungskräfte. So ist Naturmedizin in der Lage, Menschen zur Heilung von vielen, sogar schweren Krankheiten, zu verhelfen.

Ich habe genau das über zehn Jahre lang als Heilpraktikerin in meiner eigenen Praxis erlebt. **Zahlreiche meiner Patientinnen und Patienten, sogar solche, die als austherapiert galten, konnten mit Heilpflanzen, einer adäquaten Ernährungsumstellung und verschiedenen weiteren Techniken in die Selbstheilung kommen oder zumindest ihr subjektives Befinden deutlich verbessern. Und das auf einem selbstbestimmten Weg. Sie lernten, was ihnen guttat, und schafften es, sich selbst zu helfen.** Diese Nachhaltigkeit und die Autonomie der Einzelnen beim Vorgang der Heilung faszinierten mich von Anfang an. Sie sind bis heute die größte Motivation für meine Arbeit. Und sie sind der Grund, warum es dieses Buch gibt. Aber fangen wir von vorn an.

Vielleicht hat alles begonnen, als meine Mutter mit mir schwanger war. Es ging ihr die meiste Zeit der Schwangerschaft sehr gut, doch eines Tages bekam sie Nierensteine. Sie hatte solche Schmerzen, dass sie nicht mehr aufrecht gehen konnte. Und da sie als Schwangere nichts einnehmen durfte, war sie einigermaßen verzweifelt. Meine persische Großmutter bereitete ihr dann einen Sud aus Kirschstängeln und gab ihr schwarzen Rettichsaft zum Trinken. Das half. Die Nierensteine konnten dadurch ausgeschieden werden, und meiner Mutter ging es in kürzester Zeit wieder gut. Die Heilung eines schweren Leidens mit na-

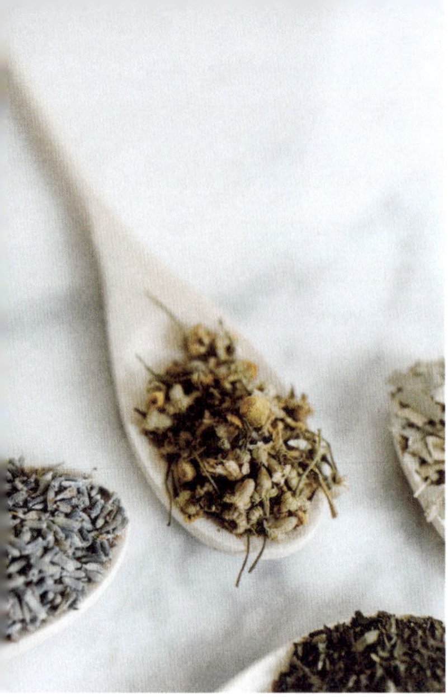

türlichen Mitteln habe ich auf diese Weise tatsächlich schon im Mutterleib miterlebt. Wer weiß, vielleicht nahm mein heutiger Weg da seinen Lauf. Ganz sicher ist, dass ich in meiner Kindheit bereits lernte, wie sehr wir Menschen die Natur brauchen. Und wie hilfreich es ist, die Natur zu verstehen. Mein Vater sagte, jeder sollte sein eigener Arzt sein. Als erwachsener Mensch sollte man wissen, wie man sich selbst helfen und heilen kann. Oder noch besser: wissen, wie man sich gesund hält. Er gab mir wertvolles Wissen aus den fernöstlichen Lehren über die Heilwirkung von Nahrung mit. Er erzählte mir, welche Wirkung einzelne Nahrungsmittel haben, dass manche Speisen kühlen und andere wärmen, einige nervös und traurig machen und andere wiederum glücklich und stark. Und auch meine Mutter, sie war Krankenschwester, half unserem gesamten Bekanntenkreis, diverse Beschwerden wie Diabetes oder Bluthochdruck mit Nahrung und Vitaminpräparaten zu heilen oder zu lindern. Einmal half sie einem Freund, seine Weißfleckenkrankheit stark zu reduzieren. Viele Menschen suchten ihren Rat und kamen dank ihrer Tipps wieder in ihr Gleichgewicht. Meine Eltern sensibilisierten mich beide dafür, meinen Körper bewusst wahrzunehmen und ihm auf allen Ebenen Gutes zu tun. Und genau das habe ich über viele Jahrzehnte gelernt.

Heute habe ich als Phytotherapeutin und als Holistic Health Coach das Ziel, andere Menschen zu befähigen, eigenverantwortlich und nachhaltig für ihre Gesundheit und Kraft zu sorgen. Denn so alt das Wissen darum ist, dass die Natur uns heilen kann und dass wir unsere Gesundheit selbstbestimmt und ohne Chemie erhalten können, so wenig präsent ist dieses Wissen in unserer modernen Welt. Und viel zu wenige nutzen es hier im Westen, während der Einsatz von Naturmedizin im asiatischen Raum, in Lateinamerika oder auf dem afrikanischen Kontinent bei vielen Völkern gang und gäbe ist. Die WHO geht davon aus, dass 88 Prozent der Weltbevölkerung Naturheilmittel verwenden.[4]

Mit diesem Buch möchte ich hierzulande das Bewusstsein stärken, dass die absolute Abhängigkeit von chemischen Pharmazeutika und von Urteilen einzelner Ärzte nicht unabdingbar ist. Eine Selbstbehandlung und Heilung mit natürlichen Mitteln ist in sehr vielen Fällen möglich und die weit gesündere Alternative. In manchen Fällen brauchen wir bestimmte Medikamente wie Schmerzmittel oder eine Operation. Aber ganz oft geht es auch anders. Und vor allem können wir unabhängig werden, wenn wir früher ansetzen: indem wir gesund bleiben und vorbeugen. Viele Dysbalancen nähren wir unbewusst mit Nahrungsmitteln oder einer Lebensweise, die uns schadet. Aber das können wir ändern. Oftmals sogar auf ganz einfache Weise und sehr kostengünstig. Aufgrund unseres Fortschritts vergessen wir oft, dass wir Teil der Natur sind und daher auch besonders empfänglich für ihre Heilkräfte. Die Natur ist nach wie vor die beste Apotheke für uns Menschen. Heilpflanzen werden seit Jahrtausenden als Heilmittel eingesetzt, chemische Medikamente gibt es erst seit ein paar Hundert Jahren. Und nicht zufällig werden die meisten Arzneimittel nach dem Vorbild von pflanzlichen Wirkstoffen entwickelt. Pflanzen sind zudem die am feinsten strukturierte Nahrung, die es gibt. Sie sind daher die erste und wichtigste Nahrung für uns. In dem Moment, in dem wir uns wieder aus dieser intelligenten Quelle versorgen, fühlen wir auch wieder die Verbindung nach außen und zur Natur, aber vor allem auch zu uns selbst. Und wir bringen uns auf sanfte Weise wieder ins Gleichgewicht.

Deshalb bilden Heilpflanzen und Heilernährung den Ausgangspunkt meiner Arbeit. Mein Ansatz verbindet moderne Wissenschaft und jahrhundertealte Erkenntnisse über pflanzliche Arznei und eine nachhaltig gesunde Ernährungsweise. Im Zentrum meines holistischen Heilkonzepts steht dabei eine Kombination von Makrobiotik, der sogenannten Lehre vom langen Leben, und Phytotherapie, der Pflanzenheilkunde, die ich jeweils mit meinen Praxiserfahrungen ergänzt habe. Hinzu kommen natürliche Entgiftung, Atem- und Körperarbeit sowie Mental Detox. **Denn alles, was wir uns zuführen, ist Nahrung. Jeder Atemzug, jeder Sonnenstrahl, jede Bewegung, jedes Gespräch, jeder Gedanke. Und all das wirkt auf uns. Wir können dafür sorgen, dass es auf eine gesunde Weise wirkt, dass uns all das tatsächlich nährt.** Wenn wir diese Wirkweisen verstehen und bewusst für uns nutzen, ist es für uns tatsächlich möglich, mit natürlichen Mitteln wieder in die persönliche Balance zu kommen, zu lernen, uns selbst von innen heraus zu stärken und damit unabhängig zu werden. Der beste Schutz besteht aus der Stärkung der individuellen Schwachstellen und wird von innen nach außen entwickelt. Äußere Maßnahmen können langfristig symptomatisch helfen, aber nicht die Ursachen heilen.

Darum geht es mir: dass du dich autonom machst, dass du selbstbestimmt deine Balance verwalten lernst. Denn grundsätzlich ist es überraschend einfach, sich auf natürlichem Weg zu heilen und gesund zu bleiben. Nur wenn die Vitalorgane schon zu sehr geschädigt sind, reicht manchmal die Zeit nicht mehr, um in die Rückläufigkeit zu kommen. Deshalb ist vorbeugen so viel besser als heilen.

Nährstoffreiche Nahrung, gesunder Schlaf, Bewegung, soziale Kontakte, Lebenssinn, Achtsamkeit und die Vermeidung von Dauerstress versorgen zudem einen relevanten Teil im Ge-

hirn, den Hippocampus, der u. a. für das Gedächtnis und die Regulation von Stimmungen zuständig ist, so gut, dass sich dort – als einziger Region im Hirn – neue Nervenzellen bilden können.[5] Mit einer bewussten Lebensweise und einer inneren Ausrichtung, die uns wohltut, können wir also konkret auch hirnanatomisch zu unserer lebenslangen Lern- und Veränderungsfähigkeit beitragen und damit zu einem langen Leben in einem gesunden Körper und Geist. Das Risiko von Alzheimer, Demenz und Depressionen kann damit signifikant gesenkt werden.

Mit diesem Buch gebe ich dir all meine Expertise auf dem Gebiet der Prophylaxe und Selbstheilung mit, um dir zu helfen, aus einem Minus auf deinem Gesundheitskonto ein Plus zu machen und dein körperliches Zuhause – ganz selbstständig – gut instand zu halten. Ich zeige dir, wie du dein Fundament mit Hilfe der sieben Heilsäulen stärken kannst: mit Heilpflanzen (Phytotherapie), Heilnahrung, natürlicher Entgiftung, Mental Reset, Bewegung, Heilatmung und deiner Einstellung: deinem Commitment.

Mit meiner Heilmethode möchte ich dazu beitragen, dass natürliche Medizin wieder als First Choice und nicht als alternative Medizin angesehen wird. Und dass wir sie selbstbestimmt für uns nutzen können. Mit diesem Buch gebe ich dir die Werkzeuge an die Hand, die dich befähigen, dein eigener Arzt, Heiler und Therapeut zu sein. **Heilung ist jedoch ein Prozess, der seine Zeit braucht – Zeit, die bei jedem von individuellen Faktoren wie Konstitution und Ausgangslage bestimmt ist sowie von der individuellen Durchführung und dem Commitment sich selbst gegenüber.**

»Friede beginnt damit, dass jeder von uns sich jeden Tag um seinen Körper und seinen Geist kümmert.«

Thich Nhat Hanh

Mein holistisches Heilkonzept

Ein paar Grundlagen – und wie du dieses Buch für dich nutzen kannst

In über zehn Jahren, die ich als Heilpraktikerin mit Schwerpunkt Phytotherapie und Heilernährung mit eigener Praxis in Berlin tätig war, konnte ich zahlreichen Menschen dabei helfen, ihr Gleichgewicht wiederzuerlangen und ihre Gesundheit selbst stabil zu halten. Viele Patientinnen und Patienten mit verbreiteten Leiden, wie Verdauungs- oder Schlafproblemen, und solche mit zum Teil schweren und sogar als unheilbar geltenden Krankheiten konnte ich unterstützen, ihre Selbstheilungskräfte erfolgreich zu aktivieren oder ihre Lebensqualität nachhaltig zu verbessern. Alle Stadien von Erkrankungen habe ich dabei begleiten dürfen. Die einen hatten den Wunsch, ihr persönliches Befinden zu optimieren. Andere suchten eine effektive Prophylaxe. Manche Menschen unterstützte ich während einer Krebsdiagnose, einige davon begleitend zur Chemotherapie, viele bei chronischen Erkrankungen, unzählige bei akuten Beschwerden unterschiedlicher Art. Generell betreute ich zahlreiche Patienten mit Autoimmunerkrankungen.

Mit Hilfe von Diagnoseparametern wie Iris- und Harndiagnostik, Blutwertanalyse und Antlitzdiagnostik sowie einer ausführlichen Anamnese mit Fragen zu Lebensführung, Ernährung, Psyche, Schlaf und den vererbten und erworbenen Schwachstellen analysierte ich die Konstitution meiner Patientinnen und Patienten. So hatte ich einen guten Überblick über den Status quo der jeweiligen Person und wusste, wo ich sie abzuholen hatte. Entsprechend erarbeitete ich dann einen individuellen Therapie- und Ernährungsplan und beobachtete anschließend die Veränderungen.

So konnte ich über fünfzehn Jahre lang an über tausend Menschen in meiner Praxis sowie meinen Online-Kursen die Natur des Menschen studieren, insbesondere wie sich Ess- und Lebensgewohnheiten auf Befinden, Körper und Aussehen auswirken. Und wie diese den Verlauf von Krankheiten beeinflussen – im Positiven wie im Negativen. Das half mir dabei, ein tieferes Verständnis von Ursachen, Zusammenhängen und Symptomen zu erlangen, um eine einzigartige und ganzheitliche Heilmethode zu entwickeln, die ich nun in meinen Onlinekursen anbiete.

Viele Beschwerden, ein Hintergrund: stille Entzündungen

Es gab in diesen Jahren viele hilfreiche Erkenntnisse, aber eine ist die für mich entscheidende, und sie bildet den Ausgangspunkt für meine heutige Arbeit. **Alle Krankheiten von Erschöpfung bis hin zu Verdauungsproblemen haben in der Regel dieselbe Ursache: Entzündungen im Körper, die oftmals lange unerkannt bleiben. Am häufigsten sitzen diese Entzündungen an den Schleimhäuten. Wenn diese gereizt oder eben entzündet sind, dann sind**

wir anfällig für alle Arten von Infekten, unser Immunsystem ist geschwächt. Dies kann sich unter anderem in Form von Ekzemen, Reizdarm, schlechtem Schlaf oder Gereiztheit äußern. Aber was nährt diese Entzündungen so sehr, dass sie sich über Jahre halten und nicht verschwinden?

Es sind insbesondere Zucker und säurehaltige Lebensmittel. Nehmen wir zu viel davon über einen zu langen Zeitraum zu uns, führt das zu Übersäuerung, welche unsere Schleimhäute reizen und somit Entzündungen begünstigen und fördern können. Zudem lieben nicht nur unsere Geschmacksnerven Zucker. Auch Parasiten, Bakterien, Viren und Pilze tun das! Sie werden mit Zucker ungewollt am Leben erhalten. **Um uns von Beschwerden zu befreien, in echte Heilung zu kommen und gesund zu bleiben, müssen wir uns diesen Entzündungen widmen, indem wir unsere Ernährung umstellen und uns mit Nahrung versorgen, die unsere Schleimhäute beruhigt und gesunden lässt. Erst dann kommen wir wieder in eine gute Grundkonstitution, und unser Immunsystem kann verlässlich seinen Dienst leisten und Viren und Bakterien abwehren.** Auf der Basis dieser Erkenntnis habe ich die Therapie- und Ernährungspläne für meine Patientinnen und Patienten erstellt und mit den Jahren immer weiter differenziert.

Während der Coronapandemie, in der ich nicht vor Ort praktizieren konnte, unterstützte ich meine Patienten online und startete digitale Q&A-Runden. Ich war überrascht und begeistert, wie groß die Nachfrage war und wie dankbar die meisten auf meine Informationen reagierten.

Aus all diesen Erfahrungen und der Überzeugung heraus, dass Selbstbestimmung bezüglich unserer Gesundheit heute wichtiger denn je ist, entwickelte ich mein holistisches Heilkonzept, das ich online und mit diesem Buch nun noch mehr Menschen zugänglich machen möchte.

Traditionelle fernöstliche Heilverfahren prägen dabei meine Perspektive. Denn sie nehmen den Menschen als ganzheitliches Wesen wahr. Wir können nicht das, was uns ausmacht – nämlich in gleichem Maße Körper, Seele und Geist – voneinander trennen. Wir müssen lernen, uns als diese komplexen Wesen zu sehen, die es wert sind, ganzheitlich und individuell behandelt zu werden. Ich schätze und respektiere die westliche Schulmedizin und ihre Möglichkeiten. Doch ich bevorzuge den fernöstlichen Ansatz, nicht nur spezifisch-symptomatisch auf Probleme einzugehen, sondern zu schauen, wo die Ursachen für Beschwerden liegen könnten. Aus meiner Sicht ist es viel nachhaltiger, die Schwachstellen zu erkennen, um diese zu stärken, damit der Körper seine eigenen Kräfte wieder heranziehen kann, die Selbstheilungskräfte.

Sanfte Reize, große Wirkung

Ein Gamechanger für die meisten ist es zu verstehen, dass es sanfte Reize braucht, um große Wirkung zu erzielen. Nicht »Viel hilft viel«, sondern »Weniger ist mehr«. Die Phytotherapie, also die Pflanzenheilkunde, ist eine Reiztherapie. Ähnlich wie die Akupunktur triggert sie mit sanften Reizen den Körper, seine Fähigkeit zur Selbstheilung zu aktivieren und sich damit selbst zu regulieren. Starke Medikation gibt dem Körper hingegen das Signal, dass nichts mehr zu tun ist. Der Körper verlernt quasi, sich selbst zu heilen.

Der zweite Punkt ist die Kontinuität. Einmal einen Heilpflanzentee zu trinken, reicht nicht aus. **Die Regelmäßigkeit bringt die Veränderung. Es ist eben gerade keine Pille, die du einwirfst, und dann ist alles gut. Es ist ein kontinuierlicher Prozess.** Dabei werden Krankheiten nicht unterdrückt. Sie haben erst einmal mehr Raum, und das heißt, dass Beschwerden zunächst schlimmer werden können. Unterdrückte Dysbalancen treten zutage und können ausheilen. Das ist kein negatives Zeichen, sondern ein Teil des natürlichen Heil- und Reinigungsprozesses. Ähnlich, wie wenn du auf Naturkosmetik umsteigst und deine Haut erst einmal unrein wird. Ein Heilungsprozess ist zu Beginn oft mit Kopfschmerzen, Verdauungsproblemen und Unwohlsein verbunden. Das sind wir heute nicht mehr gewohnt. Die modernen Medikamente zeigen in der Regel sofort Wirkung, als würde man einen Schalter umlegen. Kortison unterbindet beispielsweise umgehend den Hautausschlag. Es entsteht der Eindruck, geheilt zu sein. Aber leider ist das oftmals eine Illusion. Tatsächlich werden auf diese Weise meist nur Symptome gelindert, und die Ursache wird nicht behoben.

Echte Heilung läuft anders ab. Es ist aus meiner Sicht ein schöpferischer Akt: wenn du verstehst, was du tun musst, um dich selbst zu heilen und gesund zu halten. Das ist die höchste Kunst.

Nicht alles, was gesund ist, ist für jeden gut

Dazu hilft es zu wissen, dass nicht alles, was hier im Westen weitläufig als gesund gilt, für jeden und in großer Menge immer das Passende ist. Jeder Mensch hat eine andere Konstitution, und insbesondere, wenn wir geschwächt oder krank sind, haben wir einen veränderten Bedarf. Es geht beim Essen nicht nur um die Nährwerte. Jedes Nahrungsmittel hat eine eigene Energetik und Struktur, und wenn ich diese kenne, kann ich sie entsprechend meinem aktuellen Energiebedarf zu mir nehmen. Nicht anders ist es mit Atmung, Bewegung und der mentalen Einstellung. Das alles liefert uns Energie – oder es entzieht uns Energie. Deshalb arbeite ich ganzheitlich auf all diesen Ebenen.

Mein Ansatz ist es, deine Schwächen zu stärken für eine Entlastung des ganzen Systems. Damit du wieder ganz in deiner Balance bist. Und das bedeutet eben, dich auf allen Ebenen in deiner Kraft zu fühlen: eine gute Verdauung, einen erholsamen Schlaf und eine ausgeglichene Psyche zu haben.

Bei alldem geht es nicht darum, von heute auf morgen alles zu ändern, immer nur »das Richtige« zu essen, alle Nahrungsmittel, die weniger stärkend sind, aus deinem Leben zu verbannen, in jeder Minute richtig zu atmen, dich täglich zu bewegen und das perfekte Mindset zu haben. Eben auch hier: Es ist nicht das Ziel, einen Schalter umzulegen. Du musst nicht alles perfekt und dogmatisch befolgen.

Schritt für Schritt: Das Austauschen-statt-Weglassen-Prinzip

Zunächst geht es um das Ausgleichen: eher ungesunden Lebensmitteln und stressfördernden Tätigkeiten ein Gegengewicht zu geben, um die Balance wiederherzustellen. Ein Anfang kann sein, zuckerhaltigen und damit entzündungsfördernden Speisen z. B. einen bitteren Tee oder Sole entgegenzusetzen, ein antivirales Getränk, das du schon morgens vor dem Frühstück zu dir nimmst. Oder du gönnst dir nach einem sehr fordernden Tag am Abend eine Meditation, ein Basenbad oder einen langen Spaziergang im Wald. Ein schöner Start kann auch eine zehntägige Kur mit einem Heilpflanzentee sein, die wie ein natürliches Antibiotikum wirkt.

Ein wichtiges Prinzip meiner Heilmethode ist das **Austauschen-statt-Weglassen-Prinzip**. Du kannst mit kleinen Schritten beginnen, z. B. indem du statt weißem Langkornreis Rundkorn-Vollkornreis verwendest oder dein weißes Salz durch Himalajasalz austauschst.

Dein Gesundheitskonto selbst verwalten

Die Individualdiagnostik bietet in der Naturmedizin wie beschrieben die Möglichkeiten, eine Therapie an die ganz speziellen Bedürfnisse eines Patienten anzupassen. Das ist zur Heilung schwerer und akuter Erkrankungen auch eine Voraussetzung. Der vorbeugende Einsatz von Heilpflanzen und die Anwendung bei leichten Beschwerden kann allerdings auch ohne diese Diagnostik geschehen. Deshalb habe ich für dich in diesem Buch eine Mischung aus Aufklärung und praktischen Anleitungen zusammengestellt: So kannst du autark agieren.

In diesem Buch findest du sieben Kapitel, entsprechend meinen sieben Heilsäulen: Heilpflanzen (Phytotherapie), Heilnahrung, natürliche Entgiftung, Mental Reset, Bewegung, Heilatmung und Commitment. In jedem Kapitel erfährst du theoretische Grundlagen zum jeweiligen Thema, um Prozesse im Körper und in unserer Psyche sowie Wirkweisen besser nachvollziehen zu können. Anschließend gehe ich jeweils auf die praktische Anwendung ein, berichte aus meiner Praxiserfahrung und gebe dir konkrete Hinweise für deine Umsetzung. Im letzten Kapitel geht es noch mal ganz ausführlich darum, wie du das Gelernte in deinen persönlichen Alltag integrieren kannst: Hier findet sich das Thema Commitment. Denn nur, wenn du dich ganz klar entscheidest, nachhaltig für dich selbst zu sorgen, wird es auch funktionieren. Deine aktive Mitarbeit und die Integration in deinen persönlichen Alltag sind Voraussetzungen für deine langfristige Gesundheit. In diesem Kapitel findest du auch ein Tool, um deinen aktuellen Gesundheitsstatus selbst zu überprüfen und direkt adäquate Maßnahmen ergreifen zu können. Zudem zeige ich dir auf, wie du für dich passende Routinen entwickeln und die verschiedenen Heilmethoden gewinnbringend kombinieren kannst. Zum Schluss jedes Kapitels gebe ich dir noch zahlreiche Hacks und Helfer an die Hand als konkrete Empfehlungen für verschiedene Anwendungen.

Bitte beachte, dass mein Buch dir als Begleitung und Unterstützung bei deiner persönlichen Heilung und der Stabilisierung deiner Gesundheit dienen möchte. Ich führe weder medizinische noch psychologische Behandlungen oder Therapien durch und gebe ausdrücklich kein Heilversprechen ab. Ebenso kann ich auch keine bestimmten Erfolge versprechen, da diese von vielen Faktoren abhängen. Bei leichten Beschwerden können dich meine Empfehlungen gut unterstützen. Bei starken Symptomen oder einer diagnostizierten Krankheit ist es allerdings wichtig, einen Arzt/eine Ärztin, einen Heilpraktiker/eine Heilpraktikerin oder speziell einen Phytotherapeuten/eine Phytotherapeutin zurate zu ziehen und die Behandlung nicht selbstständig durchzuführen. Dies gilt ebenso, wenn du ein Medikament ausschleichen möchtest. Auch dazu solltest du eine persönliche professionelle Begleitung haben, die auch dein Blutbild regelmäßig kontrolliert.

Was tun bei einer Heilkrise?

Wenn du in den Heilungsprozess kommst, kann es zunächst zu einer Erstverschlimmerung deiner Beschwerden kommen, da die Entgiftung angeregt wird: Kopfschmerzen, Pickel, Unwohlsein, Bauchschmerzen, Bauchkrämpfe, Durchfall und auch Verstopfung können gerade am Anfang als Zeichen der Regeneration auftreten. Auch mentale Verstimmungen können sich zeigen. Das sind ganz natürliche Begleiterscheinungen. Durchfall stellt z. B. einen Reinigungsprozess dar, welcher oft durch Darmbakterien und -kulturen ausgelöst wird, die deinen Körper belasten und derer er sich jetzt entledigt. Der Körper lässt Altes, nicht mehr Brauchbares los.

Heilung ist nicht immer leicht oder schmerzfrei. Aber selbst wenn die Begleiterscheinungen nicht angenehm sind, gehören sie doch zum Prozess und dienen dir. Sie offenbaren dir deine Schwachstellen, um die du dich dann besonders kümmern kannst. Und wenn du deine individuellen Schwachstellen stärkst, bringst du dein persönliches Gesundheitskonto endlich wieder ins Plus, kommst in deine Kraft, in dein Potenzial.

Sollten sich Heilkrisen zeigen, nimm diese liebevoll an. Achte deinen Körper für all das, was er aktuell leistet. Danke ihm für alles, was er dir zeigt. Denn so kannst du ihn besser verstehen und den Weg, dein eigener Heiler zu werden, gehen lernen.

1. Heilsäule: Heilpflanzen

Phytotherapie – Pflanzen als Medizin

Hierzulande ist die Phytotherapie noch nicht so bekannt und verbreitet, wie sie es eigentlich verdient. Sie basiert auf einem der ältesten medizinischen Heilverfahren, der Pflanzenheilkunde. Seit Urzeiten heilten Menschen sich mit Hilfe von Heilpflanzen und reichten ihre Erfahrungen von Generation zu Generation weiter. Bis zum 18. Jahrhundert war die traditionelle Phytotherapie Grundlage der Arzneibücher. Ihre Erkenntnisse bilden den Ausgangspunkt unserer heutigen Pharmakologie.

Die moderne oder sogenannte Rationale Phytotherapie folgt heute als Teil der wissenschaftlich orientierten Medizin denselben naturwissenschaftlichen, kausalen und symptomatischen Therapieprinzipien wie die Pharmakologie. Die Phytotherapie arbeitet mit Inhaltsstoffen, die sich im Labor auslesen lassen. Sie kombiniert traditionelles Wissen über die Verwendung von Heilpflanzen mit modernen wissenschaftlichen Erkenntnissen, um die bestmögliche therapeutische Wirkung zu erzielen.

Es ist wichtig anzumerken, dass die Phytotherapie von qualifizierten Fachleuten, wie z. B. Phytotherapeuten oder Ärzten, empfohlen und begleitet werden sollte, um eine sichere und wirksame Anwendung zu gewährleisten.

Im Gegensatz zur Kräuterheilkunde, einem traditionellen Ansatz, der oft auf Erfahrungswerten und überliefertem Wissen basiert, handelt es sich bei der Phytotherapie um einen medizinischen Ansatz, der pflanzliche Arzneimittel zur Vorbeugung und Behandlung von Krankheiten einsetzt. Sie basiert auf wissenschaftlichen Erkenntnissen über die pharmakologischen Eigenschaften von Pflanzen und deren Inhaltsstoffen. Ebenso unterliegen die arzneilichen Produkte der Phytotherapie, die sogenannten Phytopharmaka, wie alle medizinischen Produkte dem Arzneimittelgesetz.[6] Das heißt, erst wenn ein Nachweis über die Qualität, Wirksamkeit und gesundheitliche Unbedenklichkeit beim Bundesinstitut für Arzneimittel und Medizinprodukte (BfArM) erbracht wurde, kann das jeweilige Produkt – ein fertiges pflanzliches Präparat oder eine vom Phytotherapeuten verschriebene Teemischung – in der Apotheke verkauft werden. Die Wirksamkeit kann dabei mittels klinischer Studien oder unter Bezugnahme auf veröffentlichte Fachliteratur belegt werden.

Heute werden Pflanzen und Pflanzenteile in der japanischen Phytotherapie, in der Traditionellen Chinesischen Medizin und im Ayurveda naturheilkundlich eingesetzt. Hierzulande sind es Heilpraktikerinnen und Heilpraktiker mit Schwerpunkt Phytotherapie, die diese Form der Medizin anwenden. Einer der wichtigsten Vorreiter des Fachs war in Deutschland Prof. Dr. Rudolf Fritz Weiß: Er verfasste 1943 das erste Lehrbuch für Phytotherapie und war später Gründungspräsident der Gesellschaft für Phytotherapie e. V.

Die Medizin der Zukunft

Bis zu dreihundert Inhaltsstoffe sind in einer einzelnen Pflanze enthalten. Zu den wichtigsten gehören die Schleim-, Bitter-, Gerb- und Farbstoffe. Diese entfalten nicht nur einzeln, sondern gerade auch in ihrem Zusammenspiel eine immense Wirkkraft. Heilpflanzen bilden damit bereits in sich perfekt abgestimmte natürliche Komplexmittel, die unser Körper optimal lesen und verwerten kann. Denn wir dürfen nicht vergessen: Wir selbst sind Natur, das ist unsere Matrix!

Wenn dann die Teile verschiedener Pflanzen – wie Kraut, Blüten, Wurzeln, Knollen, Früchte oder die Rinde – gemischt werden, entstehen noch einmal neue Synergien. Die einzelnen Stoffe potenzieren sich in ihrer Wirkung. **Die Kunst der Phytotherapie besteht darin, für den jeweiligen Menschen in seiner aktuellen Konstitution die passenden Heilpflanzen in der passenden Dosierung und der passenden Kombination zu finden.** So lassen sich ideale Arzneimittel kreieren: Tees, Tinkturen, Extrakte, Pulver, Dragees oder Tabletten. Die Phytotherapie zielt deshalb darauf ab, nach eingehender Untersuchung und Anamnese ein ganzheitliches Medikament individuell für den Menschen zusammenzustellen, welches dann von einer Apotheke frisch angefertigt wird. Darin ist die Phytotherapie der pharmazeutischen Industrie einen Schritt voraus, die diesen Ansatz seit Kurzem aufgreift und ebenfalls bestrebt ist, individuellere Präparate, also »customized medicine«, zu entwickeln. Auch im Vergleich zur traditionellen Kräuterheilkunde, die meist nur Patentrezepte für gewisse Leiden bereithält, arbeitet die Phytotherapie mit ihren Individualrezepten noch viel spezifischer.

Was unterscheidet Naturmedizin von chemisch synthetischer Medizin?

Die Phytotherapie ist mit ihren Phytopharmaka ein Zweig der Pharmakologie und bietet dieser vielfach die Grundlage zum Nachbau von Medikamenten. Z. B. wurde für Aspirin die Acetylsalicylsäure aus Heilpflanzen wie dem Mädesüß und der Weidenrinde als Einzelstoff extrahiert, synthetisiert und patentiert. Auf diese Weise wird die Wirksamkeit des Ausgangstoffs gesteigert. Das klingt zunächst nach einem Vorteil. Tatsächlich enthält ein solches chemisches Exzerpt aber gewisse Pufferfunktionen nicht, die im Komplexmittel der Pflanze enthalten sind. Das verändert die Wirkungsweise und führt zu unerwünschten anderen Effekten, den sogenannten Nebenwirkungen. Zudem erhält der Körper durch das Medikament einen so starken Reiz, dass er nach einiger Zeit die Fähigkeit verliert, die für ihn notwendigen Stoffe eigenständig zu produzieren. Er gerät in eine Abhängigkeit. Schließlich ist der Körper ein sehr effizientes System, das immer den geringstmöglichen Aufwand betreibt: Wenn er etwas von außen bekommt, besteht oft nicht mehr die Notwendigkeit, es selbst herzustellen. So greifen chemische Medikamente in das Regelwerk des Körpers ein, das eigentlich präzise wie ein Schweizer Uhrwerk funktioniert und dessen Abläufe plötzlich massiv gestört werden. Das chemisch synthetische Medikament ist wie Fast Food: Es liefert eine kurze, intensive Befriedigung – und viele unerwünschte Nebeneffekte. So können Tabletten, die kurzfristig starke Schmerzen lindern, leider auch langfristig die Niere oder die Leberzellen schädigen. Zudem können Magengeschwüre, Schleimhautreizungen und -blutungen auftreten.[7] Das alles hängt von der Dosis, Dauer und Regel-

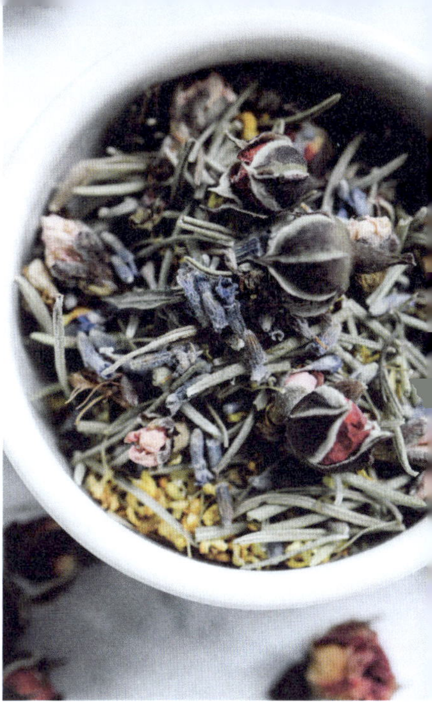

mäßigkeit der Einnahme, aber auch von der individuellen Konstitution ab. Deswegen empfehle ich, chemische Medikamente möglichst nur im Notfall zu nutzen und nicht als Dauermedikation. Natürlich gibt es Situationen und Erkrankungen, in denen bestimmte Medikamente und auch eine kontinuierliche Einnahme lebensnotwendig sind. Aber wenn du beispielsweise immer wieder starke Regelschmerzen hast, solltest du nicht jeden Monat zu Schmerzmitteln greifen, sondern wenn möglich den Ursachen auf den Grund gehen und versuchen, andere Wege zur Heilung zu finden.

Heilpflanzen wirken viel milder und nachhaltiger. Nämlich über sanfte Reize. Diese werden in der Phytotherapie, beispielsweise mit Hilfe eines Tees, regelmäßig und kontinuierlich gesetzt, damit der Körper wieder angeregt wird, seine eigenen Stoffe zu produzieren und sich damit selbst zu regulieren. **Man könnte sagen, Heilpflanzenmischungen bieten dem Körper unzählige Stoffe wie auf einem Silbertablett an, und er kann sich je nach Bedarf bedienen – anstatt wie von einem synthetischen Medikament quasi zu einer Reaktion gezwungen zu werden.**

Auch die Bioverfügbarkeit, sprich: wie gut ein Mensch die Wirkstoffe aufnehmen kann, die seine Zellen brauchen, hängt von der jeweiligen Struktur und Qualität der Medizin ab. Natürliche Stoffe können wir generell weit besser verwerten als synthetische – und je weniger sie verarbeitet sind, also je naturbelassener, umso besser. Bei chemischen Stoffen werden außerdem – ähnlich wie bei

Drogen – bestimmte Funktionen im Körper vorübergehend unterbunden und Erscheinungen unterdrückt. Echte Heilung wird damit nicht gefördert. Denn Heilung benötigt Unterstützung und keine Unterdrückung. Je naturbelassener unsere Medizin also ist, desto größer ist unsere Chance auf Selbstregulierung bzw. Selbstheilung.

Das Zauberwort heißt Balance

Es gibt kaum ein gesundheitliches Problem, von akuten Beschwerden bis hin zu chronischen Krankheiten, bei denen Heilpflanzen nicht helfen oder zumindest Linderung verschaffen können. Kopfschmerzen, Verdauungsprobleme, PMS oder andauernde Müdigkeit: Vielfach sind die Ursachen solcher Alltagsleiden versteckte Entzündungen im Körper. Unser System ist durch diese in Dysbalance geraten: Unsere Homöostase ist gestört. Homöostase bedeutet, dass dein Körper immer bestrebt ist, das innere Gleichgewicht, sein gesundes Milieu, aufrechtzuerhalten.

Dazu gehören z. B.:

- Regulierung des Kreislaufs und des Blutdrucks
- Regulierung der Körpertemperatur
- Regulierung des pH-Wertes
- Regulierung des Wasser- und Elektrolythaushalts
- Steuerung des Hormonhaushalts

Die Homöostase ist damit ein essenzielles Prinzip für die Lebenserhaltung und Funktion eines Organismus oder eines Organs. Wenn dieses Gleichgewicht an einer Stelle gestört ist, geraten oftmals auch andere Teile des Systems aus dem Lot: die Hormone, das Gewicht, der Tag-und-Nacht-Rhythmus, die emotionale Verfassung und der Immunstatus.

Die Phytotherapie kann, insbesondere mit Bitter- und Schleimstoffen, da ansetzen, wo es die meisten zivilisatorischen Erkrankungen verlangen, und sanft, aber effektiv entgegenwirken. Heilpflanzen bringen das aus dem Gleichgewicht geratene System wieder in die Balance. Pflanzliche Bitterstoffe können beispielsweise die Ausschüttung der Drüsen, wie Schilddrüse oder Keimdrüsen, aktivieren und auf diese Weise das System wieder in Schwung bringen.

Das Thema Verdauung spielt bei vielen Menschen eine sehr große Rolle. Von falscher Ernährung gereizte Schleimhäute im Darm oder Magen waren die am häufigsten anzutreffenden Beschwerden in meiner Praxiszeit. Oftmals sind diese Beschwerden auch Anzeichen für eine andere Erkrankung oder begünstigen diese, weil sie das Immunsystem schwächen. Die Phytotherapie kann hier, insbesondere mit Arzneitees, unmittelbar am Ort des Geschehens wirken. Beispielsweise können in Heilpflanzen enthaltene Schleimstoffe unsere Schleimhäute im Darm wieder aufbauen, sodass Nährstoffe besser aufgenommen werden können. Ein Eibischwurzeltee oder eingeweichte Leinsamen z. B. wirken bei Magen-Darm-Problemen daher oft sehr schnell und nachhaltig.

Auch bei chronischen Krankheiten kann die Phytotherapie große Erfolge erzielen. Bitterstoffe sind auch hier sehr zu empfehlen, da sie die Darmbakterien wieder in ein gesundes Verhältnis bringen können. Heiß- und Süßhungerattacken klingen bei den meisten Menschen im Zuge der regelmäßigen Einnahme von Bitterstoffen zudem stark ab. In Verbindung mit einer verringerten Aufnahme von Zucker gehen auch die Entzündungstendenzen der inneren Schleimhäute oder anderer Entzündungsherde zurück, die das System chronisch schwächen und krank machen. Ebenso kann ein auf den Blutdruck abgestimmter Arzneimitteltee, das belegen auch Studien, eine genauso starke, wenn nicht noch stärkere Wirkung haben als mancher Blutdrucksenker.

In der Phytotherapie gilt im Allgemeinen, dass ein Monat phytotherapeutische Behandlung ein Jahr chronischen Leidens in die Rückläufigkeit bringen kann. Meine Schilddrüsenunterfunktion habe ich nach acht Jahren Hormoneinnahme phytotherapeutisch begleiten und ausheilen können, genauso wie die von mindestens fünfzig Patientinnen und Patienten in meiner Praxis.

Auch wenn in manchen Fällen eine vollständige Heilung nicht möglich sein sollte, kann dennoch die Lebensqualität verbessert und der Gesundheitszustand stabilisiert werden. Wenn das Voranschreiten der Krankheit gestoppt wird, kann das für einige Menschen schon ein großer Erfolg sein. Zudem kann die Phytotherapie in vielen Fällen eine wertvolle Unterstützung im Rahmen einer schulmedizinischen Behandlung sein, um das subjektive Befinden der Betroffenen deutlich zu verbessern.

Eine Heilungsgeschichte aus meiner Praxis

Es gibt Situationen, in denen die Sache zunächst ausweglos erscheint. Viele Therapien und sogar eine Operation haben bereits stattgefunden, und es konnte keine Heilung erreicht werden. Einen solchen Fall durfte ich direkt am Anfang meiner Praxiszeit erleben.

Ich hospitierte zu dieser Zeit nebenbei bei einer Ärztin, die mir von einer 62-jährigen Frau mit nephrotischem Syndrom erzählte: Die Patientin hatte eine sogenannte Eiweißverlust-Niere. Bei dieser Erkrankung arbeiten die Nieren nicht mehr korrekt. Statt wie normalerweise nur Giftstoffe über den Urin abzuleiten, scheiden sie in diesem Fall auch für den Körper wichtige Eiweiße wie Antikörper und solche, die den Hormonhaushalt regulieren, aus. Das hat in der Regel zur Folge, dass der Eiweißspiegel im Blut stark abfällt und die Betroffenen durch Wassereinlagerungen extrem an Gewicht zunehmen. Zudem kann es zu Thrombosen kommen. Ich erzählte der Ärztin von relativ selten genutzten Heilpflanzen, die bei Nierenleiden helfen und sogar Schäden am Kapillarsystem im Nierenkörperchen reparieren können – eine Heilung, die aus schulmedizinischer Sicht gar nicht möglich ist. Die Ärztin gab der Patientin daraufhin den Rat, sich mit mir in Verbindung zu setzen. Sie meldete sich kurz darauf, und ich erfuhr, dass sie unter einem enorm hohen Blutdruck von 240 zu 120 litt, dass ihr weder Betablocker geholfen hatten, den Blutdruck zu senken, noch eine Operation die Nierentätigkeit wieder vollständig herstellen konnte. Entsprechend verzweifelt war sie. Ich machte daraufhin eine ausführliche Anamnese, in der ich vor allem auch ihr Essverhalten und ihr Befinden zu verschiedenen Zeiten abfragte. Anschließend fertigte ich für sie eine individuelle Teemischung aus etwa zwanzig aufeinander abgestimmten Heilpflanzen an, die sie über drei Monate dreimal täglich trinken sollte, und gab ihr einige Ernährungsempfehlungen. Die Frau befolgte alles umgehend. Und nach einer Woche war ihr Blutdruck mit 120 zu 80 wieder im Normbereich. Die Einlagerungen gingen in den folgenden vier Wochen zurück. Und schließlich war die Eiweißkonzentration in ihrem Urin wieder unauffällig.

Diese Erfahrung hat mich damals nachhaltig beeindruckt. Erst danach erkannte ich, dass das, was ich über die Heilkraft von Pflanzen gelernt hatte, tatsächlich stimmte und auch bei schwerwiegenden Krankheiten funktionierte.

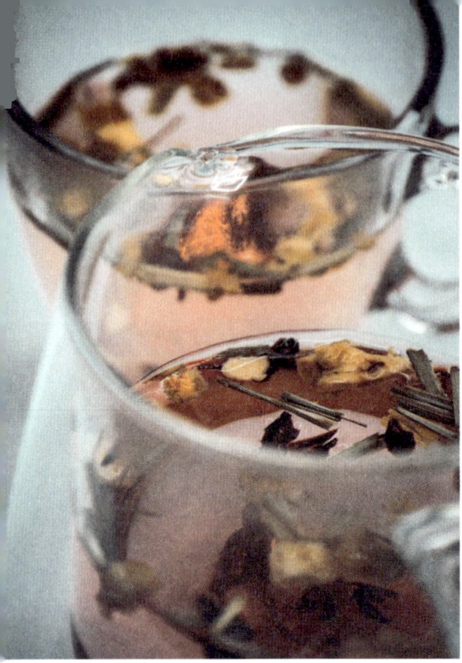

Die Heilung schwerer Leiden durch natürliche Mittel ist nach wie vor beeindruckend für mich. Und sie ermutigt mich enorm, dazu beizutragen, das Konzept der Phytotherapie bekannter zu machen. Und dazu möchte ich dich hier einladen. Aber nicht weniger wichtig ist für mich die Tatsache, dass unzählige moderne Zivilisationskrankheiten mit Heilpflanzen behoben werden können – oder ihr Auftauchen durch eine bewusste Prophylaxe sogar verhindert werden kann.

Für wen ist was wann empfehlenswert?

Ganz grundsätzlich ist das Trinken von Heilpflanzentees eine gute Vorbeugung gegen Erkrankungen. Denn die in unserer heutigen Nahrung oft fehlenden Bitter-, Schleim- und Gerbstoffe werden so ersetzt, und auf diese Weise wird das natürliche Gleichgewicht im Körper dauerhaft erhalten – die beste Prophylaxe. Dazu ist eine individuelle phytotherapeutische Behandlung ideal. Bei dieser wird dann ein auf dich abgestimmter Heilpflanzentee erstellt, den du über drei Monate dreimal täglich zu dir nimmst. Denn erst in dieser Dosierung wirkt der Tee als Medizin, reinigt den Körper und stärkt das Immunsystem. Aber auch normale Tees von Heilpflanzen können dich im Alltag bei der Prophylaxe bereits gut unterstützen. Jiaogulan (lateinisch »Gynostemma pentaphyllum«), um eine der Heilpflanzen zu nennen, die wenig bekannt sind, enthält z. B. viele Antioxidantien und kann das Nervenkostüm stabilisieren. Der Verkauf von Jiaogulan als Nahrungsergänzungsmittel ist in Deutschland nicht gestattet, da es sich rechtlich um ein neuartiges Lebensmittel handelt, für das bisher keine Zulassung existiert.

Für die Eigenbehandlung können dir meine Vorschläge am Ende dieses Kapitels dienen (Seite 57). Übrigens nicht nur dir: Wenn du Kinder hast, ist es für diese ebenso förderlich, ihnen schon früh gute Möglichkeiten zu zeigen, wie man auch mit sanften natürlichen statt mit synthetischen Mitteln Fieber und Erkältungskrankheiten, Bauchweh, Durchfall und Verstopfung oder Hyperaktivität entgegenwirken kann. Wenn du leichte Beschwerden hast, kannst du dich und deine Familie mit verschiedenen Heilpflanzen ganz leicht selbst unterstützen. Solltest du oder dein Kind allerdings unter starken Symptomen oder einer diagnostizierten Krankheit leiden, bitte ich dich, professionelle Hilfe in Anspruch zu nehmen und die Behandlung nicht selbstständig durchzuführen.

Warum Heilpflanzen als Arzneitee?

In meiner Arbeit als Phytotherapeutin habe ich mich hauptsächlich auf die Anwendung von Heilpflanzen in Form von Teemischungen spezialisiert. Ein Heilpflanzentee ist ein wässriger Auszug und wird auch Tisane oder Infusion genannt. Dabei werden Heilpflanzen aus getrockneten Pflanzenteilen wie Blättern, Blüten, Rinden, Wurzeln, Hölzern, Kraut, Früchten oder Samen mit heißem Wasser übergossen und länger als bei anderem Tee üblich ziehen gelassen, damit die festeren Bestandteile, wie z. B. Rinden und Wurzeln, ihre Inhaltsstoffe im Wasser lösen und abgeben können.

Diese Infusionen sind eine sehr schnelle und effektive Möglichkeit, um Wirkstoffe aufzunehmen. Denn im Gegensatz zu Kapseln und Tabletten gelangen Infusionen durch ihre flüssige Konsistenz sehr schnell ins Blut und in unsere Zellen. Durch die Wärme werden die Zellzwischenräume erweitert, und somit kommen die Wirkstoffe direkt an ihren Zielort – deutlich schneller als die in Hartkapseln verpackten Wirkstoffe, die meist erst im Darm gelöst werden. Tees sind zudem leicht verdaulich, extrem nährstoffreich und enthalten keinerlei Konservierungsstoffe, Bindemittel oder andere Zusätze.

Bei meinen Teemischungen arbeite ich mit verschiedenen Heilpflanzen, die in diversen Themengebieten wirksam sind (z. B. Psyche, Verdauung, entzündungshemmend). Je nach Anwendung nutze ich dabei adaptogene Pflanzen (mehr dazu auf Seite 44), Pflanzen mit hohem Gehalt an Schleimstoffen, Bitterstoffen oder Gerbstoffen und einige weitere, krankheitsspezifisch ausgewählte Pflanzen. Die getrockneten Pflanzenteile, die medizinisch als Tee genutzt werden, bezeichnet man als Teedrogen. Entsprechend nennt man die getrocknete Pflanze mit einem großen Anteil an Schleimstoffen auch Schleimdroge.

Die Herstellung von medizinischen Tees ist tatsächlich eine Wissenschaft für sich, die sich hier nicht erschöpfend darstellen lässt. Und wie erläutert erstelle ich für meine Patienten individuelle Rezepte nach eingehender Diagnostik. Bei schweren Erkrankungen ist das auch dringend zu raten.

Wenn du dein System gesund erhalten möchtest oder nur leichte Beschwerden hast, kannst du dir aber, wie gesagt, sehr gut selbst helfen. Dafür möchte ich dich im Folgenden mit einigen Heilpflanzen bekannt machen, die dich und deine Familie in eurer Hausapotheke gut unterstützen können, und dir Empfehlungen mit an die Hand geben, die je nach Bedürfnis oder Symptomatik Anwendung finden können.

Hausapotheke: One cup a day keeps the doctor away

Nachfolgend stelle ich dir passend zu verschiedenen Themengebieten eine Auswahl der Heilpflanzen vor, die ich in meiner Arbeit gern anwende. Diese lassen sich sehr gut auch einzeln verwenden und passen super in die häusliche »Tee-Hausapotheke« – bis auf einige wenige, die ich gesondert gekennzeichnet habe, weil sie andere Darreichungsformen haben, die ich bei dieser Pflanze besonders empfehle. Hier rate ich dir dann, beispielsweise eine Tinktur oder eine Salbe zu nutzen.

Die meisten Pflanzen sind als loser Tee in Reformhäusern, Bioläden oder Apotheken erhältlich. Den losen Tee am besten in einem geschlossenen, dunklen Gefäß aufbewahren, damit die getrockneten Heilpflanzen vor Licht und Feuchtigkeit geschützt sind. Der Tee wirkt am besten, wenn er warm getrunken wird. Wichtig: Den Tee bitte nicht in einer Thermoskanne ziehen lassen, sonst »kippen« einzelne Pflanzen durch die permanente Hitzezufuhr.

Falls du morgens Medikamente einnimmst, kannst du dich an die bisherige Empfehlung deines Arztes, deiner Ärztin halten. Wenn du deine Medikamente bisher auf nüchternen Magen nehmen sollst, kannst du das nach bzw. zu deinem Tee machen. Im Zweifelsfall empfehle ich dir immer die gezielte Rücksprache mit deinem Arzt oder deiner Ärztin.

Wenn du in die Thematik der Heilpflanzentees tiefer eintauchen möchtest, lass dich gern von der Literaturauswahl inspirieren, die ich für dich am Ende des Buches zusammengestellt habe. Dort findest du unter anderem auch einige Fachbücher, die mich auf meinem Weg begleitet haben.

Adaptogene Pflanzen

Adaptogene Pflanzen enthalten biologisch aktive Stoffe, die eine ausgleichende Wirkung auf das Nervensystem haben und somit die Anpassungsfähigkeit des Körpers verbessern. Sie machen unser Immunsystem widerstandsfähiger und lassen uns Belastungen des Alltags wie Stress, Angst, körperliche Herausforderungen, aber auch Schadstoffe besser verarbeiten. Adaptogene Pflanzen können außerdem Langzeitschäden, beispielsweise von Dauerstress, reduzieren und Zellstrukturen schützen. Sie können uns dabei unterstützen, wieder in unser Gleichgewicht zu kommen und zur Verbesserung unserer Lebensqualität beitragen.

Ganz praktisch heißt das: Bist du übersteuert, holen dich Adaptogene herunter. Bist du zu low, pushen sie dich. Sie adaptieren und holen dich dort ab, wo du gerade stehst. Hier einige Beispiele für Adaptogene:

ROSENWURZ

- stärkt die Nebennierenrinde und ist daher gut bei stressbedingter körperlicher und geistiger Erschöpfung – bis hin zum Burn-out (Nebenniereninsuffizienz)
- wirkt regulierend und stärkend auf das Nervensystem
- unterstützt bei leichten Depressionen und Ängsten

TRAGANTWURZEL

- dient der Verjüngung (kann DNA reparieren)
- neutralisiert Allergene
- wirkt immunstärkend bei Allergien (z. B. Heuschnupfen)
- schützt die Nerven

JIAOGULAN

Auch »Kraut der Unsterblichkeit« genannt

- wirkt verjüngend
- enthält viele Antioxidantien
- reguliert und beruhigt das Nervensystem

BOCKSHORNKLEESAMEN

Können als Tee oder als Gewürz im Essen eingenommen werden (sowohl die Samen als auch die frischen oder getrockneten Blätter, wie z.B. in der persischen Küche):

- wirkt aufbauend, stärkend, entgiftend und hormonausgleichend

Schleimdrogen

Um die Schleimhäute, die bei sehr vielen Menschen von Nahrung wie Brot, Früchten und Nachtschattengewächsen wie Kartoffeln, Auberginen und Tomaten gereizt sind, zu regulieren und zu schützen, kann man Schleimstoffe in Form von Tee oder Heilnahrung über sogenannte Schleimdrogen oder Schleimstoffdrogen zu sich nehmen, also Pflanzen, die besonders viele Schleimstoffe enthalten. Diese quellen in Wasser auf und bilden eine kolloidale (sehr fein verteilte) und zähflüssige Lösung, die sich als schützende Schicht auf die Oberfläche der Schleimhäute legt und so eine reizlindernde Wirkung hat. Auf diese Weise wirken Schleimstoffe antientzündlich, regulieren das System und beugen so Erkrankungen vor. Insbesondere beruhigen Schleimstoffe die Schleimhäute im Darm. Dadurch können Nährstoffe aus der Nahrung wieder deutlich besser aufgenommen werden. Schleimstoffe helfen daher auch bei Beschwerden im Magen-Darm-Bereich. Bei Hauterkrankungen können sie hilfreich sein, da auch diesen oft gereizte Schleimhäute zugrunde liegen. Reizhusten lindern sie ebenfalls.

Pflanzliche Schleimstoffe kommen in Getreidekörnern vor, aber auch in Wurzeln, Rinden, Stielen und Algen. Leinsamen z. B. sind ein sehr bekannter Schleimstofflieferant. Hier einige Beispiele für Schleimdrogen:

EIBISCHWURZEL

- reizlindernd
- hustenreizlindernd, indem sie Mund- und Rachenschleimhaut bei Entzündungen schützt
- wirksam bei Schleimhautentzündungen im Magen-Darm-Bereich

ALANTWURZEL

- wirkt bei Husten, chronischer Bronchitis und Asthma
- ideal bei Problemen mit der Leber und der Fettverbrennung, da die Bitterstoffe der Wurzel den Gallenfluss anregen
- dank krampflösender Wirkung ebenfalls hilfreich bei Menstruations- und Wechseljahresbeschwerden

LEINSAMEN

Wird als Tee getrunken oder als Korn gegessen, am besten geschrotet

- wirkt lindernd bei Reizungen im Magen-Darm-Bereich
- ist verdauungsfördernd, daher gut bei Verstopfung
- als Magnesiumlieferant gut fürs Herz

ISLÄNDISCH MOOS

- wohltuend für Mund, Hals, Rachen und Magen
- gut bei Schilddrüsenunterfunktion, dank des sanften Jodanteils – in diesem Fall die Einnahme bitte wegen der Dosierung mit einem Arzt, einer Ärztin, einem Heilpraktiker oder einem Phytotherapeuten abklären

KAMILLE

- wirkt antibakteriell, entzündungshemmend und wundheilungsfördernd
- mindert Herzschmerz bei Liebeskummer
- mild beruhigend
- reizlindernd
- krampflösend
- entblähend

Bitterstoffdrogen

Das sind Heilpflanzen, bei denen die Wirkung der Bitterstoffe im Vordergrund steht. Viele von uns sind den Geschmack »bitter« nicht mehr gewohnt oder kennen diese Geschmacksrichtung gar nicht. Das liegt auch daran, dass Bitterstoffe leider immer öfter aus Gemüse und Obst herausgezüchtet werden, da »süß« ein weit beliebterer Geschmack ist – quasi von der süßen und dadurch beruhigenden Muttermilch an. Dabei sind Bitterstoffe sehr gesund und die beste Medizin für viele Zivilisationskrankheiten.

Bitter gibt Energie, schwächt den Süßhunger, reguliert die Verdauung und wirkt ähnlich wie Sport auf die inneren Gefäße und die Psyche. Je besser du auf körperlicher Ebene verdaust, desto besser kannst du auch mental deine täglichen Reize und Anforderungen im Alltag »verdauen«. Dabei helfen Bitterstoffe, indem sie alle Drüsen anregen, ihre Säfte auszuschütten – wie z. B. Magendrüsen, Bauchspeicheldrüse, Schilddrüse, Keimdrüsen. Sie können bei Sodbrennen, Entzündungen und vielen anderen Schwachstellen helfen. Und: Bitter ist die beste Antwort auf Zucker, denn dieser nährt alle Formen von Entzündungen, auch die sogenannten stillen Entzündungen – die Einnahme von Bitterstoffen wirkt antientzündlich und schützt so vor Krankheiten. Bitterstoffe ziehen sozusagen die pathogenen, also Krankheiten verursachenden, Faktoren aus dem Blut. Durch das Essen von Nahrungsmitteln, die Bitterstoffe enthalten, wie z. B. Radicchio, Rosenkohl, Grapefruit oder Löwenzahnsalat, sowie durch das Trinken von entsprechenden Heilpflanzentees kannst du also deine Lebensqualität verbessern, dich vitalisieren und immunisieren. Besonders für Leber, Magen, Galle und Darm sind Bitterstoffe das Mittel der Wahl, um alles im Fluss und in Balance zu halten. Hier einige Beispiele für Bitterdrogen:

MARIENDISTELKRAUT

- schützt vor Erkrankungen der Leber (der enthaltene Wirkstoff Silybin kann Leberzellschäden reparieren)
- hilft bei Magen-Darm-Beschwerden
- wirkt antitumoral – kann gegen Tumoren wirken

LÖWENZAHNWURZEL

- reduziert Blähungen und Verdauungsbeschwerden, indem sie den Gallenfluss anregt
- verbessert den Fettstoffwechsel

- appetitanregend
- wirkt antitumoral

KURKUMA

Am besten als Tee oder als »Kurkuma Latte« trinken:

- fördert die Aktivität von körpereigenen Antioxidantien
- Curcumin schützt vor schädlichen Flouriden[8] und ist in der Lage, Fluorid aus dem Gehirn auszuleiten.
- entkalkt die Zirbeldrüse
- kann entzündungshemmend und immunstärkend wirken
- stärkt die Leber (Tipp: Gelbe Pflanzen wirken leberprotektiv.)
- regt die Durchblutung an und wirkt daher wärmend
- Die WHO empfiehlt als Tagesdosis zur Behandlung von Verdauungsbeschwerden drei Gramm der Wurzel oder entsprechende Zubereitungen.[9]

WERMUT

- wirksam bei Verdauungsbeschwerden/Blähungen und Störungen der Galle
- regt den Gallenfluss und die Magensaftproduktion an, unterstützt daher »erschlaffte«, antriebsschwache Menschen, ihre Schleimhäute zu regenerieren und aufzubauen
- wirkt antiparasitär

Starke Bitterdrogen wie Wermut sollten während der Schwangerschaft nicht getrunken werden.

TAUSENDGÜLDENKRAUT

- beugt Zellschäden an Magenschleimhäuten vor
- wirkt lindernd bei Gastritis, Magen-Darm-Erkrankungen, Völlegefühl, Appetitlosigkeit, Blähungen und bei Diabetes
- kann Fieber senken

Starke Bitterdrogen wie Tausendgüldenkraut sollten während der Schwangerschaft nicht getrunken werden.

EINJÄHRIGER BEIFUSS

Am besten als Tee oder Tinktur zu verwenden:

- Seit 2002 ist der enthaltene Wirkstoff Artemisinin als Malariamittel von der WHO anerkannt und wird auch zur Nachbehandlung von Blutkrebs eingesetzt.
- ist hochwirksam gegen Parasiten und andere Infektionserreger
- wirkt stark blutreinigend, fiebersenkend, krampflösend und verdauungsfördernd
- kann als antibiotische Zusatztherapie gegen Borreliose zum Einsatz kommen
- kann antitumoral wirken

Gerbstoffdrogen

Gerbstoffe haben einen zusammenziehenden Effekt auf Haut und Organe. In der Pflanze wirken sie wie ein Schutzmechanismus, z. B. vor Fäulnis. In der Medizin werden natürliche, arzneilich genutzte Gerbstoffe aus Pflanzenteilen wie Rinden, Blättern und Wurzeln extrahiert. Ähnlich wie Bitterstoffe haben Gerbstoffe aufgrund ihrer zusammenziehenden Eigenschaften das Potenzial, Entzündungen, Geschwüre oder Schwellungen (Zysten, Polypen, Tumoren etc.) zu reduzieren und sie in ihrer Entstehung zu hemmen. Zudem sind Gerbstoffe ein sehr gutes Anti-Aging-Mittel, da Kollagene der Haut in ihrer natürlichen Struktur unterstützt werden können. Gerbstoffe können Wasseransammlungen mindern, sind gut bei Blasenentzündungen im Akutfall und können Schleimhäute in ihrer Struktur verdichten und dadurch deren Schutzfaktor erhöhen. Gerbstoffe schützen auf diese Weise unsere Membrane. Durch ihre austrocknende Wirkung entziehen sie Bakterien, die sich z. B. auf Haut oder Schleimhäuten angesiedelt haben, ihren Nährboden. Sie haben eine antimikrobielle Wirkung, d. h. Pilzen und Bakterien wird das Eindringen erschwert. Gerbstoffe helfen außerdem bei Magen-Darm-Erkrankungen, Entzündungen im Mund- und Rachenraum, leichten Verbrennungen, Hämorriden und leichten Durchfällen. Einige Beispiele für Gerbstoffdrogen:

EICHENRINDE

Lässt sich als Tee, Tinktur, Badezusatz oder Salbe verwenden – innerlich sollte Eichenrinde jedoch nicht öfter als dreimal täglich und nicht länger als drei bis vier Tage hintereinander angewendet werden:

- hoher Anteil an Gerbstoffen
- unterstützt die Kollagenfasern der Haut und Schleimhäute, daher gut bei Erkrankungen der Schleimhäute (Mund- und Rachenraum sowie im Anal- und Genitalbereich)
- hervorragend bei Hämorriden (innerlich als Tee und äußerlich als Salbe oder Sitzbad).

- innerlich angewendet gute Prophylaxe bei Darmerkrankungen; hält Durchfallerreger fern

ROSENBLÜTEN

Am besten als Tee oder Salbe zu verwenden:

- stimmungsaufhellend und angstlösend
- antimikrobiell und antibakteriell
- entzündungshemmend
- gut bei Zahnschmerzen und anderen Beschwerden im Mund- und Rachenraum
- verfeinert das Hautbild (ideal als Tonikum oder Zusatz von Pflegeprodukten)
- gut bei Herzschmerz (Liebeskummer)
- hilft bei starker Periodenblutung
- stärkt das Herz und die Nerven
- blutreinigend

RATANHIAWURZEL

Als Tee, Tinktur oder Zusatz für Zahnpflegeprodukte nutzbar:

- gut bei Entzündungen im Mund- und Rachenraum; bildet einen Schutzfilm
- hilft bei Halsschmerzen
- wirkt desinfizierend und schützend

BEERENTRAUBENBLÄTTER

- bei Harnwegsbeschwerden wie Blasenentzündungen oder Harnwegsinfekten. Meiner Beobachtung nach sind sie Cranberrysaft vorzuziehen, da dieser die Schleimhäute reizt und eine kühlende Wirkung hat, die Blase aber Wärme braucht.
- Wirkstoff mindert Bakterien, Pilze und Viren.

- gut bei Verdauungsbeschwerden
- eignet sich als Blasen- und Nierentee und wird gern als Bestandteil von Gallen- und Lebertees verwendet
- blutstillend
- entwässernd
- entzündungshemmend

Für die Balance

SCHACHTELHALM, AUCH ZINNKRAUT GENANNT

Ideal als Tee einzunehmen:

- fördert die Homöostase und bringt Struktur in die Zellen
- enthält Mineralien wie Kieselsäure, welches das Bindegewebe strafft
- reguliert den Wasser- und Elektrolythaushalt
- wirkt blutstillend
- gut bei Rheuma und Gicht
- verbessert Haut, Nägel und Bindewebe (durch seinen hohen Kieselsäuregehalt)

BRENNNESSELKRAUT

- hilft bei Blutarmut, Eisenmangel, Müdigkeit und Erschöpfungszuständen
- entsäuert
- erdet durch den Eisengehalt
- dient zur Entgiftung und Entschlackung
- wirkt harntreibend

Für Psyche und Nerven

MELISSE

Als Tee oder Kraut für die Küche verwendbar:

- senkt den Cortisolspiegel und reduziert damit Stress
- stärkt die Nerven
- wirkt entkrampfend und beruhigend
- ist antibakteriell und hemmt Viren
- hilft bei Störungen von rhythmischen Abläufen wie z. B. bei Herzbeschwerden, Magen-Darm-Beschwerden, Menstruationsbeschwerden, Schlafstörungen, Kopfschmerzen, Depressionen und Erkältung

HOLUNDERBEEREN

Ideal als Tee oder Muttersaft einzunehmen:

- aufbauend und stärkend bei Nervenschwäche
- hat einen harntreibenden Effekt
- unterstützt die Ausscheidung über die Nieren
- besitzt sekretfördernde Eigenschaften
- wirkt wohltuend auf die Atemwege
- adaptogene Wirkung – wirkt aufbauend und gegen Stress

KLETTENWURZEL

- bei psychischer und physischer Überforderung
- wirkt antientzündlich
- wundheilend bei Haut- und Schleimhautproblemen
- hilft bei allen entzündlichen Prozessen im Körper
- gut bei Furunkeln, Ekzemen und Abszessen (Akne, Schuppenflechte u. Ä.)
- wirkt entgiftend, blutreinigend

LAVENDEL

- wirkt beruhigend
- stärkt das Selbstwertgefühl
- hilft bei Bluthochdruck
- ist als Einschlafhilfe ideal

Bei Angst und Unruhe

PASSIONSBLUME

Am besten als Tee einzunehmen:

- wirkt entspannend und schlaffördernd, gut gegen das nächtliche Gedankenkarussell, idealerweise in Kombination mit Haferkraut einnehmen
- bringt Ruhe und Ausgeglichenheit
- hilft bei nervöser und ängstlicher Unruhe

JOHANNISKRAUT

- vertreibt Müdigkeit
- hellt das Gemüt auf und hat eine milde antidepressive Wirkung bei leichten bis mittelschweren Depressionen
- ist gut bei nervöser Unruhe
- stärkt die Leber, was zu schnellerem Abbau von eingenommenen Medikamenten führen kann
- wirkt leberschützend

Hinweis: Johanniskraut kann die Wirkung von hormonellen Verhütungsmitteln einschränken.

SAFRAN

Am besten in geringen Mengen als Tee oder Tinktur oder zum Würzen von Speisen verwenden:

- kann den Serotoninspiegel erhöhen
- bringt Licht und Liebe
- wirkt aphrodisierend
- ist schleimhautprotektiv
- wirkt entzündungshemmend
- wirkt antioxidativ
- kann schmerzlindernd wirken (z. B. Kopfschmerzen)

Phytotherapie für deinen Alltag

10 Hacks

- Nutze zur Prophylaxe oder als natürliches Antibiotikum eine Kur mit einem Tee aus Bitterpflanzen und trinke diesen zehn Tage lang morgens auf nüchternen Magen. Dafür eignen sich beispielsweise Wermut, Wegwarte oder Tausendgüldenkraut. Geschmacklich etwas sanfter: Löwenzahnkraut, Hopfen oder Engelwurz.

- Ersetze deinen Kaffee durch einen Tee aus adaptogenen Heilpflanzen, die deinen Stress reduzieren und somit deine Psyche regulieren. Bereite dir z. B. öfter mal einen Tee aus den Anti-Stress-Pflanzen Jiaogulan oder Rosenwurz. Ebenso sind Vitalpilze wie Reishi als schöne Kaffeealternative sehr zu empfehlen.

- Für mehr Lebensfreude und Lust nutze die Kraft aphrodisierender Pflanzen wie Safran, Rose und Granatapfel. Sie fördern nicht nur eine lebensbejahende Einstellung, sondern können dir auch bei Ängsten oder Depressionen zur Seite stehen. Wunderbar wirkt z. B. eine »Safran Latte« (Rezept S. 59). Ideal bei Liebeskummer ist übrigens Kamille.

- Bereite dir bei Anspannungen und Nervosität eine »Lavendel Latte« (Rezept S. 60): sehr beruhigend und nervenstärkend.

- Gib deinen Kindern statt Früchte- oder Pfefferminztee besser Fencheltee, der sorgt für einen ruhigen Schlaf und süße Träume. Oder Thymiantee, wenn sie krank sind. Dieser lässt aufgrund seiner antiviralen und antibakteriellen Eigenschaften Infekte schneller abklingen.

- Lass dich bei fehlender Energie oder Erkältung durch Engelwurztee stärken – die Engelwurz hat eine schutzbringende Kraft – sie leuchtet sogar im Dunkeln.

- Trinke statt Bier lieber mal einen Hopfentee, der beruhigt und bringt dich ebenso runter wie ein kühles Blondes. Zudem kurbelt er deine Verdauung gut an.

- Wirke kalten Händen und Füßen mit Weißdornkraut als Tee oder Tropfen entgegen.

- Bereite dir für eine lange Autofahrt einen Tee aus Rosmarin zu: Er hilft, den Fokus zu halten, und funktioniert sogar besser als Kaffee, der dich nur kurz pusht und dessen Wirkung schnell wieder abflacht.

- Nutze die Hormonpflanze Frauenmantel mit ihrer ausgleichenden und regulierenden Wirkung, wenn du Probleme mit einem unregelmäßigen Zyklus, mit Wechseljahrs- oder Menstruationsbeschwerden hast.

Rezepte

SAFRAN LATTE

- 5 Fäden Safran, fein gemahlen oder 3 bis 5 Tropfen Safrantinktur
- 250 ml Pflanzendrink (z. B. Reismandeldrink)

ZUBEREITUNG:
Die Safranfäden in einem Mörser fein mahlen, mit ein wenig heißem Wasser übergießen und 5 Minuten ziehen lassen.
Dann mit dem warmen, gut aufgeschäumten Pflanzendrink übergießen und genießen.
Bei Bedarf kann auch 1 TL Biohonig, Reissirup oder Manuka-Honig hinzugefügt werden.

WIRKUNG:
Es heißt, Safran macht glücklich. Und das ist wahr: Safran hat eine stimmungsaufhellende Wirkung. Verantwortlich ist der Aromastoff Safranal, das sogenannte Glückshormon. Es macht 70 Prozent der Gesamtmasse des Safrans aus. Safrantee oder Safran Latte ist ein lebensbejahendes Heilgetränk, das wieder Licht ins Dunkel bringt.

LAVENDEL LATTE

- 1 TL Lavendelblüten
- Pflanzendrink (z. B. Reismandeldrink)

ZUBEREITUNG:
Die Lavendelblüten mit etwas heißem Wasser übergießen und ca. 10 Minuten ziehen lassen. Dann mit warmem, gern aufgeschäumtem Pflanzendrink übergießen und genießen. Reisdrink hat einen leicht süßlichen Geschmack, bei Bedarf kann aber auch 1 TL Biohonig, eventuell Manuka-Honig, verwendet werden.

WIRKUNG:
Lavendel Latte verschafft einen erholsamen Schlaf und Tiefenentspannung! Lavendel beruhigt die Nerven, verringert Bluthochdruck und fördert das Selbstwertgefühl.

ACHTUNG!
Lavendel macht müde, daher bitte nicht vor Autofahrten oder anderen Tätigkeiten trinken, die Konzentration erfordern.

KURKUMA LATTE – »GOLDENE MILCH«

- 1 EL Kurkuma (Pulver oder frisch gerieben)
- 8 EL Quellwasser
- 1 TL Ingwer, gerieben
- 1 TL Zimt
- 1/2 TL Bourbon Vanille
- 1/2 TL Kardamom
- 1/2 TL Kokosöl
- 250 ml Pflanzenmilch (z. B. Reismandelmilch)
- optional: Reissirup zum Nachsüßen

ZUBEREITUNG:
Alle Zutaten bis auf die Pflanzenmilch in einen Topf geben und unter Rühren kurz aufkochen, bis eine Art Paste entsteht. Jetzt die Milch hinzufügen und gut umrühren. Die Paste kann auch gut auf Vorrat hergestellt werden.

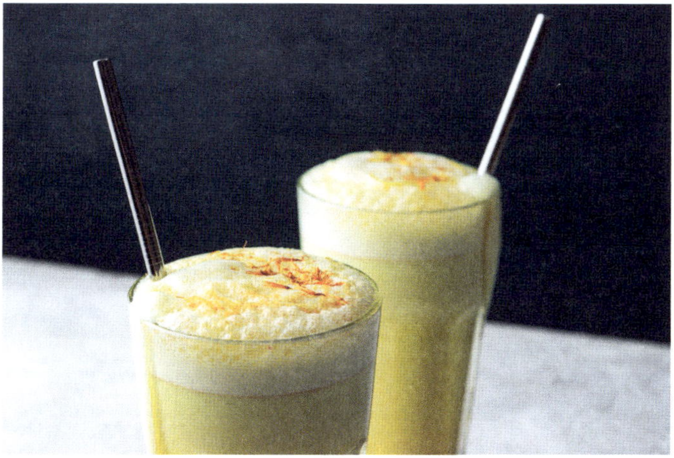

2. Heilsäule: Heilnahrung

Auf die Wirkung kommt es an

»Lass Nahrung deine Medizin sein und Medizin deine Nahrung.« So hat es der antike Arzt Hippokrates gesagt. Und auch wenn dieser Satz fast zweieinhalb Jahrtausende alt ist, können wir uns seine Weisheit heute noch zunutze machen. Denn Essen kann uns tatsächlich heilen, wenn wir lernen, es im richtigen Verhältnis und entsprechend unseren Bedürfnissen und Defiziten einzusetzen. Doch welche Nahrung wirkt wie Medizin und welche wirkt sich eher schädlich aus? Was genau ist für wen gesund? Sollen wir uns vegan ernähren, vegetarisch, mit Trennkost, intermittierendem Fasten, nach Paleo oder nach den ayurvedischen Typen? Und was sollen wir essen, wenn wir krank sind oder uns geschwächt fühlen?

Es ist nicht allein entscheidend, welche Nährstoffe du zu dir nimmst, sondern vielmehr die Wirkung, die das Essen auf deinen Körper hat. Bedauerlicherweise wird dabei oft die ener-

getische Aufteilung in warm und kalt, zusammenziehend und ausdehnend nicht berücksichtigt. Gerade wenn wir krank oder geschwächt sind, benötigen wir Energie und Wärme, um uns zu heilen, und vor allem die zusammenziehende Wirkung, etwa bei Entzündungen und Tumoren. Es ist von essenzieller Bedeutung, diesem Aspekt gebührende Aufmerksamkeit zu schenken. Natürlich spielen auch die Nährstoffe eine fundamentale Rolle und sollten im richtigen Verhältnis zugeführt werden.

Die bekannten Ernährungsempfehlungen hier bei uns im Westen beziehen sich jedoch meist ausschließlich auf Nährstoffe und Mikronährstoffe von Lebensmitteln – wie Kohlenhydrate, Fette, Proteine, Vitamine und Mineralstoffe. Vor allem Vitaminen wird dabei sehr viel Aufmerksamkeit geschenkt. Tatsächlich sind Vitamine lebensnotwendig für uns, doch Mineralien sind ebenso unverzichtbar für unseren Körper. Diese erhalten in unserer ernährungsphilosophischen Rangordnung aus meiner Sicht etwas zu wenig Beachtung. Dabei werden Mineralien für viele essenzielle Abläufe in unserem Körper benötigt wie unter anderem für die wichtigsten Stoffwechselprogramme und für den Abbau überschüssiger Säuren. Das beste Beispiel ist der sogenannte Motor unserer Gesundheit: die Schilddrüse. Sie funktioniert nur mit einem ausreichenden Gehalt an den Mineralien Jod und Selen. Ein anderes, für den menschlichen Körper sehr wichtiges Mineral ist Eisen, denn es ist ein Bestandteil des Blutfarbstoffs Hämoglobin. Eisenmangel ist die wahrscheinlich am weitesten verbreitete Form des Mineralstoffmangels, und er führt zu Müdigkeit, Konzentrationsschwierigkeiten und Infektanfälligkeit. Auch andere Mineralien sind essenziell wichtig für den Körper: Calcium benötigen wir für Knochen, Zähne, Nerven und unseren Energiestoffwechsel. Unser Haar, unsere Haut, unsere Nägel, all das braucht Mineralien in Form von Kalium, Natrium und Selen.

Eine ganz zentrale Komponente bei der Bewertung von Nahrungsmitteln bleibt also unbeachtet: **Denn für die optimale Verwertung von Nahrung kommt es, noch mehr als auf die üblichen in Tabellen festgehaltenen Werte, zum einen ganz stark auf die Energetik eines Lebensmittels an, also darauf, wie ein Lebensmittel wirkt.** Zum anderen ist die Bioverfügbarkeit relevant, also wie gut der Körper ein Lebensmittel verwerten kann. Und das hängt davon ab, welche Qualität etwas hat und wie es zubereitet wird. Hier setzt meine Heilmethode an. Genau wie die Makrobiotik teilt sie Nahrungsmittel entsprechend ihrer Energetik nach dem universellen Prinzip von Yin und Yang ein.

Yin sind z. B. Lebensmittel wie Früchte, Salat und andere wasser- und zuckerhaltige Lebensmittel. Sie haben einen ausdehnenden und kühlenden Charakter. Andere Lebensmittel, wie Vollkorngetreide und Wurzelgemüse, haben einen eher zusammenziehenden und wärmenden Charakter, sie sind Yang. Eine ausgeglichene Ernährung beinhaltet Yin und Yang in einem ausgewogenen Verhältnis. Denn Ziel ist immer, die beiden energetischen Pole, die sich gegenseitig bedingen, in eine Balance zu bringen – sie ist die Basis für Gesundheit und Wohlbefinden.

Viele Menschen ernähren sich allerdings heute einseitig mit zu viel yinhaltiger Nahrung, dadurch kann es zu Dysbalancen, wie beispielsweise zu Übersäuerung, kommen – eine Ursache vieler Erkrankungen heute. Meine Heilernährung setzt den Schwerpunkt daher auf die yanghaltige Ernährung. Denn Yang kann antientzündlich wirken, also die Kraft haben, Entzündungen in ihre Rückläufigkeit zu bringen und Schwachstellen auszuheilen. Alle Details dazu findest du in diesem Kapitel unter »Makrobiotik« (Seite 87) und »Yin und Yang« (Seite 89). Was die Bioverfügbarkeit angeht, ist es entscheidend zu wissen, welche Zubereitungsweise die Wirkung eines Nahrungsmittels begünstigt und dass dein

Körper Lebensmittel mit einer hohen Qualität besser verwerten kann.

Bei alldem spielt deine aktuelle individuelle Verfassung eine zentrale Rolle: **Wenn du gesund und in deiner Kraft bist, kannst du dich anders ernähren, als wenn du dich geschwächt fühlst oder krank bist. Es gilt also: Nicht alles, was prinzipiell gesund ist, ist für jeden immer gut und förderlich.** Du solltest den Stand deines Gesundheitskontos kennen, wissen, wann du dich im Minus befindest und was du für ein Plus konkret tun kannst. In diesem Kapitel geht es daher nicht unmittelbar darum, was gesund ist und was schädlich, sondern vielmehr darum, wie einzelne Lebensmittelgruppen und Ernährungsgewohnheiten wirken und wie du dies für dich je nach deiner Verfassung ideal nutzen kannst. Meine Empfehlungen und die Richtlinien für die Heilnahrung sind also keine absoluten Regeln. Für Menschen, die sich gesund fühlen, sind sie ideal zur Prophylaxe. Ansonsten richten sie sich insbesondere an Menschen, die Beschwerden haben, krank sind oder sich nicht in ihrer Kraft fühlen.

Ungewollt in die falsche Richtung

Wie schon erläutert, liegen den meisten Alltagsbeschwerden die Silent Inflammations zugrunde, Entzündungen im Körper, die unbewusst durch eine vermeintlich gesunde Ernährung aufrechterhalten werden. Fast alle Patienten, die ich in meiner zehnjährigen Praxiszeit betreut habe, trugen unerkannte Entzündungen im Körper, auch Kinder, meist an den inneren Schleimhäuten. Dies konnte ich mit meiner Harndiagnostik nach Anton Schwenk nachweisen.

Dass es vor allem der Zucker in unserer Nahrung ist, der diese Entzündungen befördert, habe ich ja erwähnt. Aber tatsächlich ist es nicht nur weißer Zucker. **Auch in Früchten ist viel Fruchtzucker enthalten. Kohlenhydrate, wie die in Brot oder Nudeln, werden am Ende ebenfalls zu Zucker umgewandelt und sind eher kontraproduktiv, wenn unser System bereits geschwächt ist.** Daher sind nicht nur Menschen, die Fast Food und Süßigkeiten essen, von den Silent Inflammations betroffen. Viele Lebensmittel, die wir hier im Westen als gesund einstufen, beispielsweise Obst oder Nachtschattengewächse – wie Kartoffeln und Tomaten –, können vorhandene Entzündungen nähren, insbesondere an den Schleimhäuten. Aber auch Tumor- und Zystenwachstum können durch den ausdehnenden Charakter dieser Yin-Nahrung gefördert werden. Das passiert bei vielen Menschen ungewollt mit der ersten Mahlzeit am Tag: einem Hafermüsli mit Früchten. Denn Haferflocken, Bananen, Honig und Trockenfrüchte haben eine ausdehnende Wirkung. Früchte, vor allem Südfrüchte, bestehen neben Vitaminen hauptsächlich aus Zucker, Säuren und Wasser. Sie kühlen uns energetisch herunter — kein Wunder, wachsen sie doch dort, wo es warm ist und wo diese Eigenschaft sehr nützlich ist. Essen wir sie aber im Winter hier bei uns in der kalten Klimazone, reizen und strapazieren wir unsere Schleimhäute und verlieren Wärme, was sich auch durch kalte Hände und Füße zeigen kann. Aber vor allem fehlt uns die Energie, um unsere inneren Baustellen aufzuräumen und unsere Beschwerden zu beseitigen. Kurz: die Energie, um zu heilen. Auch Rohkost gilt allgemein als gesundheitsfördernd. Wenn allerdings der Mensch nicht über ausreichend Energie zur Aufspaltung der Rohkost verfügt, kostet ihn das Verdauen der Rohkost mehr Energie, als die Nahrung ihm gibt, und diese zu essen ist dann eher kontraindiziert. Für die konkrete Wirkung in deinem Körper ist also ganz entscheidend, wie es um deine Konstitution bestellt ist.

Alles beginnt an den Schleimhäuten

Unsere Schleimhäute, über die in Bezug auf Ernährungsfragen viel zu selten gesprochen wird, sind nicht weniger als die Wächter unserer Gesundheit. Sie liegen als ein Schutzfilm in jedem Hohlorgan des Atemwegs-, des Verdauungs- und des Urogenital-Apparats. So sind z. B. die Mundhöhle, die Lunge, der Dünndarm und die Blase innen mit einer Schleimhaut ausgekleidet.

Schleimhäute stellen die mechanische Abgrenzung zur Oberfläche der Organe dar. Zudem können Schleimhäute Antikörper absondern und übernehmen auf diese Weise eine Schutzfunktion gegen eindringende pathogene Keime. Dies ist für uns besonders interessant in Bezug auf die Darmschleimhaut. Hier befinden sich unzählige Mikroorganismen, die die sogenannte Darmflora bilden. Sie macht es schädlichen Mikroorganismen unmöglich, sich auf der Schleimhaut anzusiedeln. Zudem versorgt die Darmflora die Schleimhaut mit Nährstoffen und fördert den Stoffwechsel. Der wichtigste Job der Darmschleimhaut besteht nämlich darin, Bestandteile aus der Nahrung und Wasser aufzunehmen. Dies geschieht, indem Zellen der Darmschleimhaut spezifische Enzyme produzieren, die Nährstoffe spalten, damit diese aufgenommen und an das Blut abgegeben werden können.

Das Interessante in Bezug auf Entzündungen ist die zentrale Funktion der Darmschleimhaut innerhalb des Immunsystems: Auf der Darmschleimhaut befinden sich mehr als 70 Prozent der körpereigenen Zellen, die Antikörper produzieren. Wenn die Darmflora über einen längeren Zeitraum angegriffen ist, verändert sich die Darmschleimhaut: Für uns schädliche Stoffe können nun ins Blut eindringen. Die Darmfunktionen werden gestört und die Ausbreitung schädlicher Keime ist begünstigt. Zusätzlich schwächen Umweltbelastungen und Schadstoffe, die wir mit dem Essen aufnehmen, die Immunabwehr der Darmschleimhaut. Wenn die Darmschleimhaut nicht gesund ist, kann sie diesen täglichen Herausforderungen nicht mehr standhalten. Die Folge sind Entzündungen der Magen- und Darmschleimhaut, allergische Reaktionen, virale und bakterielle Erkrankungen.

Wer seine Schwächen kennt, kann stärker werden

Eine Entzündung im Darm kann beispielsweise durch das unbeabsichtigte Aufnehmen von Bakterien ihren Anfang nehmen. Die Entzündung ist zunächst in der Tat eine hilfreiche Reaktion des Körpers: Er stellt fest, dass an dieser Stelle etwas stört, und versucht, mit der Entzündung entgegenzuarbeiten. Wenn unser Immunsystem stark ist, kann der Körper die Fremdlinge in Form von Viren oder Bakterien in der Regel entweder sofort abwehren, sodass sie sich gar nicht einnisten, oder er kann sie schnell wieder loswerden, und die Entzündung klingt ab. Sind unsere Abwehrkräfte aber nicht stark genug, bleibt die Entzündung – der Körper arbeitet kontinuierlich an der Schwachstelle. Und ihm fehlt die Kapazität, andere Erreger abzuwehren.

Viele Menschen tragen daher über Jahre Entzündungen im Körper, von denen sie gar nichts wissen. Sie beobachten nur, dass sie ständig müde sind, eine schlechte Verdauung haben oder sich dauernd erkälten. Nehmen die Betroffenen extra viel Obst zu sich, wird die Situation ungewollt weiter verschlechtert, weil die darin enthaltenen Fruchtsäuren und der Zucker den Körper schnell übersäuern und somit die Schleimhäute reizen und Entzündungen nähren. So wird der ideale Boden für weitere Parasiten und Erkrankungen geschaffen, da diese sich mit Zucker bestens vermehren können. **Nachdem ich in meiner Praxis jahrelang Harn- und Blutuntersuchungen durchgeführt habe, konnte ich feststellen, dass die meisten Menschen gar nicht mehr aus dem Entzündungsstadium herauskommen und daher auch die beste Nahrung nicht richtig verwerten können.** Denn die Dünndarmschleimhaut kann, wenn sie beschädigt ist, überlastet sein und die Nährstoffe nicht mehr vollständig aufnehmen, und so kommen diese auch nicht im Blut an, sondern landen in der Toilette. Genauso verhält es sich auch mit bestem Bio-Essen oder teuren Nahrungsergänzungsmitteln. Im Ergebnis wundern sich viele Menschen, dass sie sich, obwohl sie doch so viel »Gesundes« für sich tun, nicht wirklich gesund, fit und wohlfühlen.

Halten sich die Silent Inflammations über Jahre im Körper, werden die Folgen mit der Zeit, je nach Lebenslage und Konstitution, immer deutlicher. Spätestens ab dem 40. Lebensjahr zeigen sich auch bei sehr fitten und gesunden Menschen die ersten Beschwerden wie Verdauungsprobleme, Hautekzeme, Allergien, Schilddrüsenproblematiken oder Stoffwechselstörungen. Mittlerweile beginnt es aber bereits im Kindesalter mit den ersten Unverträglichkeiten und Allergien, die meiner Meinung nach nur auf einer energetisch stark übersäuernden und kühlenden Ernährung beruhen, wie Tomaten(-soße), Früchten, Brot, Nudeln oder Pommes. Dieses beliebte Kinderessen überfordert über kurz oder lang das Gesamtsystem. Und je nach Vererbung zeigen sich dann die einzelnen Schwachstellen. Bei dem einen Kind beispielsweise in Form von Hauterkrankungen, bei einem anderen durch Unverträglichkeiten je nach Konstitution. Oft reagiert der Körper auch auf Außenfeinde wie Fremdeiweiße (Pollen oder Tierhaare) plötzlich alarmierend und zeigt mit einer allergischen Reaktion die Überlastung des Systems an.

Um das zu verhindern, müssen wir unsere Schleimhäute schützen und die stillen Entzündungen abbauen. Und dazu ist es hilfreich, uns bewusst zu machen: Wir entscheiden mit jeder Mahlzeit, ob wir unser System stärken oder schwächen. Oder anders gesagt: Jede Speise, die du zu dir nimmst, beeinflusst deinen Gesundheitskontostand. Es verhält sich genauso wie mit deinem Geldkonto: Je mehr du einzahlst und im Plus bist, desto mehr kannst du ausgeben und dir etwas leisten. Also im Falle der Ernährung: Wenn du dich komplett gesund fühlst, kannst du auch mal Nahrungsmittel zu dir nehmen, die bei Krankheit weniger dienlich sind. **Wenn du allerdings weit im Minus bist, immer wiederkehrende oder sogar chronische Beschwerden hast, befindest du dich in einem Teufelskreis, der unterbrochen werden sollte. An dieser Stelle ist es wichtig, erst einmal wieder in einen Zustand zu kommen, in dem die eigene Grundkonstitution wiederhergestellt ist. Und das schafft Heilnahrung, die dir die nötige Energie dafür bereitstellt.** Ich habe ein Heilkonzept entwickelt, welches nach meinen Studien die Verdauung stärkt und protegiert und das Blut weitestgehend säubert, damit Entzündungen abklingen können. Denn das Blut nährt unsere Schwachstellen und Krankheiten – oder eben, im besten Falle, unsere Gesundheit und unser Wohlbefinden.

Wie Nahrung auf Blut und Zellen wirkt

Was dabei hilft, den enormen Einfluss unserer Ernährung auf unser Befinden zu verstehen, ist, sich zu vergegenwärtigen, dass das, was im Darm passiert, direkte Auswirkungen auf unser Blut hat.

Unsere Organe und unsere Zellen brauchen ein biochemisches Gleichgewicht, um all ihre Funktionen ausüben zu können – die Homöostase. Da Zellen über das Blut genährt werden, bestimmt die Qualität des Blutes, wie es um das biochemische Gleichgewicht in den Zellen bestellt ist und wie gut diese arbeiten können. Und die Qualität des Blutes wiederum ist abhängig von der Nahrung, die wir dem Körper zur Verfügung stellen. Nähren wir unser Blut also mit den für uns notwendigen Informationen, können die Zellen ihrer Arbeit ungehindert nachgehen. Alles ist im Gleichgewicht, und der Laden läuft. Ist das Blut aber durch überschüssige Säuren dauerbelastet und bekommt es über die Nahrung zu wenige Mineralien, wird der Körper belastet. Denn er hat einen umso höheren Aufwand, den richtigen pH-Wert im Blut konstant zu halten. Dem Körper müssen dazu an anderer Stelle Mineralien entzogen werden, die für die Funktion der Zellen gebraucht werden. All das bedeutet Extraarbeit für den Körper, und das kostet uns Energie, die uns dann an einer anderen Stelle fehlt. Es ist, als ob sich in einer Firma mit vielen Angestellten jeder um tausend andere Dinge kümmern muss, sodass er nie dazu kommt, seine eigentliche Arbeit zu verrichten. Es ist eine Frage der Zeit, wie lange so etwas gut geht. Irgendwann werden die Defizite sichtbar, und dein Gesundheitskonto bewegt sich zunehmend ins Minus.

Bei einer unzureichenden Ernährungsweise verschiebt sich das Gleichgewicht innerhalb der Zellen über kurz oder lang. Die entstandene Dysbalance zeigt sich durch Symptome. Nur schauen wir an dieser Stelle nicht gern hin. Wir wollen, dass die Symptome möglichst schnell verschwinden. Riecht unser Schweiß, wird das mit Deo verdrängt. Haben wir Kopfschmerzen, soll eine Tablette das Problem lösen. Macht uns Sodbrennen zu schaffen; greifen wir zum Säureblocker. Unterdrücken wir aber auf diese Weise die Zeichen unseres Systems, ohne analysiert zu haben, woher sie eigentlich kommen, ist es schwierig, die Ursachen zu beheben. Wir müssen lernen, die Sprache des Körpers zu verstehen. Der Körper spricht bzw. signalisiert über Symptome seine Bedürfnisse. **Unwohlsein und Schmerzen sind Warnsignale und sagen uns, dass hier etwas im Ungleichgewicht liegt. Wenn wir darauf nicht reagieren, wird das Problem nur größer. Hier sollten wir lernen umzudenken und anfangen, die Zeichen ernst zu nehmen.**

Heilnahrung bedeutet an dieser Stelle intelligente Nahrung. Das heißt, dass wir den Körper über eine adäquate Nahrung mit genau den Informationen versorgen, die er jetzt braucht. So können wir die Ursachen angehen, die Gründe für Beschwerden beheben und der Negativspirale entkommen.

Was ist Heilnahrung?

Heilnahrung ist eine Ernährung, die das Potenzial hat, die Selbstheilungskräfte des Menschen wieder zu aktivieren, im Krankheitsfall oder auch als Prävention. Die Heilnahrung legt ihren Fokus auf entzündungshemmende Faktoren, um Schwachstellen zu versorgen und heilen zu lassen. In meiner langjährigen Praxisarbeit erkannte ich immer wieder die gleichen Faktoren und Muster, die die stillen Entzündungen im Körper verschwinden ließen, und konnte so eine entsprechende Diätetik erstellen.

Zentral ist dabei, sich zu verdeutlichen, dass Schleimhäute, die entzündet sind, mindestens acht bis zehn Wochen eine Art Heilnahrung benötigen, damit sie sich komplett regenerieren und gesunden können. Das klingt vielleicht zunächst nach einer langen Zeit. Aber im Vergleich zu den vielen Jahren, in denen man sich seine Schwachstellen unbewusst herangezüchtet hat, ist es ein sehr kurzer Zeitraum. Und Regeneration ist ein Prozess, der Achtsamkeit braucht. **Denk einmal an Babys, die gerade beginnen, feste Nahrung zu essen. Hier gehen die Eltern ganz behutsam vor und führen die Kinder schrittweise an ganz bestimmte Speisen heran, beginnend mit dem, was für diese leicht verdaulich ist und die Schleimhäute in Magen und Darm schont.** Die Lebensmittel sind daher nicht zu kalt, nicht zu heiß, nicht zu süß, nicht zu scharf, nicht zu säurebildend.

Genauso sollten wir es mit uns selbst machen, wenn wir krank sind oder uns unwohl fühlen. Wir sollten uns auf diese Weise schonend in einen Zustand zurückbringen, der genügend Stabilität bietet, sodass sich unser Körper wieder gut vor Reizungen schützen kann.

Wir benötigen dazu eine bestimmte Energie, damit unser Körper unsere inneren Baustellen angehen und unseren Stoffwechsel ankurbeln kann. Dabei helfen uns ganz besonders Pseudogetreide wie Buchweizen, Wurzelgemüse und gute Fette – diese liefern uns die richtige Energetik und alle Mineralien, die wir brauchen. Verzichten sollten wir in dieser Zeit möglichst auf Zucker in jeder Form, sowie auf zu säurehaltige Nahrung und auf Nachtschattengewächse. Zwar ist auch in einer Karotte Zucker enthalten, und wir benötigen eine gewisse Menge Zucker, allein für unseren Hirnstoffwechsel und generell als Energielieferanten, doch da Zucker, wie erwähnt, fast überall enthalten ist – auch in Lebensmitteln, wo man es eher nicht vermutet –, kann man die Sorge vor einer Unterzuckerung eher außer Acht lassen. Meiden sollten wir vor allem den Industriezucker in vielen industriell hergestellten Nahrungsmitteln sowie andere Zuckerfallen wie Früchte, Trockenobst, zuckerhaltige Getränke und Fruchtjoghurts, ebenso Kohlenhydrate wie Brot und Nudeln, die der Körper direkt in Zucker umwandelt. Wie die einzelnen Lebensmittel genau wirken, welche du bevorzugt essen solltest, wie du sie am besten zubereitest und ideal kombinierst, erfährst du später in diesem Kapitel (ab S. 107).

Heilungsgeschichten aus meiner Praxis

Dass Heilnahrung – insbesondere in der Kombination mit Arzneitee und Nahrungsergänzungsmitteln – zahlreiche Alltagsbeschwerden in die Rückläufigkeit bringen kann, habe ich in meiner Praxiszeit tagtäglich erlebt. Besonders erfreulich waren natürlich Fälle, in denen Menschen sich auf diesem Wege von chronischen Leiden befreien konnten. So behandelte ich beispielsweise eine Frau mit Morbus Crohn, die nach jeder Mahlzeit unter Schmerzen gelitten und verzweifelt nach einer für sie geeigneten Ernährung gesucht hatte. Die Heilnahrung war für sie wie eine Erlösung. Sie war nach kurzer Zeit beschwerdefrei – und blieb es.

Abgesehen davon gibt es aber noch ganz anders gelagerte Fälle. Situationen, in denen Menschen mit schweren Erkrankungen als unheilbar oder austherapiert gelten und sich mit dem eigenen Sterben befassen müssen. Tatsächlich kann die Naturmedizin auch hier manchmal die Wende bringen. Einen solchen Fall erlebte ich bereits mehrfach. Aber es war ein Erlebnis, das mich nachdrücklicher bewegte als alle anderen.

Vor einigen Jahren erhielt ein enger Freund von mir die Diagnose Darmkrebs im Endstadium. Es wurde ein Tumor mit einer Länge von 30 Zentimetern gemessen, der fast bis zum Herzen hochgewachsen war. Die Ärzte konnten ihm weder Chemotherapie noch Bestrahlung oder eine Operation anbieten, da der Krebs schon gestreut hatte. Mein Freund kam mit seinen 39 Jahren ins Hospiz. Er hatte zudem noch einen malignen Aszites, eine sogenannte Bauchwassersucht, welche durch einen raumfordernden Prozess auch noch zu einer unteren Einflussstauung des venösen Systems führte, was zur Folge hatte, dass er 50 Kilogramm Wasser im gesamten Körper ansammelte. Erschwerend kam ein starker Abmagerungsprozess hinzu, auch Kachexie genannt. Er musste im Rollstuhl sitzen, weil er sich aufgrund des vielen Wassers kaum mehr bewegen und sich nicht einmal mehr die Schuhe allein zubinden konnte. Ich werde nie diesen Nachmittag vergessen, als ich ihn damals, hochschwanger im 9. Monat, besuchte. Er schaute mich verzweifelt an und sagte: »Hier komme ich doch nicht mehr lebend raus, oder?« Ich antwortete ehrlich: »Ich weiß es nicht.« Denn so einen schlimmen Fall hatte ich noch nie gesehen oder behandelt. Die Ärzte sagten mir danach im Vertrauen, dass er wahrscheinlich noch höchstens zwei Wochen zu leben hätte.

Ich verordnete meinem Freund daraufhin einen individuell auf seine Defizite abgestimmten Arzneitee, eine strikte Ernährungsumstellung und natürliche Nahrungsergänzungsmittel. Den extrem bitteren Arzneitee musste er dreimal täglich trinken. Die dazu passenden Supplemente sollten seine geschwächten Vitalorgane stärken. Diese Phyto-statt-Chemo-Therapie hatte das Ziel, einen Synergieeffekt zu erzeugen, der die Heilwirkung potenzierte und den Krebs nach dem Yang-Prinzip zum »Zusammenziehen« bzw. zum Schrumpfen bringen sollte. Zudem verbat ich alle Nahrungsmittel, die den Tumor weiter wachsen lassen würden, wie Milchprodukte mit ihren Wachstumshormonen, alle ausdehnenden Lebensmittel wie Zucker, Hopfen, Hefe und Fruchtzucker sowie alle Nachtschattengewächse. Mein Freund hielt sich streng an alle Vorgaben. Nach acht Wochen zeigten sich im Blutbild die ersten positiven Veränderungen. Weitere vier Wochen später wurde bei einer erneuten Untersuchung festgestellt, dass sein Tumor um 1,5 Zentimeter geschrumpft war. Jeden Monat konnten wir dabei zusehen, wie der Tumor durch die starken Bitterstoffe und Phytoreize immer kleiner wurde, bis er schließlich verschwunden war. Ebenso die Metastasen. Der Krebs war ohne Chemotherapie, Bestrahlung und Operation völlig ausgeheilt. Später wurde ich von einem Chefarzt der Onkologie in Havelhöhe, wo mein Freund zuerst behandelt worden war, sowie von einem Arzt der Berliner Charité zu einem Gespräch gebeten. Man wollte erfahren, wie dieser schwere Fall, der als unheilbar galt, so hatte ausgehen können.

Durch diese und ähnliche Geschichten machte ich die Erfahrung, dass eine Kombination von Heilnahrung, individuell abgestimmter Phytotherapie und natürlichen Nahrungsergänzungsmitteln einen enormen Synergieeffekt erzielen und eine erhebliche Wirkung zeigen kann. Allerdings funktionierte dies nur, wenn die Vitalorgane des Betroffenen noch funktionstüchtig waren. Waren die Krebspatienten schon im Vorfeld mit Chemotherapie oder Bestrahlung behandelt worden, konnte meine biologische Therapie den Krebs nicht mehr in die Rückläufigkeit bringen. Die Zeit reichte dann einfach nicht mehr aus. Dennoch konnte zumindest die Lebensqualität durch meine Behandlung noch positiv beeinflusst werden. Die Erkenntnis aber, dass Phytotherapie in manchen Fällen tatsächlich auch schwerste Erkrankungen wie Krebs im Endstadium heilen kann, war für mich der Augenblick, in dem ich wusste, ich muss mit diesen Erkenntnissen hinaus in die Welt.

Vorbeugen ist besser als Heilen

Heilnahrung kann Erstaunliches gegen alle Arten von Krankheiten bewirken – selbst wenn diese als unheilbar gelten. Aber sie ist nicht nur für die Behebung von Beschwerden oder als eine Zeit der Kur enorm effektiv. Idealerweise nutzen wir Nahrung, die eine positive Wirkung auf uns hat, als Prophylaxe und integrieren sie in unseren Alltag. So kannst du beispielsweise mein Austauschen-statt-Weglassen-Prinzip ganz unkompliziert in dein tägliches Leben einbauen, Schritt für Schritt. Denn die richtige Auswahl an Nahrung und Heilpflanzen kann Dysbalancen kontinuierlich austarieren und somit auch Krankheiten vorbeugen. Dabei geht es nicht um Selbstkasteiung oder Dogmatismus. **Der Weg zu einer heilenden Ernährungs- und Lebensweise sind nicht Verbote, sondern das Kennen der richtigen Hilfs- und Lebensmittel und die bewusste Auswahl und Dosierung. Es geht darum, Nahrung als Werkzeug des Lebens richtig zu verstehen und zu nutzen. Ziel ist zu wissen, wie jedes Lebensmittel wirkt: wenn du es roh isst, wenn du es kochst, wenn du es fermentierst, wenn du es mit diesem oder jenem Lebensmittel kombinierst.** Du solltest dir dabei bewusst sein, mit welcher Art der Verarbeitung du eine hohe Bioverfügbarkeit erzeugen kannst, d. h. wie du dem Körper die Möglichkeit schaffen kannst, die Nährstoffe am besten aufzunehmen. Denn dies spart dem Körper am Ende auch Energie. Sich intelligent zu ernähren, ist tatsächlich eine Form von Energiemanagement. Darum geht es ja im Wesentlichen beim Essen: sich selbst bestmöglich mit Energie zu versorgen. Dafür solltest du lernen, welche Lebensmittel eine höhere Nährstoffdichte und Thermik haben. Entsprechend kannst du herausfinden, was für dich am besten ist, wenn es dir gut geht, und was dir hilft, wenn du dich schwach fühlst.

Nahrung ist Energie

Und so ist Essen am Ende auch ein spiritueller Vorgang. Durch die richtige Auswahl an Nahrung kannst du beeinflussen, wie du dich fühlst und wo du auf deinem Gesundheitskonto stehst. Dein Aussehen und deine Energie sind unmittelbar davon beeinflusst. Du bist jeden Tag dafür mitverantwortlich. Das klingt vielleicht für den ein oder anderen nach Arbeit. Doch dies kann ein sehr schöpferischer, ein sehr intuitiver Prozess sein. Denk einfach mal an deinen Garten, den du mit aller Liebe gestaltest und pflegst, für den du dir Zeit nimmst, auf den du achtest, damit er jedes Jahr an Schönheit gewinnt und dir Freude macht. Genauso kannst du es mit deinem Körper und der Nahrung tun. Die Samen, die du gießt, werden wachsen. Du kannst lernen, welche Samen welche Blüten bringen, und entsprechend kannst du wählen, was du säen willst, was du zum Wachsen und Blühen bringen möchtest. Tag für Tag. Wie du das mit deiner Ernährung tust, beruht letztlich auf sehr einfachen Zusammenhängen, die logisch und nachvollziehbar sind. Nahrung kann uns im wahrsten Sinne des Wortes bestens nähren und versorgen. Denn warum essen wir? Weil wir leben wollen. Also sollten wir uns auch darauf fokussieren, welche Mittel uns Leben schenken und welche eher nicht. Und wenn sie heilsam für uns sind, werden sie uns von innen heraus stärken und uns Gefühle schenken, die uns glücklich machen. Und noch eine gute Nachricht: Schmecken darf es trotzdem! Dass gesunde Nahrung nicht schmeckt, ist ein Gerücht. Die Japaner sind z. B. wahre Meister darin, großartige Gerichte, die sehr gesund und absolut köstlich sind, auf den Tisch zu bringen. Es kommt auf die Zubereitung, Kombination und Würzung an – eine Kunst für sich, für die ich dir mit den Rezepten am Ende dieses Kapitels (ab Seite 150) einiges an Inspiration mitgeben möchte.

Mach dir bewusst: Nahrung bestimmt deine Lebensqualität. Nutzt du die Heilnahrung, indem du sie in deine Ernährungsweise einbaust, wird sich dein Allgemeinzustand verbessern – du füllst dein Gesundheitskonto auf. Bist du gesund, kommst du bestenfalls in die Verjüngung. Gesund sein heißt in Balance zu sein. Alles darüber hinaus ist ein Bonus und gibt dir ein Leuchten, mehr Kraft und Klarheit.

Die Wiederholung ist der Schlüssel

Das Ziel der Heilernährung ist es, Schwachstellen bewusst zu erkennen – die sich in der Heilkrise zeigen – und diese dann mit natürlichen Lebensmitteln zu versorgen und zu heilen, bevor sie sich zu chronischen Krankheiten entwickeln. Du sollst am Ende selbst entscheiden können, welche Lebensmittel du wann und in welcher Menge brauchst, um in deine Balance zurückzukommen – das möchte ich dir in dieser Heilsäule näherbringen.

Denn nur ein tägliches Balancieren bringt langfristig Erfolg. **Die Wiederholung ist hier der Schlüssel zur Heilung, denn da, wo du investierst, wird sich etwas entwickeln. Nur mit der Regelmäßigkeit kann sich das Gleichgewicht in den Zellen langfristig einstellen und ein Plus auf deinem Gesundheitskonto entstehen, was dir Freiheit und Leichtigkeit bringt.**

Einmal eine Kur zu machen und danach direkt wieder in die alten Gewohnheiten zurückzufallen, ist deiner Gesundheit nicht auf Dauer dienlich. Es geht um ein Bewusstwerden: Wie geht es mir, wenn ich dies oder jenes esse? Das zu spüren, ist ein guter Anfang. Und das Essen so ganz individuell in seiner Wirksamkeit zu erfahren. Ich frage dazu die Teilnehmer in meinen Kursen immer wieder nach ihren individuellen Noten für die Bereiche Verdauung, Psyche und Schlaf – einfach um zu schauen, wo die oder der Einzelne auf ihrem oder seinem Gesundheitskonto steht. So ein Status-quo-Check kann dir helfen zu erkennen, in welchen Verhältnismäßigkeiten du die einzelnen Nahrungsmittelgruppen einsetzen kannst, die dich zur Zeit ins Plus bringen können. Den Status-quo-Check findest du auf Seite 296.

Wenn du auf Reset gegangen bist, also wieder in einer guten Grundkonstitution, kannst du genau erkennen, welche Nahrung dir wirklich guttut und welche nicht bzw. in welchen Mengen etwas für dich ideal ist. **Zwischendurch auch mal cheaten ist wichtig, um zu lernen, wo die eigenen Grenzen liegen. Und dann kannst du, in Form von Dosierungen, anpassen.** Die Dosis bestimmt am Ende, ob ein Gift ein Gift ist. Wenn du in Balance bist, willst du meist gar nicht mehr zurück und entscheidest dich automatisch für die richtige und angemessene Dosis.

Wie die Wurzeln das Wasser aus dem Boden, ziehst du deine Energie aus deiner Nahrung. Mit der richtigen Nahrung und den richtigen Pflanzenwirkstoffen kannst du die Basis für dein gesundes Selbst legen. Doch wenn die Basis schon geschwächt ist, braucht es Zeit. Zeit zum Heilen, Zeit für Veränderung, Zeit für Wachstum. Nimm dir diese Zeit für dich, und sobald die Heilkrisen überstanden sind, die etwas Gutes sind und dir zeigen, dass du auf dem richtigen Weg bist, kannst du wachsen und neue Wurzeln schlagen.

Das Wort Diätetik kommt ursprünglich aus dem Griechischen und bedeutet Lebensweise. Dabei geht es nicht um eiserne Abstinenz, sondern vielmehr um eine Art zu leben, die dir dazu verhelfen soll, mehr Glück, Frieden und Gesundheit zu erlangen. Es geht um die Heilkraft von Essen und dass wir lernen, diese zu verstehen, sodass wir nicht mehr an Tabellen oder Richtlinien gebunden sind, sondern eine intuitive Selektion vornehmen, weil wir wissen, was uns wann guttut und was nicht. **Im Idealfall werde ich erst gar nicht krank, weil ich die Gesetzmäßigkeiten und Wirkweisen von Essen verstehe und selbst dafür Sorge tragen kann, dass es meinem Blut und damit meinen Zellen und meinen Organen gut geht und ich mich gesund und in meiner Mitte fühle.** Wenn wir diese Zusammenhänge verstehen, können wir das Essen als Heilmittel anwenden und unsere eigenen Heiler werden.

Die Korasani-Heilmethode: Du bist, was du isst – und trinkst

Den ersten Teil dieses Zitats, der auf den deutschen Philosophen Ludwig Feuerbach zurückgeht, hast du sicher schon gehört. Teil zwei, die Bedeutung dessen, was wir in Form von Getränken zu uns nehmen, habe ich noch ergänzt. Denn auch die Flüssigkeiten, die wir zu uns nehmen, machen einen entscheidenden Teil unserer Ernährung aus und haben somit genauso Einfluss auf unser Gesundheitskonto – was wir uns mit Hilfe von Phytotherapie (wie z. B. Heilpflanzen als Arzneitees) auch zunutze machen können. Meine Erfahrungen in der Praxis haben gezeigt, dass gerade die Kombination aus Heilpflanzen und Heilnahrung einen großen gesundheitlichen Benefit bringt, da diese, wenn richtig kombiniert und dosiert, Synergien bilden, die den Heilungseffekt nochmals potenzieren können. Insofern spielen auch Getränke und insbesondere Arzneitees eine tragende Rolle in meiner Heilmethode und bei meinen Empfehlungen.

Meinen Heilernährungsansatz habe ich aus Komponenten der Makrobiotik, der Traditionellen Chinesischen Medizin (TCM), der ayurvedischen Philosophie und aus den Erkenntnissen meiner eigenen Studien, Praxiserfahrungen und Beobachtungen im Rahmen der Phytotherapie entwickelt. Der Fokus liegt dabei auf entzündungshemmenden Wirkstoffen. Sie werden dem Körper in Form von ganz bestimmter Flüssignahrung (Heilpflanzentees, Heilsuppen) und Festnahrung zugeführt. Während der Heilzeit sollten sie den Hauptbestandteil der Ernährung ausmachen. Hinzu kommen natürliche Nahrungsergänzungsmittel und Superfoods.

In erster Linie gehört zur Heilnahrung das Pseudogetreide Buchweizen, es gilt als das yanghaltigste Pseudogetreide und wirkt vielen Yin-Erkrankungen – also Krankheiten, die durch eine zu stark erhöhte Yin-Zufuhr entstanden sind – gut entgegen. So korrigiert Buchweizen die Defizite. Ebenfalls wertvoll in der Heilzeit ist Rund- oder Vollkornreis. Zudem ist Hirse zu empfehlen. All diese ganzen Körner sind beste Nährstoffquellen und enthalten kein Gluten. Somit sind sie für viele Menschen sehr gut bekömmlich. (Details zu Getreide erfährst du auf S. 123.)

Bei den Gemüsen liefert Wurzelgemüse die meisten Nährstoffe und die ideale Wirkung in der Heilungsphase. Gute Fette aus Ölen sowie Samen und Nüsse sind ebenfalls wertvolle Energielieferanten. Zudem verzichtet man bei der Heilernährung für einen gewissen Zeitraum auf Fleisch, auf Früchte oder stark kohlenhydrathaltige Nahrungsmittel wie Nudeln und Brot oder Nachtschattengewächse wie Kartoffeln, Tomaten und Auberginen. Diese Nahrungsmittel enthalten entweder zu viel Zucker bzw. Stärke oder Alkaloide, die Entzündungen fördern.

Ich habe in meiner Korasani-Heilmethode ein einfaches Konzept entwickelt, das dir hilft, deine Nahrungsmittel nach und nach auszutauschen. Das ist einfacher als alles Mögliche plötzlich ganz wegzulassen – so wie man es von Dingen kennt, nach denen man süchtig ist. Kaltentzug ist da oft ein heikles Unterfangen. Und weil unsere Gewohnheiten in Bezug auf Essen tatsächlich einer Sucht ähneln, hilft eine ähnliche Vorgehensweise. Unter anderem mit Gegenmitteln. So wirkt ein Bittertee auf nüchternen Magen gegen Süßhunger oder andere Jieper. **Es ist leichter, sich von innen nach außen neu aufzustellen, als sich von außen steuern zu wollen, indem man sich bestimmte Lebensmittel streng verbietet. Das stärkt nur die Konzentration auf das Verbotene und endet gern im Jo-Jo-Effekt.** Dies hat tatsächlich auch einen ganz einfachen medizinischen Hintergrund: Es sind nämlich unsere Darmbakterien, die uns zum größten Teil diktieren, was wir essen sollen. So züchten wir uns selbst mit unseren Essgewohnheiten unsere Darmkulturen, die uns dann bestimmen. Wir sind immer so von unserem freien Willen überzeugt. Dabei sind es in Wirklichkeit unzählige Bakterien, die unsere Vorlieben und unsere Laune lenken. Sie geben dem Gehirn den Befehl, welche Nahrung wir bevorzugen sollen – egal, ob sie uns dienlich ist oder nicht. Doch das können wir durch neue Gewohnheiten ändern.

Viele der Nahrungsmittel sind zum Teil zu Alltagsgiften geworden, wie z. B. Kaffee, Wein oder Schokolade, denn sie schaden uns in der Summe. Genussmittel sollten meiner Meinung nach Genussmittel bleiben und nicht jeden Tag konsumiert werden. Denn so sind sie nichts Besonderes mehr, wie es Genussmittel früher waren: ein seltenes Extra. Sie dienen dann nicht mehr der besonderen Freude, sondern sind reine Gewohnheit bzw. Suchtmittel, die unser Gesundheitskonto täglich mehr ins Minus bringen, ohne dass wir es merken. Ein Glas Wein am Abend verringert beispielsweise unsere Regenerationsfähigkeit, die wir durch Tiefschlafphasen erlangen können.

Eine andere Gefahr ist, dass wir uns schnell an die Benefits der Genussmittel gewöhnen, die uns ohne diese Stoffe dramatisch fehlen. Kaffee wird gebraucht, weil wir nur mit ihm das Energielevel am Morgen halten können und der Toilettengang nicht mehr ohne klappt. Auch hier kannst du mein Austauschen-statt-Weglassen-Prinzip anwenden und schlechte Routinen durch gute ersetzen – es geht also am Ende nur um eine Änderung von Gewohnheiten, die mit der Zeit großartige Effekte bringt, wie ich es bei über tausend Fällen beobachten durfte. Der Verzicht im Alltag und der besondere Anlass bringen uns wieder zum Genuss und zu mehr Dankbarkeit.

DENK DARAN: DU HAST DIE FREIE WAHL

Du hast dein Leben und deine Ernährungsgewohnheiten bisher nach deinem besten Wissen und Gewissen gestaltet. Basierend auf dem, was dir deine Ursprungsfamilie mit auf den Weg gegeben hat oder was dir in dem System, in dem wir uns bewegen, in konventioneller Weise empfohlen und vorgelebt wurde. Auf diesem Weg begegneten dir wahrscheinlich immer wieder neue, unterschiedliche Empfehlungen oder Ernährungstrends. Und vielleicht bist du inzwischen genauso verwirrt wie viele andere Menschen, weil sich all die Strömungen auch gern widersprechen und es aufgrund der Vielzahl schwer ist, sich zu entscheiden, welche denn nun die richtige für dich ist.

Die enorme Bedeutung von Nahrung als Medizin ist dir dabei womöglich noch nicht bewusst gewesen. Denn der Stellenwert, der ihr im Westen zukommt, ist leider noch immer nicht hoch. Daher werden die Prinzipien einer tatsächlich nachhaltig gesunden Ernährung hier auch nicht automatisch durch die Erziehung, die Schule oder die Medien vermittelt. In Asien sieht das ganz anders aus. Die Traditionelle Chinesische Medizin hat den Einfluss der Nahrung auf die Gesundheit des Menschen immer schon als zentral angesehen. Viele Abzweigungen dieser Lehre gingen u. a. nach Indien, Persien und Japan. Auch hier wurde die Heilernährung sehr ernst genommen, immer weiter ergänzt und verfeinert. Bei uns im Westen kennen wir zwar manches aus diesen Strömungen über die ayurvedische Heilküche, doch die näheren Zusammenhänge sind uns oft nicht klar.

Wenn du über all das in diesem Buch nun mehr erfährst und hoffentlich viele neue und wertvolle Erkenntnisse erlangst: Werte dich bitte nicht für deine bisherigen Gewohnheiten oder vermeintlichen Ernährungsfehler ab, die du für dich und eventuell auch für deine Familie etabliert hast. Du kannst neu wählen. Du kannst ab jetzt jeden Tag neu entscheiden. Richte deinen Fokus auf die Lösungen und Möglichkeiten, die vor dir liegen, und auf alles, was du neu lernen kannst. Probiere Neues aus. Sei neugierig. Und entdecke, was dir dienlich ist und wie du dein eigener Heiler werden kannst.

Wenn du dich fragst: »Was kann ich denn überhaupt noch essen? Und ist das Leben ohne die leckeren, ungesunden Sachen überhaupt noch lebenswert?«, möchte ich dir sagen: Du hast immer die Wahl. Der Ausgangspunkt sollte kein Zwang sein. Und auch mit meinen Richtlinien und Rezepten kannst du noch viele schmackhafte Lebensmittel zu dir nehmen und dir köstliche Speisen zubereiten. Es braucht wie gesagt nur deine Entscheidung und eine Zeit der Umgewöhnung. Und dann wird dein Leben umso lebenswerter sein. Denn durch den Ausgleich kannst du nicht nur gesunden, du wirst die Genussmomente auch umso mehr zelebrieren, da sie bewusst gewählt sind.

Ziel meiner Heilmethode ist es, dir zu zeigen, wie du ein genussvolles Leben führen kannst, ohne gleich Symptome zu bekommen, wenn du mal das ein oder andere »Ungesunde« isst. Es geht darum, dein Gesundheitskonto so aufzufüllen und ins Plus zu bringen, dass du weder im Alltag noch im Urlaub auf irgendeinen Genuss verzichten musst.

MAKROBIOTIK – DIE LEHRE VOM LANGEN LEBEN

Ein Teil meiner Ernährungsrichtlinien beruht auf der Makrobiotik. Ob die Ursprünge dieser Lehre im Taoismus, im Zenbuddhismus oder in der Antike liegen, ist nicht eindeutig geklärt. Es spricht allerdings viel dafür, dass die Makrobiotik ihre Wurzeln in der asiatischen Kultur hat. Auch heute ist sie dort noch am stärksten vertreten, und die allgemeinen Ernährungsgewohnheiten im asiatischen Raum sind den makrobiotischen sehr nahe. Im deutschen Sprachraum war es 1796 Christoph Wilhelm Hufelands Buch *Die Kunst, das menschliche Leben zu verlängern*, das zur Gesundheitsvorsorge anregte und die Makrobiotik hierzulande bekannt machte.

Zu den modernen Vertretern der Lehre gehört der Japaner Georges Ohsawa. Er machte es sich zur Aufgabe, die westliche Welt in diese Lebensweise einzuführen, deren Grundanliegen er darin sah, den Menschen zu Glück, Gesundheit und einem langen Leben zu verhelfen. **Makrobiotik vereint nach Ohsawa Einfachheit beim Essen und Vermeidung von Lebensmittelgiften mit den Prinzipien des Zenbuddhismus, den »Prinzipien des Lebens und der Natur«.** Die zentrale Überzeugung ist, dass ein ausgewogenes Verhältnis in der Nahrung zu einem ausgeglichenen Zustand des Qi, der Lebensenergie, im Körper führt. Dazu werden Lebensmittel entsprechend ihrer energetischen Eigenschaft in Yin (ausdehnend), Yang (zusammenziehend) und völlig ausgewogen eingeteilt. Nach makrobiotischer Auffassung ist weder eine zu Yang-betonte Ernährung noch eine zu Yin-betonte Ernährung hilfreich. Dieser Überzeugung bezüglich der Energetik von Nahrungsmitteln und einer notwendigen Balance folgt auch mein Ansatz. Allerdings habe ich in meiner Praxis erfahren, dass es notwendig ist, Ernährungsrichtlinien für verschiedene körperliche Verfassungen festzuhalten. Aus meiner Sicht ist eine andere Ernährung gefragt, wenn wir geschwächt oder krank sind.

Die makrobiotische Heilküche legt ihren Schwerpunkt auf vollwertiges Getreide – welches vorzugsweise als ganzes Korn und naturbelassen verzehrt werden sollte – und auf Gemüse. Dieses Prinzip wende ich ebenfalls in meiner Heilmethode an. Auch folge ich der makrobiotischen Empfehlung, dass Nahrungsmittel aus der Region und zur jeweils aktuellen Saison verzehrt werden sollten. Alles, was in deiner unmittelbaren Umgebung und in der entsprechenden Jahreszeit wächst, gibt dir die nötige Kraft, dich perfekt an dein Klima anzupassen. Das bedeutet unter anderem, dass du im Winter mehr Wurzel- bzw. Wintergemüse wie Kürbis, Rote Bete oder Möhren essen solltest, da es eine wärmende Wirkung hat (Yang). Südfrüchte kühlen aus (Yin) und geben deinem Körper damit im Winter eine falsche Information. Natürlich sollte keine Regel dogmatisch befolgt werden. Doch letztlich bestimmt auch die Quantität die Qualität. Du lernst mit der Zeit und der Erfahrung, wie die passende Dosierung für dich genau aussieht, indem du auf die Sprache deines Körpers hörst. Dabei kann es später auch nötig sein, auszuprobieren und immer mal wieder Regeln zu missachten, um zu spüren, was es mit dir und deinem Körper macht.

Das ist es, was mit Be Your Own Healer gemeint ist: Werde dein eigener Arzt, indem du dich selbst bestens versorgst – weil du weißt, was du wann, in welcher Dosierung und in welcher Kombination benötigst.

YIN UND YANG

Das Symbol bzw. das Prinzip von Yin und Yang ist dir sicher bekannt. Es stellt das Gleichgewicht zweier Kräfte dar, die sich mit ihren entgegengesetzten Energien ergänzen und gegenseitig bedingen. Gemeinsam ergeben sie ein ausgewogenes Ganzes. Es ist ein harmonisch fließendes Zusammenspiel, das sich auf alles in dieser Welt übertragen lässt, da es auf den universellen Gesetzen beruht: Tag und Nacht, Mann und Frau, Ebbe und Flut, aktiv und passiv, warm und kalt. Diese Prinzipien und Gegensätze spiegeln unser Leben in seinem Auf und Ab wider. Dabei geht es immer um eine Balance, die in allen Dingen gefunden werden muss.

Yin, der schwarze Anteil im Kreis, steht für das Weibliche, für das Dunkle, die Stille, für die Nacht, die Kälte. Yang, der weiße Anteil im Kreis, steht für das männliche Prinzip, das Aktive, Warme, für den Tag, die Sonne. Indem sich die Kräfte im Rhythmus abwechseln, entsteht Balance. Nach der Nacht kommt der Tag, nach dem Einatmen das Ausatmen.

Wenn wir es schaffen, yin- und yanghaltige Nahrungsmittel im richtigen Verhältnis unter Einbezug unserer Konstitution zu essen, können wir uns in der Balance halten und vielen Krankheiten den Nährboden entziehen. Ist dieses Gleichgewicht aber gestört, werden wir krank. Zu viel an Yin oder zu viel an Yang schaden dem Körper.

Einige Arten von Yoga und Meditation fördern beispielsweise Yin. Auf der geistigen und seelischen Ebene ist dieses Kühlende und die Ruhe auch erstrebenswert. Denn es bietet einen sehr guten Ausgleich für einen unruhigen und herausfordernden Alltag. Wenn wir jedoch krank sind, ist, gerade auf der körperlichen Ebene, Yang das Mittel der Wahl. Denn dann brauchen wir das Zusammenziehende, Wärmende, Aktivierende. Das gilt natürlich besonders auch im Alter.

Wenn du gesund bist, kannst du dich mit 50 Prozent Yin und 50 Prozent Yang ernähren. Aus meiner Sicht sollte der Yang-Anteil in deinem Speiseplan aber möglichst immer etwas höher sein als der Yin-Anteil. Ich empfehle deshalb, bei guter Gesundheit zur Prophylaxe idealerweise ein Verhältnis von 40 Prozent Pseudogetreide bzw. Eiweiß aus pflanzlichen Quellen (Yang), 30 Prozent gedünstetem, gekochtem, gebackenem oder gebratenem Gemüse (je nach Gemüse Yin und Yang), 10 Prozent Rohkost (Yin), 10 Prozent yangisierter Rohkost (z. B. fermentiert = Yang) und 10 Prozent Früchten (Yin) zu essen. Wenn zwei Drittel des gekochten Gemüses Wurzelgemüse sind, liegt ein Verhältnis von 60 Prozent Yang und 40 Prozent Yin vor. Eine ideale Mahlzeit wäre hier z. B. eine »Korasani Bowl« mit Pseudogetreide, gedünstetem Wurzelgemüse, jeweils etwas Naturjoghurt, Kürbiskernöl, Nüssen, Samen oder Hülsenfrüchten, ein bisschen fermentiertem Gemüse, ein wenig Salat wie Radicchio – abschließend mit frischen Kräutern sowie einer leckeren Soße wie Tamari, Ume Su oder Tahin gewürzt (das Rezept dazu findest du auf S. 151). So ist auf deinem Teller alles im richtigen Verhältnis dabei. Du kannst die Verteilung aber auch ganz anders gestalten, wie z. B. reine Yin- oder Yang-Mahlzeiten einnehmen oder nur an bestimmten Tagen in der Woche bestimmte Nahrungsmittel essen. Finde heraus, was zu dir, deiner Veranlagung und deiner Persönlichkeit passt.

Wenn du krank bist und wenn du dich geschwächt fühlst, brauchst du allerdings mindestens ein Verhältnis von 70 Prozent Yang und 30 Prozent Yin. Für die erste Heilzeit nimmst du aber idealerweise zunächst im Rahmen der Happy Kur mindestens zehn Tage lang nur Getreide mit Gomasio zu dir, also 100 Prozent Yang. (Alles zur Happy Kur findest du ab Seite 166.)

Empfehlung bei guter Gesundheit

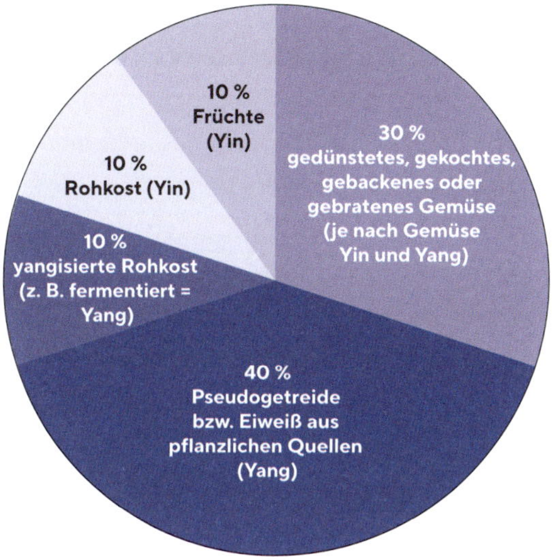

Empfehlung bei Beschwerden

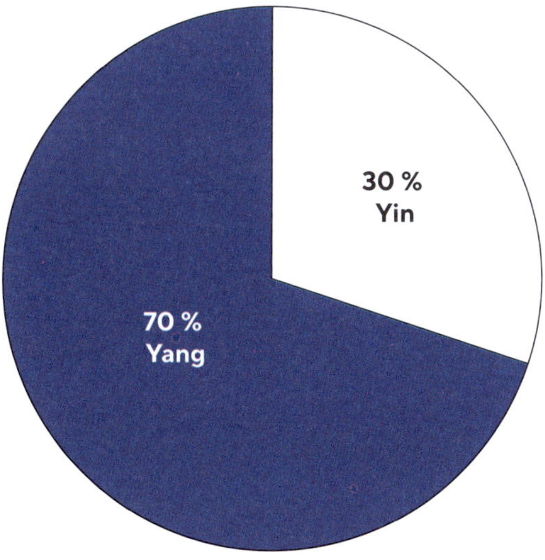

Yang als Medizin

Die wichtigste Regel bei Krankheit habe ich dir schon genannt: Zucker (Yin) fördert im Körper vorhandene Entzündungen. Somit wird die Entstehung von Krankheiten begünstigt. Denn die meisten unserer Krankheiten beruhen auf verschiedenen Entzündungsstadien, die durchlaufen werden, wenn Schwachstellen sich zu Krankheiten manifestieren. Die folgende »Antientzündlichkeitsskala« veranschaulicht dir, wie du die Energien der Lebensmittel unterscheiden kannst. Mit der richtigen Auswahl und Dosierung von Lebensmitteln wollen wir eine Balance von Yin und Yang schaffen. **Die Frage lautet wie gesagt nicht, was ist gesund – sondern, was hat welche Wirkung?** Bitterstoffe sind dabei von zentraler Bedeutung für uns, da sie regulierend wirken.

entzündungsfördernd — entzündungshemmend

Yin — *Yang*

süß — sauer — salzig — bitter

Die folgende Übersicht kann dir dabei helfen, beim Einkaufen yanghaltige Lebensmittel zu erkennen und auszuwählen. Es gilt:

- Farbe: Je dunkler ...
- Geschmack: Je bitterer ...
- Größe: Je kleiner ...
- Konsistenz: Je fester ...
- Thermik: Je wärmer ...

... umso mehr Yang

Unsere Nahrung nach Yin und Yang

Die folgende Übersicht soll dir einen kleinen Einblick in die Makrobiotik geben. Sie verbildlicht aus makrobiotischer Sicht die unterschiedlichen Yin- und Yang-Anteile unserer Nahrung. Kein Nahrungsmittel ist ausschließlich Yin oder Yang. Alles enthält sowohl Yin als auch Yang, nur variiert der jeweilige Anteil. Aus diesem Grund findest du einige Lebensmittel sowohl im Yin- wie im Yangbereich. Daher kann es auch möglich sein, dass du gewisse Lebensmittel auf beiden Seiten wiederfindest. Die Übersicht dient nur der groben Orientierung, da sie zum einen nicht den Anspruch auf Vollständigkeit erhebt – viele Lebensmittel, die wir heute in unserem Alltag genießen, waren den damaligen Lehrern der Makrobiotik noch unbekannt oder regional nicht vertreten und sind daher nicht überliefert worden. Zum anderen basiert meine Heilmethode auf meinem eigenen Konzept, das vor allem durch mein langjähriges Studium während meiner Praxiszeit entstanden ist, sodass ich bewusst nicht alle makrobiotischen Richtlinien vertrete. Ich habe meine eigenen Richtlinien entwickelt und empfehle beispielsweise einige Lebensmittel, die die Makrobiotik nicht empfiehlt. Meinen Ansatz zeichnet aber vor allem aus, dass ich Heilpflanzen mit ihren speziellen Wirkstoffen wie z. B. Bitterstoffen mit Heilnahrung und Superfoods kombiniere und stets miteinbeziehe, welche Nahrungsergänzungsmittel individuell noch passen und unterstützen können. So kann sich die Wirkung jeder einzelnen Komponente potenzieren und das Heilungspotenzial erhöht werden.

Yin- und Yang-Energie in Nahrungsmitteln

Das nach unten gerichtete Dreieck steht für Yin, das nach oben gerichtete für Yang. Die Anzahl der Dreiecke zeigt die Intensität – je mehr Dreiecke, desto intensiver die Yin- bzw. Yang-Energie.

▼▼▼▼	▼▼▼	▼▼	▼
Yin			
			Roggen
			Gerste
			Weizen
			Hirse
			Mais
			Hafer
Aubergine	Tomate	Dicke Bohne	Rot-, Weiß-, Grünkohl
Paprika	Gurke	Grüne Bohne	Fenchel
	Kartoffel	Gelbe Sojabohne	Linsen
	Pilze	Kürbis	Spinat
	Artischocke	Champignon	Erbsen
	Spargel		Sauerampfer
			Bohnen
			Kohlrabi
Kokosnuss	Pampelmuse	Pfirsich	Walnuss

Nahrungs-gruppen	▲	▲▲	▲▲▲
			Yang
Getreide	Reis	Buchweizen	
Gemüse, Hülsenfrüchte	Kopfsalat	Kichererbse	Distelwurzel
	Endivie	Karotte	Klettenwurzel
	Chicorée	Schwarzwurzel	Lotuswurzel
	Radieschen	Löwenzahn-wurzel	geröstete Kür-biskerne
	Feldsalat	Dicke Bohne	Adzukibohne
	Knoblauch	Grüne Bohne	Kuzu
	Porree	Gelbe Soja-bohne	Meerrettich
	Rettich	Kürbis	
	Zwiebel	Champignon	
	Sellerie	Roter Riesen-kürbis	
	Löwenzahn		
	Sojabohne		
Früchte und Nüsse	Kirsche	Apfel	

▼▼▼▼	▼▼▼	▼▼	▼
Paranuss	Mango	Mandel	
frische Feige	Apfelsine	Erdnuss	
Pflaume	Zitrone	Backobst	
Ananas	Banane	Olive	
	Birne	Haselnuss	
	Dattel		
	Melone		
	getrocknete Feige		
	Weintraube		
	Cashewnuss		
	Paranuss		
	Butter	Milch	Camembert
	Sahne, süß u. sauer	Kefir	Hartkäse
	Joghurt		Buttermilch
	Sahne-Käse		
Aal	Austern	Tintenfisch	Karpfen
			Heilbutt
			Forelle
			Seezunge

Nahrungsgruppen	▲	▲▲	▲▲▲
	Stachelbeere	Aprikose	
	Erdbeere		
	Kastanie		
	Marone		
	Johannisbeere		
Milchprodukte	Quark		
	Roquefort	Ziegenmilch	
	Ziegen- u. Schafskäse		
	Schweizer Käse		
Fisch	Salm	Kaviar	Fasanbutt
	Lachs	Sardine	
	Garnele		
	Krebs		
	Hummer		
	Krabbe		
	Hecht		
	Hering		
	Thunfisch		
	Moräne		

▼▼▼▼	▼▼▼	▼▼	▼
			Kaninchen, wild
Schweinefleisch		Kaninchen	Hase
Speck			
		Mohn	Tahin
		Leinsaat	Olivenöl
		Kokosöl	Sesamöl
		Erdnussöl	Pflanzenmargarine
			Sonnenblumenöl
Bohnenkaffee	Sekt	Mineralsaft mit Kohlensäure	Mineralwasser ohne Kohlensäure
Kakao	Tee mit Farbstoffen	ungesüßter Fruchtsaft	Quellwasser
gesüßte Säfte		Wein	Soda
		Bier	Kräutertee
			Zichorie
Zucker (weiß)	Sirup		
Rohrzucker	Apfelkraut		
Honig			

Nahrungsgruppen	▲	▲▲	▲▲▲
Fleisch u. tierische Fette	Huhn	Hirsch	
	Hase	Reh	
	Rindfleisch	Hühnerei	
	Taube		
	Ente		
	Truthahn		
	Schaffleisch, mager		
Ölsaaten u. Öle	Sesam		
	Kürbiskerne		
	Sonnenblumenkerne		
	Mais-, Lein-, Soja-, Sonnenblumenöl		
Getränke	Malzkaffee	Salbeitee	Ginseng
	Bancha (ungefärbter Tee)	Thymiantee	Mu-Tee
		Löwenzahnkaffee	
Sonstiges	Dattelpaste	Shoyu	Miso

Lebensmittel »yangisieren«

Yinhaltige Lebensmittel lassen sich yangisieren, also basischer machen. So kann der Körper die Nahrung besser verwerten und hat einen höheren Benefit. Vor allem bei Krankheit ist es wichtig, dem Körper mehr Energie zu geben, als ihm, z. B. durch kühlende Informationen Energie zu entziehen. Zum Yangisieren gibt es vier verschiedene Möglichkeiten:

- **Wärme** (z. B. kochen, dünsten, braten, schmoren)
- **Zeit** (z. B. trocknen)
- **Druck** bzw. Pressen (z. B. mit einer Gemüsepresse)
- **Salz** (z. B. Gemüse einlegen, wie Pickles, d. h. fermentieren)

Das Wichtigste zu Yang

6 Hacks

- Yang ist zusammenziehend, wirkt also Entzündungen entgegen.
- Wasseranteilige Nahrung (Yin) sollte immer zuerst gegessen werden, da sie schneller verdaut wird als feste Nahrung (Yang).
- Früchte und vor allem Bananen (Yin) bei Krankheit unbedingt meiden, da sie zu viel Fruchtzucker enthalten und energetisch stark herunterkühlen.
- Bei Beschwerden und Erkrankungen keine Kartoffeln (Yin) essen: Die Stärke der Kartoffel wird zu Zucker umgewandelt und ist ebenfalls kühlend.
- Bei Krankheit oder chronischen Prozessen wie Gelenkbeschwerden, Rheuma, Arthritis gilt: Generell keine Nachtschattengewächse wie Tomaten, Kartoffeln, Auberginen, Paprika und Chilis essen. Diese sind sehr yinhaltig (= ausdehnende Wirkung) und damit entzündungsfördernd, vor allem an den Schleimhäuten. Auf das Thema Nachtschattengewächse gehe ich noch genauer ein (S. 119).
- Beginne den Tag am besten mit einem Bittertee (wirkt antientzündlich) oder mit etwas Salzigem wie z. B. der Sole-Trinkkur (Näheres zur Sole auf S. 331). So wird die Produktion von Salzsäure – als Teil des Magensafts – angeregt, welche im Laufe des

Tages für deine Verdauung wichtig ist. Ansonsten kann es zu Blähungen oder schlimmstenfalls zu Bauchkrämpfen kommen, weil das Essen liegen bleibt, gärt, bläht und nicht aufgespalten bzw. verdaut werden kann.

Austauschen statt Weglassen

Statt sich selbst lauter Verbote aufzuerlegen und auf bestimmte Arten von Nahrungsmitteln ganz zu verzichten, bevorzuge ich das Austauschprinzip. Mein Schlüssel zur Regeneration: Lebensmittel, die Entzündungen fördern, durch solche ersetzen, die die Blutqualität balancieren und die Schleimhäute protegieren. Dieses Prinzip empfehle ich dir für eine generelle prophylaktische Ernährung. Mindestens zehn Tage im Monat sollte dieses Prinzip auf jeden Fall eingehalten werden, um langfristig als Prophylaxe zu wirken. Zudem ist das Austauschen-statt-Weglassen-Prinzip nach einer Kur oder Heilzeit die beste Ernährungsweise.

Beispiele für das Austauschen-statt-Weglassen-Prinzip

Lebensmittelgruppe	Bevorzugte Lebensmittel (Beispiele)	Nicht empfohlen
Getränke	warmes, gefiltertes Wasser	kaltes Leitungswasser
	Pflanzenmilch	Milch tierischen Ursprungs
	Karottensaft/ Granatapfelsaft	Fruchtsäfte
	Wilder Kaffee/ Lupinenkaffee	Kaffee
Obst	Granatapfel/kleine rote Äpfel/Heidelbeere	Banane/Zitrusfrüchte/Trockenfrüchte
Gemüse	gedünstetes Gemüse	Rohkost

	Wintergemüse (Kürbis, Knollensellerie, Fenchel, Grünkohl, Mohrrüben, Pastinake, Petersilienwurzel, Rosenkohl, Rotkohl, weißer und schwarzer Rettich, Sellerie, Rote Bete, Steckrübe, Weißkohl, Wirsingkohl, Zwiebeln)	Nachtschattengewächse (Paprika, Tomate, Kartoffel)
	Süßkartoffel/Maroni	Kartoffel
	Nomatosoße	Tomatensoße
Salz	Himalajasalz	jodiertes Speisesalz
Zucker	Manuka-Honig	weißer Zucker
Getreide	Vollkorngetreide	Mehlprodukte
	Buchweizen	Weizen/Gerste
	Rundkornreis	weißer Reis
	Hirse	Hafer
Öl	Kokosöl	Sonnenblumenöl
Ersatzprodukte	Austernpilz/Jackfruit/fermentiertes Soja	Fleischprodukte
Frühstücksalternativen	Misosuppe, Porridge aus Pseudogetreide oder Rundkornreis	Brot/Brötchen/Porridge

Heilnahrung für den Krankheitsfall

Wenn du bereits Beschwerden hast, sind acht bis zehn Wochen strenge Heilnahrung notwendig, um die Schleimhäute komplett zu regenerieren und die Selbstheilungskräfte zu aktivieren - dann bitte möglichst auch die ansonsten erlaubten Zuckerarten wie Beeren, Äpfel, Granatäpfel und Manuka-Honig weglassen. Wenn du auf Obst gar nicht verzichten kannst oder möchtest, bitte die genannten Sorten nur in kleinsten Mengen essen. Falls es für dich nicht machbar ist, die Heilzeit von acht bis zehn Wochen am Stück umzusetzen, ist die Alternative, zumindest zehn Tage in Folge die strenge Heilnahrung beizubehalten und diese Heilzeit monatlich so lange wie nötig zu wiederholen, also bis deine Beschwerden gelindert sind. Nach der Heilzeit hat man in der Regel ein besseres Gefühl dafür, welche Nahrung einem guttut und welche nicht. Diese Balance beim Essen zu finden, ist eine hohe Kunst und braucht Erfahrung und Kontinuität. Die stetige Einzahlung auf dein Gesundheitskonto bringt langfristig den erwünschten Erfolg.

BEVORZUGT ZU ESSEN IN DER HEILZEIT

- Pseudogetreide (etwa Buchweizen)
- Vollkorngetreide (etwa Rundkornreis)
- Wurzelgemüse
- Wintergemüse
- Samen (z. B. Leinsamen)
- Bitterstoffe
- Himalajasalz
- gute Fette + Öle (z. B. Leinöl, Olivenöl, Kürbiskernöl)

ZU VERMEIDEN IN DER HEILZEIT

- Zucker in jeglicher Form (Torten, Gebäck, gesüßte Speisen, Kristallzucker, Kandiszucker, Honig, Marmeladen, Eiscreme, süßer Joghurt, Früchte etc.). Weitere Details findest du im Abschnitt »Zucker« auf S. 112.
- Gurken und Bohnen
- Nachtschattengewächse wie Kartoffeln, Tomaten, Auberginen, Paprika
- Früchte und Salate (außer Radicchio, Chicorée und Feldsalat)
- Curry in Pulverform
- Schotengemüse
- jegliche Hülsenfrüchte (es sei denn, du kannst sie gut verdauen, ohne Blähungen zu bekommen, dann bevorzugt Kidneybohnen, Kichererbsen und alle Sorten von Linsen essen)
- Fleisch, Fett, Eier, Butter und jegliche aus Ghee (indische Butter) hergestellten Produkte
- alle Getränke mit chemischen, koffeeinhaltigen Zusätzen und Zucker sowie Bohnenkaffee, Kakao, alkoholische Getränke, kohlensäurehaltige Getränke

NUR IN SEHR KLEINEN MENGEN VERZEHREN IN DER HEILZEIT (MAXIMAL 10 PROZENT)

- Tierische Produkte: Fisch, Käse, Eier und Milch dürfen in kälterem Klima verzehrt werden, außerdem sind Naturjoghurt, Kefir, Dickmilch, Ayran, Buttermilch und Quark erlaubt.

Die Wirkung der einzelnen Lebensmittel

Getränke

WASSER

Trinke Wasser im Idealfall warm, nachdem du es zehn Minuten abgekocht hast – sechs Minuten sollten es mindestens sein. Durch das Kochen werden die Wassermoleküle, die im unbehandelten Wasser in großen Clustern zusammenhängen, voneinander getrennt und die im Wasser gelösten Stoffe kristallisieren aus oder verdampfen. Wir erhalten durch längeres Kochen gereinigtes, sehr dünnflüssiges Wasser, das leichter in sehr schmale Zwischenräume im Körper eindringen und dadurch Stoffwechselschlacken besser abtransportieren kann. Verwende am besten gefiltertes Wasser bzw. gutes Quellwasser wie z. B. »Lauretana still«, »St. Leonhards Quelle still«, »Adelholzener Mineralwasser Naturell«. Nach meinen Studien empfehle ich, in einen Umkehrosmose-Wasserfilter zu investieren. Eine ausgewogene Ernährung deckt den Mineralstoffbedarf bereits gut ab, bei Bedarf können dem gereinigten Wasser die gewünschten Mineralstoffe hinzugefügt werden.

TEES

Phytotees helfen deinem Körper, zurück in sein Gleichgewicht zu finden, besonders ein Individualtee, der auf deine Konstitution, deine Bedürfnisse und deine Defizite abgestimmt ist.

Aber auch die Empfehlungen aus dem Kapitel »Heilpflanzen« (ab Seite 30) können dich gezielt unterstützen. Bitte auf Schwarz- und Grüntees während der Heilzeit verzichten, da das Teein deinen Körper ähnlich stresst wie Koffein. Die Wirkung von Teein und Koffein ist identisch, nur werden die Wirkstoffe anders an den Körper abgegeben. Das Teein wird über den Darm aufgenommen und durch die Gerbstoffe langsamer ins Blut abgegeben, wohingegen Koffein schnell über die Blut-Hirn-Schranke unser zentrales Nervensystem erreicht. Eine sanfte Alternative wäre der Bancha-Grüntee (die sanfteste Sorte ist der Sencha-Grüntee).

TIPP

- Sencha-Tee mit einem Schuss Tamari (glutenfreie Sojasoße) ist ein schneller Wachmacher und hilft gut bei einem Mittagstief – schmeckt ähnlich wie eine Kraftbrühe.

SÄFTE

Fruchtsäfte und der darin enthaltene Fruchtzucker gehören zu den größten Ernährungsfallen überhaupt. Eine Schweizer Studie[10], an der Männer zwischen 18 und 30 Jahren mit einem normalen Body-Mass-Index (<24 kg/m²) teilnahmen, zeigte, dass deren Fettbildung in der Leber deutlich anstieg, nachdem sie über sieben Wochen regelmäßig fruktosehaltige Getränke zu sich genommen hatten. Und zwar nicht in großen Mengen, sondern nur 0,6 Liter am Tag, also zwei Gläser. Die Studie machte deutlich, dass ein häufiger Konsum von Fruchtsäften und süßen Smoothies auf Dauer zu einer Fettleber und zu Diabetes führen kann. Andere Forschungsergebnisse zeigen, dass auch das Darmkrebsrisiko steigt, wenn regelmäßig und in zu hohen Dosen Fruchtzucker konsumiert wird. Fruchtsäfte solltest du also möglichst komplett meiden. Alternativ ist es immer noch besser, einzelne Früchte zu essen. Tatsächlich stecken in einem Glas Apfelsaft nämlich rund vier oder mehr Äpfel.

Als Ausnahme gelten Karottensaft, Gemüsesaft, Granatapfelsaft, Holundermuttersaft und Acerolakirsche: Diese kannst du als Vitamin-C-Support bei Bedarf trinken. Natürlich aber auch das in begrenzten Mengen. Bitte nicht mehr als einen Shot (0,2 cl) pro Tag und dies auch nur dann, wenn du nicht unter Hautekzemen oder einem Reizdarm leidest. Zitrusfrüchte – auch in Form von Saft – bitte erst wieder frühestens vier Wochen nach der Heilzeit zu dir nehmen.

Sehr empfehlenswert ist hingegen Sauerkrautsaft. Er ist *die* Verjüngungskur für den Darm und sorgt für eine gute Darmflora und diese wiederum für gute Laune! Taste dich aber mit 100 Milliliter langsam heran, da Sauerkrautsaft mitunter deine Verdauung zu sehr anregen und zu Durchfall führen kann.

ALKOHOL

Bereits ein Glas Wein oder Bier am Abend verhindert Regenerations- bzw. Tiefschlafphasen. Auch wenn du das Gefühl hast, besser einzuschlafen, verhindert der Alkohol die Erholung deines Organismus.

KAFFEE UND KOFFEIN

Auch wenn ich mir mit dieser Aussage nicht unbedingt Freunde mache, kann ich es leider nicht verschweigen: Regelmäßiger Konsum von Kaffee übersäuert und stresst den Körper und bringt deine Verdauung in eine Abhängigkeit. Denn du fühlst dich durch Kaffee zwar für einen Moment wach und klar, aber er hat nicht tatsächlich eine wach machende Wirkung: Er versetzt deinen Körper vielmehr in einen künstlichen Stressmodus, sodass Adrenalin und Cortisol ins Blut ausgeschüttet werden. Es ist also nicht der Kaffee, der dir plötzlich Energie verleiht. Die Energie kommt aus deinen eigenen Energiespeichern. Dein Körper leert diese und stellt sie dir zur sofortigen Verfügung bereit. Vor allem wenn du geschwächt bist oder krank, wird das problematisch. Dann ist es, als wärst du schon 1000 Euro im Minus und leihst dir jeden Tag noch einmal 100 Euro von der Bank. Du leihst dir also mit Koffein Energie aus der Zukunft, für einen Kick, der noch nicht einmal lange anhält. Kaffee macht auf diese Weise abhängig, und dir fehlt immer mehr Energie. Das ist auch der Grund, warum du dich schnell an Kaffee gewöhnst und das Gefühl hast, ihn so sehr zu brauchen: morgens zum Wachwerden und beim Nachmittagstief. Du bringst dich mit einem hohen Kaffeekonsum massiv in ein Gesundheitsminus bzw. letztlich in ein Burn-out. Denn ein Burn-out ist medizinisch gesehen eine Nebennierenrindenschwäche, die durch Stress entsteht. Koffein aktiviert die Nebennierenrinde, ihre Stresshormone auszuschütten, was den Körper in einem ständigen Flucht-oder-Kampf-Modus verharren lässt. In diesem Zustand ist Heilung und Regeneration nur schwer möglich. Dazu braucht es den parasympathischen Zustand (Entspannungsmodus), der in unserer Leistungsgesellschaft kaum Raum findet und leider wenig anerkannt ist.

Unter Kaffee-Einfluss kannst du übrigens auch keine besseren Leistungen erbringen. Es gibt ein sehr interessantes Experiment, in dem man Spinnen, die zuvor unter verschiedene Drogen gesetzt wurden, beim Weben ihres Netzes beobachtete. Unter den Drogen waren Marihuana, LSD, Speed und unter anderem auch Koffein. Nach der Einnahme von Koffein produzierte die Spinne ein Netz, das das zusammenhanglo-seste und dysfunktionalste überhaupt war.[11] Das heißt allerdings nicht, dass die anderen Drogen besser wären!

Wie extrem die Wirkung von Koffein ist, spürst du auch beim »Entzug«. Ein Verzicht auf Koffein führt schnell zu körperlichem Unwohlsein und Schmerzen, besonders zu Kopfschmerzen. Das ist aber nichts anderes als ein Zeichen der Entgiftung. Es lohnt sich, die Unannehmlichkeiten auszuhalten, um dich dadurch von der Abhängigkeit zu befreien. Statt weiter und immer mehr Kaffee oder andere wach machende Getränke zu trinken, wäre es empfehlenswert, sich die Frage zu stellen: Warum bin ich nicht wach? Stress, Schlafmangel, Verdauungsprobleme, Nährstoff- oder Sauerstoffmangel können mögliche Gründe sein, bei denen sich ein Hinschauen lohnen kann.

Achtung: Bei Allergien ist außerdem zu beachten, dass Kaffee den Abbau von Histamin verhindern kann, sodass Allergiesymptome nicht mehr abklingen. Denn ein Enzym, welches für den Histaminabbau zuständig ist, kann durch den Kaffeekonsum nicht mehr ausreichend produziert werden.

Ganz wichtig: Als Genussmittel ist Kaffee natürlich in Maßen erlaubt – aus gesundheitlicher Sicht nur nicht täglich.

KAFFEEALTERNATIVEN

Koffeinfreier Kaffee ist chemisch behandelt und daher nicht wirklich zu empfehlen. Gute Kaffeealternativen – die du in der Apotheke, im Bioladen oder im Reformhaus bekommst – sind:

- individueller Phytotee
- Malzkaffee
- Löwenzahnwurzel-Kaffee
- Lupinenkaffee

- Magic Brew von »Kruut«
- Healing-Mushroom-Kaffee von »Vivo Life«
- Jiaogulan oder Rosenwurz – als Kapseln bzw. Tee erhältlich (Adaptogene Pflanzen geben dir Kraft, indem sie dein Nervensystem regulieren.)
- Kurkuma Latte mit Pflanzendrink
- Chai Latte mit grünem Sencha- oder Bancha-Tee, da er nur ganz wenig Koffein (Teein) hat – wahlweise mit Pflanzendrink
- Roibuschtee mit Pflanzendrink

Zucker

Grundsätzlich benötigen wir für unseren Organismus keine externe Zufuhr von Zucker. Denn der Körper bildet diesen selbst. Das geschieht während der Verdauung von komplexen Kohlenhydraten, d. h. Getreideprodukten. Wenn wir Vollkorngetreide zu uns nehmen, läuft dieser Prozess zudem mit einem langsam ansteigenden Blutzuckerspiegel ab. Wenn wir Zucker essen, steigt der Insulinspiegel dagegen schnell an, was deutlich anstrengender für den Körper ist.

Die WHO empfiehlt für Zucker einen maximalen Anteil von 5 Prozent bis höchstens 10 Prozent der gesamten Kalorienzufuhr. Für einen Erwachsenen entspricht das etwa 6 bis 10 TL pro Tag, in jedem Falle nicht mehr als 25 Gramm. Das sind acht Stück Würfelzucker. Das klingt erst einmal viel. Und vielleicht denkst du: So viel puren Zucker nehme ich nie zu mir. Tatsächlich tun das die wenigsten Menschen. Dennoch werden in Deutschland laut Statista pro Kopf und Jahr 34,8 Kilogramm

Zucker verzehrt, also etwa 95 Gramm am Tag.[12] Hauptsächlich geschieht das in Form von verstecktem Zucker in industriell hergestellten Lebensmitteln wie unter anderem in Backwaren, Erfrischungsgetränken und Fertiggerichten. Das heißt, wir nehmen den Zucker vor allem unbemerkt auf! Oftmals werden industriell viele verschiedene Zuckerarten in jeweils kleinen Mengen verwendet, sodass diese auf den hinteren Plätzen der Zutatenlisten landen. Zudem werden hier in der Regel keine Prozentangaben gemacht, und man bekommt den Eindruck, es wäre nur wenig Zucker enthalten. Zucker taucht beispielsweise unter folgenden Namen auf: Glucose, Fruktose, Dextrose, Maltose, Fruchtsüße, Süßmolkenpulver, Maltodextrin, Gerstenmalzextrakt, Apfelsaftkonzentrat, Malzsirup, Reissirup, Invertzuckersirup, Agavendicksaft. Auch das sind stark verarbeitete Zuckerarten.[13]

Beim Thema Zucker ist ebenfalls wichtig: Auch sogenannte gute Zuckerarten sind nicht gesund, sie sind nur etwas weniger schädlich. Dazu gehören unraffinierte Zuckerarten wie Vollrohrzucker, natürliche Zuckerarten wie Kokosblütenzucker oder Biohonig, Akazienfaser-Pulver und Datteln. Auch hier gilt wieder: Je naturbelassener das Produkt ist, also je weniger bearbeitet es ist, desto weniger schadet es unserem Körper, denn diese Lebensmittel enthalten dann noch wertvolle Bestandteile wie Ballaststoffe, sekundäre Pflanzenstoffe, Vitamine und Mineralien. Am besten sind daher immer noch Früchte. Auch Trockenfrüchte können maßvoll genossen werden. Und die naturbelassenen Zuckerarten folglich auch, aber in jeweils kleinen Mengen. Eine Besonderheit bildet Manuka-Honig. Er enthält natürlich auch Zucker, aber zudem wertvolle Enzyme, und er wirkt antientzündlich. Daher darf er in Maßen auf dem Speiseplan stehen.

Eine weitere Ausnahme bildet Zuckerersatz wie Birkenzucker (Xylit), der zwar industriell hergestellt ist (aus landwirtschaftlichen Reststoffen), aber 40 Prozent weniger Zucker enthält als Haushaltszucker und den Insulinspiegel kaum beeinflusst. Er ist auch entsprechend weniger schädlich für uns.

Abgesehen von der Schädlichkeit des Produkts für den Körper, solltest du bei Zucker auch beachten, dass es für die Umwelt natürlich deutlich besser ist, wenn du auch hier Produkte aus der heimischen Produktion nutzt.

Die schädlichsten und daher bitte am besten komplett zu meidenden Zuckerarten sind raffinierter Industriezucker, synthetische Süßungsmittel wie z. B. Süßstoff oder auch Aspartam in Lightprodukten das Nerven schädigen und krebserregend wirken kann.

Doch auch weniger schädlicher Zucker bleibt in der Essenz Zucker und fördert Entzündungen. Zucker ist Yin und nährt alle deine Schwachstellen und Krankheiten. Egal, wie gut der Zucker ist, die Wirkung bleibt dieselbe. Nur schaden uns raffinierte Zucker noch zusätzlich und reizen unsere Schleimhäute noch mehr, z. B. auch durch zugesetzte Bleichmittel. Zucker macht abhängig, er wirkt sehr stark auf das Gehirn und den Körper. Er entzieht deinem Körper wertvolle Energie, macht müde und schlapp und verhindert das Entgiften. Er lässt den pH-Wert ins saure Milieu kippen, ein Bereich, in dem beispielsweise auch Krebszellen besser wachsen können. Bakterien, Viren, Parasiten und Pilze lieben Zucker – natürlich auch Fruchtzucker und einfache Kohlenhydrate (wie unpolierter weißer Reis, Nudeln, Brot), die am Ende auch zu Zucker umgewandelt werden.

Stevia und Erythrit sind in diesem Sinne kein Zucker und eine gute Alternative zum Süßen. Sie enthalten kein Phenylalanin wie Aspartam und keine Kalorien, rufen keine Karies hervor und sind auch für Diabetiker eine gute Wahl. Allerdings liefern sie auch keine Energie. Stevia wird allerdings in der Regel aus Südamerika importiert und ist daher ökologisch bedenklich.

Idealerweise nimmst du insgesamt sehr wenig Zucker zu dir und gewöhnst deine Geschmacksnerven, deinen Darm und dein Gehirn damit um. So wird auch auf Dauer dein Jieper auf Süßes verschwinden.

FRÜCHTE UND FRUCHTZUCKER

Während der Heilzeit, wenn du krank bist und generell bei Schleimhautreizungen, solltest du besser gar kein Obst essen, und wenn, dann nur sehr wenig und möglichst kein sehr saures oder süßes Obst wie z. B. Zitrone, Honigmelone, Banane, Datteln oder Feigen. Vor allem von Bananen ist wegen des hohen Zuckergehalts dringend abzuraten. Der Früchtekonsum kann, sobald du wieder gesund bist, mit der Zeit wieder gesteigert werden. Doch am Anfang reizen die Säuren und der Fruchtzucker die Schleimhäute im gesamten Körper zu sehr. Dies gilt auch für das beliebte morgendliche Zitronenwasser.

Meide außerdem möglichst auch Trockenobst bzw. Dörrfrüchte, da auch hier der Zuckergehalt sehr hoch ist.

Wenn du tatsächlich nicht auf Früchte verzichten kannst, greife lieber zu Erdbeeren, wilden Heidelbeeren, Himbeeren, Schwarzen Johannisbeeren, Grapefruits – sie enthalten viele Bitterstoffe –, Granatäpfeln, kleinen roten Äpfeln (ruhig alles vom Apfel essen) oder Wassermelonen (immer saisonal auswählen).

Gemüse

Es empfiehlt sich, wie erwähnt, möglichst nur Gemüse zu essen, welches zur jeweiligen Jahreszeit in deiner Umgebung wächst. Wurzelgemüse kannst du jedoch das ganze Jahr über essen, da wir generell mehr Yang als Yin benötigen. Nutze dabei am besten das ganze Gemüse, vor allem auch die Schalen, da in ihnen die meisten Nährstoffe stecken. Ich empfehle dir, eine Gemüsebürste zum Säubern des Gemüses zu benutzen.

Gare das Gemüse idealerweise in einem Dämpfeinsatz im Topf 15 Minuten lang. Dies ist noch besser als kochen oder braten, da so mehr Nährstoffe erhalten bleiben.

- Wurzelgemüse erdet gut – vor allem in der Wurzel steckt die volle »Lebensinformation«. Zu den Wurzelgemüsen gehören u. a. Karotte, Zwiebel, Sellerie, Fenchel, Rettich, Rote Bete, Süßkartoffel, Pastinake und Steckrübe.
- Wintergemüse enthält besonders viele Vitamine und Mineralstoffe. Dazu zählt Kürbis, Wirsing, Rosenkohl, Blumenkohl, Weiß- und Rotkohl und Kraut.
- Wildgemüse wirkt stark antientzündlich und fördert die Verdauung. Hier sind u. a. Löwenzahn, Huflattich, Klette, Hirtentäschel, Kresse, Brennnessel und Bärlauch zu empfehlen.
- Grünes Gemüse erdet und erhöht die Sauerstoffversorgung im Blut, es wirkt ebenfalls antientzündlich.
- Rotes Gemüse (z. B. Rote Bete) ist für die Blutbildung sehr wichtig.

ROHKOST

Rohkost wird von den meisten Menschen nicht gut vertragen: Es kostet den Körper zu viel Verdauungskraft, das Rohe aufzuspalten. Daher solltest du die Menge gering halten. Wenn du auf Rohkost nicht verzichten möchtest, sollte die rohe Kost nicht mehr als 10 bis 20 Prozent deiner Nahrung ausmachen. Oder du fermentierst, also yangisiert deine Rohkost. Mehr dazu im folgenden Abschnitt.

FERMENTATION

Fermentieren ist eine uralte natürliche und einfache Methode, Gemüse zu behandeln, damit es zum einen länger haltbar ist und zum anderen noch besser bekömmlich und nahrhafter wird. Das Gemüse wird beim Fermentieren z. B. in Reisessig, Salz, Sojasoße, Reiskleie oder Miso eingelegt. Das geht schnell und einfach, und das so entstehende milchsaure Gemüse (auch Pickle genannt) ist zudem sehr lecker.

Durch die Fermentierung bekommt das Gemüse einen Extraschub an Nährstoffen, Vitaminen, Antioxidantien und Probiotika, die sich sehr positiv auf die Darmgesundheit auswirken. Sie halten die Bakterienstämme im Darm im Gleichgewicht und regulieren den Säureüberschuss im Magen. Schon früher, als es noch keine Kühlschränke gab, galt die Fermentation, neben Trocknen, als *die* Konservierungsmethode für Gemüse. Auch das damalige Skorbut-Problem – Vitamin-C-Mangel-Erkrankung – bei langen Schiffsfahrten wurde mit fermentiertem Kraut, nämlich Sauerkraut, behoben. Die Milchsäuregärung verlängert nicht nur die Lebensdauer des Gemüses, sondern auch deine eigene. Der frische, süß-saure Geschmack wertet viele Gerichte auf und ist ein wichtiger Teil in der makrobiotischen Heilküche, auch wenn die Pickles nur eine kleine Beilage sind. In Deutschland kennt man neben dem Sauerkraut vor allem eingelegte saure Gurken. Aber du kannst jegliches Gemüse, wie z. B. Rote Bete oder Karotten, fermentieren, indem du es einfach in Reisessig, Salz, Sojasoße, Reiskleie oder Miso einlegst, wobei jede Flüssigkeit einen besonderen Geschmack gibt. Verzehre fermentiertes Gemüse am besten täglich in kleinen Mengen zu deinen Mahlzeiten.

Zu empfehlen sind auch fermentierte Sojasoße oder Tamari (glutenfreie Sojasoße) oder Ume Su. Beides sind typische makrobiotische Verdauungshilfen. Ume Su ist eine fein säuerliche, fruchtige und vegane Würzsoße mit salziger Note. Sie bildet sich bei der Milchsäuregärung von Bio-Umeboshi-Pflaume. Die Ume-Frucht wird bis zu zwei Monate sauer eingelegt und damit yangisiert. Ume Su wirkt allgemein stärkend auf den ganzen Organismus und normalisiert deine Verdauung. Sie hilft bei Verstopfung und beeinflusst die Darmflora positiv. Außerdem ist sie gut bei Appetitlosigkeit, Übelkeit und Kopfschmerzen, besonders während der Schwangerschaft. Umeboshi sind basische Früchte und helfen somit gegen Übersäuerung. Ume Su stärkt dein Immunsystem und regt die Regeneration des Körpers an. Die Soße kann wie Essig verwendet und nach dem Austauschen-statt-Weglassen-Prinzip als Ersatz für Zitronensaft oder Apfelessig eingesetzt werden, da sie entzündungshemmende Eigenschaften hat. Sie eignet sich gut, um deine Salatsoßen, Dips, Aufstriche und viele Gemüsegerichte aufzuwerten.

BEISPIELE, IN WAS DU DEIN GEMÜSE EINLEGEN KANNST

- Amazuzuke (Reisessig und Zucker)
- Asazuke (Salzlake)

- Misozuke (Miso)
- Nukazuke (Reiskleie)
- Shiozuke (Salz)
- Shōyuzuke (Sojasoße)
- Suzuke (Reisessig)

Ein Rezept für fermentierte Rote Bete findest du im Rezeptedownload (siehe Link und QR-Code auf S. 153).

Sonderfall Nachtschattengewächse

Aus der konventionellen westlichen Ernährung sind Gemüse-Nachtschattengewächse wie Tomaten und Kartoffeln nicht wegzudenken. Sie gelten mittlerweile als Grundnahrungsmittel. Ob in Pommes oder auf der Pizza, im Curry, in der Pasta bolognese, in gefüllter Paprika oder in der Tomatensuppe, im Bauernsalat oder in der Caprese: Nachtschattengewächse sind omnipräsent. Die meisten Menschen lieben Tomaten, Kartoffeln und Co., und essen diese auch gern täglich. An sich sind sie auch nicht schädlich. Bekanntermaßen haben diese Gemüse auch gute Eigenschaften. Das Problem liegt allerdings im häufigen Verzehr.

Denn tatsächlich sind in Nachtschattengewächsen verschiedene spezielle Stoffe vorhanden, die uns in größerer Menge nicht bekommen – allen voran sind das Alkaloide. Es handelt sich beim Alkaloid um ein natürliches Insektizid, also einen Stoff, der die Pflanze vor Insekten schützen soll. Wir Menschen sind sehr belastbar, vor allem in jungen Jahren, wenn geschädigtes Gewebe sofort durch neue Zellen ersetzt wird, sodass sich die Nebenwirkungen kaum bemerkbar machen. Doch dass ein Insektizid für uns nicht förderlich ist, kann sich im Laufe der Zeit dann durch eine angegriffene Darmgesundheit zeigen bzw. durch Folgeerkrankungen wie Arthritis, Akne, Osteoporose, Gelenksteifigkeit, Hautekzeme, Schlaflosigkeit, Wetterfühligkeit, Schleimhautproblematiken und entzündliche Erkrankungen etwa der Blase. Auch die Psyche und die Nerven werden dadurch mitunter stark belastet.

Die Nachtschatten-Gifte werden nur zu einem sehr geringen Teil in der Leber abgebaut. Das bedeutet, dass diese über Blut, Darm und Nieren ausgespült werden. Bis die Gifte einer Kartoffelmahlzeit vollständig aus unserem Körper entfernt sind, dauert es mehrere Tage – Zeit, in der die Gifte unser Gewebe schädigen können.

Man sagt, dass Nachtschattengewächse in früheren Zeiten für Heil- und Zaubermixturen genutzt wurden, um den »Nachtschaden«, also nächtlichen Albträume, mit scharfen Geschützen zu vertreiben. Leider sind diese Pflanzen aber auch heute noch keine leichten Kaliber. Wenn du gesundheitliche Probleme hast, speziell wenn du an einer Autoimmunerkrankung leidest, können Nachtschattengewächse den Krankheitsverlauf verschlimmern und deine Entzündungen stetig fördern.

Wenn du nicht geschwächt oder krank bist, kannst du Nachtschattengewächse in überschaubarer Menge zu dir nehmen, ideal wäre aber nicht öfter als einmal pro Woche. Dann kann der Darm sich an den anderen Tagen erholen und entgiften. Es geht am Ende auch hier um die Dosis und um einen bewussteren Umgang damit, vor allem wenn man krank ist. Ich habe in meiner Praxis immer wieder die Beobachtung gemacht, dass verschiedene Krankheiten – im Übrigen auch

Depressionen – durch den Verzicht auf Nachtschattengewächse zurückgingen.

DIE INHALTSSTOFFE DER NACHTSCHATTENGEWÄCHSE

Alkaloid: Alkaloide können entzündliche Reaktionen auslösen und sogar zu tödlichen Vergiftungen führen. Zu den bekanntesten Alkaloiden gehören das Nikotin der Tabakpflanze, das Atropin der Tollkirsche oder das Solanin der Gemüse-Nachtschattengewächse. Die höchsten Werte zeigen sich in Auberginen und Kartoffeln.

Solanin: Solanin, ebenso Chaconin in der Kartoffel oder Tomatin in Tomaten, ist ein Nervengift. Es hemmt den Prozess, der im Normalfall dafür verantwortlich ist, dass die Reizimpulse zwischen den Nervenzellen abklingen. Daher kann Solanin anhaltende Muskelspannungen und Krämpfe auslösen. Beim morgendlichen Aufstehen oder wenn du längere Zeit sitzt, erlebst du das mitunter als Muskelverhärtung und Gelenksteifigkeit. Bereits geringe Mengen schädigen außerdem die Darmwand, und dies kann zu vielen weiteren Erkrankungen führen.

Capsaicin: Capsaicin ist das Alkaloid von Chili und scharfem Paprika (bekannt aus Wärmepflastern) und sollte von Asthmatikern generell gemieden werden, da insbesondere die Lunge sehr stark darauf reagiert.

Nikotin: Nikotin ist Bestandteil aller Nachtschattengewächse und hat bekanntermaßen ein hohes Suchtpotenzial. Außerdem verzögert Nikotin körperliche Heilungsprozesse. Nach einer Verletzung oder einer Operation ist es daher besonders wichtig, konsequent auf Nachtschattengewächse zu verzichten..

DIE BEKANNTESTEN ESSBAREN NACHTSCHATTENGEWÄCHSE

- Kartoffel (Süßkartoffeln sind keine Nachtschattengewächse)
- Tomate
- Paprika
- Aubergine
- Goji-Beere
- Chili, Chilischote, Peperoni
- Cayennepfeffer
- sämtliche Arten von Pfeffer (ausgenommen schwarzer Pfeffer)
- Physalis
- Birnenmelone

EMPFEHLUNGEN FÜR DEN VERZEHR

- Vermeide Nachtschattengewächse so gut wie möglich nach dem Austauschen-statt-Weglassen-Prinzip. Mit den Alternativen lassen sich die meisten Gerichte genauso toll und abwechslungsreich zubereiten, wie z. B. Pommes aus Süßkartoffel oder Karotte.
- Achte auch auf die versteckten Nachtschattengewächse in Gewürzmischungen oder gefärbten Lebensmitteln (Tomate, Paprika, Chili) sowie auf Kartoffelstärke als Bindemittel in Soßen oder im Brotaufstrich.
- Unreife Nachtschattengewächse sind unbedingt zu meiden, denn mit der Reifung nehmen die Gifte ab.
- Wenn du Kartoffeln verzehrst, sollten auch diese immer gut geschält werden, weil auch hier in den Schalen die meisten Gifte sitzen. Unbedingt Kartoffeln mit grünen Stellen meiden, denn durch Einsetzen der Kei-

mung ist der Solaningehalt bereits zu hoch. Lagere Kartoffeln immer dunkel und wähle im Geschäft eher die verdeckten Kartoffeln, da Licht die Keimung stimuliert. Koche Kartoffeln nach Möglichkeit ausgiebig und in reichlich Wasser, so löst sich ein Teil der giftigen Alkaloide. Ideal ist das Kochen in Scheiben, da sich über die größere Oberfläche mehr Solanin herauslöst.

Wende das Austauschen-statt-Weglassen-Prinzip gerade bei Nachtschattengewächsen wann immer möglich an und schule hierbei dein Bewusstsein. Spür in dich hinein, ob du dich während des Verzichts stetig besser fühlst. Welche Verschlechterungen spürst du, wenn du die Nachtschattengewächse wieder verzehrst? Am Ende bestimmst du die richtige Dosis für deine momentane Situation – denn das macht das Heilen aus, deine individuelle Balance im Alltag zu finden.

Getreide

Viele meiner Getreideempfehlungen sind, wie schon gesagt, eigentlich Pseudogetreide. Dazu gehören Buchweizen, Amaranth oder Quinoa. Diese haben mit Weizen oder anderen Getreidearten nicht viel zu tun. Pseudogetreide gehören in der Regel nicht zu den Süßgräsern wie alle echten Getreidearten. Sie ähneln ihnen aber geschmacklich, weswegen sie auch Pseudogetreide genannt werden. Diese enthalten meist viel Eiweiß und Mineralien. Buchweizen z. B. ist mein Topfavorit unter ihnen. Er ist ein Knöterichgewächs, wie etwa Sauerampfer, und ist frei von Gluten und Weizenlektinen.

Weizen enthält auch Phytinsäure, ein natürliches Schutzmittel von Pflanzen. In hohen Mengen konsumiert kann es Mineralien in der Nahrung so binden, dass diese vom Körper nicht mehr aufgenommen werden können. Um phytinhaltige Getreide wie Weizen verträglicher zu machen, kann man diese einlegen, kochen, keimen lassen oder fermentieren.

Vor allem für Menschen, die Schleimhaut- oder Darmprobleme haben oder Allergien und Unverträglichkeiten, kann es durchaus Sinn machen, ganz auf glutenhaltige Getreide zu verzichten, bis man sich auskuriert hat. Denn die meisten Unverträglichkeiten sind wie erläutert Folge einer Überreizung und Überforderung des Immunsystems bzw. der Schleimhäute. Aber die gute Nachricht ist: Du kannst angegriffene Schleimhäute mit einer längeren Heilzeit wieder beruhigen und die Lebensmittel, die du vorher nicht vertragen hast, danach eventuell wieder zu dir nehmen. Natürlich zunächst erst mal in geringen Mengen. So musst du auf diese Lebensmittel nicht dauerhaft verzichten.

Für alle Getreide, die du zu dir nimmst, gilt: Iss möglichst das ganze Korn. Das volle Korn birgt als Samen alle Nährstoffe und damit alle wichtigen Informationen für ein neues Lebensmittel und somit auch für uns. Mache dir bewusst: **Wenn du ein ganzes Korn in die Erde gräbst und gießt, wächst daraus eine Pflanze. Mahlst du das Korn aber und vergräbst das Mehl, wird nie mehr etwas daraus wachsen. Obwohl die Materie dieselbe zu sein scheint, ist sie es nicht. Die Matrix, also die Grundsubstanz eines Stoffes, und seine Molekularstruktur entscheiden darüber, ob und inwieweit wir seine Informationen lesen und verwerten können.** Es geht also hier nicht nur um die Nährstoffdichte, sondern auch um die Struktur, die für uns ebenfalls von großer Bedeutung ist.

Das ganze Korn stellt die reinste und für uns perfekte Form der Molekülanordnung und Mischverhältnisse dar, daher können wir es am besten verwerten.

MEINE DREI TOPGETREIDE

Nr. 1: Buchweizen: Er gilt als eines der nährstoffreichsten Getreide überhaupt und wirkt am »yangigsten« – das heißt, es hat energetisch eine wärmende und zusammenziehende Wirkung und kann daher Entzündungen in die Rückläufigkeit bringen. Buchweizen enthält kein Gluten, aber viele wertvolle Mineralien und Nährstoffe wie Calcium, Kalium, Magnesium und Phosphor sowie hohe Mengen an Vitaminen. Außerdem stecken viele Ballaststoffe darin, wodurch die Verdauung angeregt wird, aber wenige Kalorien und Fette. Zudem verbessert es das Bindegewebe mit seinem roten Pflanzenfarbstoff Fagopyrin und hebt die Laune.

Nr. 2: Naturreis (Vollkorn-Rundkornreis): Er schmeckt lecker süßlich und hat ein ausgeglichenes Yin-Yang-Verhältnis. Er ist ebenfalls glutenfrei und wirkt sich energetisch gut auf deinen Säure-Basen-Haushalt aus. Zudem ist Rundkornreis besonders gut verdaulich.

Nr. 3: Hirse (ebenfalls glutenfrei): Das »Schönheitsgetreide« ist reich an Eiweiß, Zink, Magnesium, Eisen, Silizium, Fluor und den wichtigen B-Vitaminen. Hirse gehört zu den ältesten Getreidesorten der Welt. Sie verhilft uns zu strahlender Haut und stärkt Haare und Nägel.

Nicht nur der Buchweizen – alle Pseudogetreide haben einen stimmungsaufhellenden Effekt. Quinoa ist ebenfalls gut (glutenfrei) oder z. B. Gerste, Grünkern, Vollkorn-Couscous (enthalten Gluten).

Das ideale Verhältnis in der Heilzeit ist aus meiner Sicht: Körner (70 bis 90 Prozent) und Gemüse (30 bis 10 Prozent). Je mehr Getreide, desto schneller geht die Heilung vonstatten. Vor allem im Winter (Getreide wärmt) und im Krankheitsfall. Achte hier besonders auf gründliches Kauen.

GETREIDE UND ARSEN

Die von mir empfohlenen Getreide bzw. Pseudogetreide wie Buchweizen oder Hirse enthalten grundsätzlich kein Arsen. Bei meiner Empfehlung, vermehrt Vollkornreis bzw. Rundkornreis zu essen, bekomme ich allerdings manchmal die Frage, ob Reis nicht schädlich sei wegen der Arsenbelastung. Tatsächlich kann Reis Arsen enthalten. Die Arsenbelastung hängt aber immer von der Wasserqualität des Anbaugebietes und der Belastung durch Schwermetalle im Boden ab. **Nicht der Reis an sich ist schädlich, sondern die jeweiligen Anbaumethoden bzw. Bodenverhältnisse können ihn belasten.** Um sicherzugehen, dass der Reis aus einem Gebiet mit gesunden Böden stammt, empfehle ich, beim Kauf auf die Herkunft zu achten. Der Rundkornreis, den ich bevorzuge, ist italienischer Vollkorn-Rundkornreis, beispielsweise Bio-Reis von »Davert« oder »Rapunzel« aus der Po-Ebene im Piemont. Dies ist das größte Reisanbaugebiet Europas. Und der hier wachsende Reis hat eine so gute Qualität, da die Gebirgsflüsse Dora Baltea und Sesia die Reisfelder mit Schmelzwasser aus dem Massiv des Mont Blanc und des Monte Rosa versorgen – also mit Wasser von besonders guter Qualität.

Eine mögliche Arsenbelastung kann man außerdem bei der Reiszubereitung deutlich reduzieren. Dazu wäscht man den Reis vor dem Kochen so lange, bis das Wasser klar ist. Verwende dazu möglichst heißes Wasser, da sich darin noch mehr

Arsen löst. Alternativ kannst du den Reis auch über Nacht in heißem Wasser quellen lassen und das Wasser vor dem Kochen abgießen.

Reis ist, wenn er auf guten Böden wächst, tatsächlich sehr nährstoffreich und ein wichtiges Nahrungsmittel für uns. In Japan und vielen anderen asiatischen Ländern wird Reis als Grundnahrungsmittel täglich gegessen. Und da die Lebenserwartung in Japan zu den höchsten der Welt zählt, ist davon auszugehen, dass Reis keinen großen Schaden anrichtet – im Gegenteil. Dennoch lässt sich nicht leugnen, dass viele Lebensmittel heute mitunter vergiftet sind. Dabei sollte aber stets beachtet werden: Es sind nicht die Lebensmittel selbst, die schädlich oder krebserregend sind, sie werden es nur, weil der Mensch seine Umwelt u. a. mit Giften wie z. B. Glyphosat, die in Böden und Trinkwasser gelangen, zerstört. Hier sollten wir alle mehr hinschauen, wie und was wir einkaufen, um durch unsere Nachfrage das Angebot mitzubestimmen. Ich empfehle Reis daher nur in Bioqualität zu erwerben, idealerweise direkt im Bioladen oder Reformhaus.

BROT UND MEHLPRODUKTE

Das in Brot enthaltende Getreide ist in der Regel recht schwer verdaulich. Viele Menschen sind zudem gegen Gluten allergisch, oft ohne es zu wissen. Das kann den Darm belasten, wodurch das Immunsystem und die Gesundheit leiden können. Auch werden Parasiten hervorragend mit Brot, Kuchen und anderen Mehlprodukten genährt, da die darin enthaltenen Kohlenhydrate zu Zucker umgewandelt werden. Durch die industrielle Verarbeitung geht außerdem die Hälfte des Korns verloren. Denn bei den meisten Mehlprodukten wird die wertvolle und nährstoffreiche Schale entfernt (so wird es zu Weißmehl). Doch diese Schale bietet nicht nur der Pflanze Schutz, sondern auch uns. Nach der Entfernung fehlt uns ein wichtiger Anteil. **Damit ein Lebensmittel in seiner gesamten Komplexität und mit all seinen Vorzügen auf uns wirken kann, müssen wir es auch in seiner Vollständigkeit zu uns nehmen.** Durch Brot und andere Mehlprodukte konsumieren wir aber nur noch den Einzelstoff Mehl, und dieser wirkt übersäuernd und kann unsere Darmwände mit seinem Klebereiweiß schneller angreifen. Mehl belebt unsere Schwachstellen an den Schleimhäuten durch die konzentrierte Form der Kohlenhydrate. Weit bekömmlicher ist daher das ganze Korn in gekochter Form. **Auch hier zeigt sich wieder: Es geht nicht nur um Nährwerte, sondern auch um die Struktur und den Energiewert, den Frequenzwert der einzelnen Lebensmittel. Ebenso entscheidend ist zudem, wie sich Nahrungsmittel untereinander vertragen bzw. vom Körper aufgenommen werden können.** Kohlenhydrate wie Brot werden in Kombination mit Eiweißen z. B. nur sehr schwer verdaut – auf dieser Erkenntnis beruht auch die Trennkost, bei der jeweils nur neutrale Lebensmittel wie Salat und Gemüse mit Kohlenhydraten oder Eiweißen kombiniert werden.

Mehlprodukte solltest du also in der Heilzeit möglichst komplett meiden. Wenn du dich gesund fühlst, kannst du zwei- bis dreimal pro Woche Brot zu dir nehmen. Am besten ist Vollkornbrot, je dunkler, desto besser. Außerdem empfehle ich Pumpernickel, sozusagen fermentiertes Brot. Das sogenannte Essener Brot von »Demeter« ist glutenfrei und enthält Getreidekeimlinge. Dadurch ist es besonders bekömmlich. Dinkelvollkornbrot enthält leider auch Gluten, also Klebereiweiß. Obwohl Kamut ebenfalls Gluten enthält, ist es aber dem Weizen vorzuziehen, da es doppelt so viele Nährstoffe liefert.

Salze

Verzichte bitte auf jodiertes oder fluoridiertes Salz, welches auch industriell gebleicht ist, denn dies reizt die Schleimhäute. Es besteht chemisch aus Natriumchlorid und enthält keine weiteren Mineralstoffe, wie sie in Natursalzen wie z. B. in Himalajasalz oder Meersalz vorhanden sind. Auch Salzersatz wie Glutamat oder Hefeextrakte, beispielsweise in fertigen Brotaufstrichen oder Gewürzmischungen, solltest du möglichst weglassen. Fluorid im Salz – übrigens auch in vielen Zahncremes enthalten – ist keine natürliche Calciumfluoridform, sondern eine Natriumfluoridform. Auch wenn Fluorid den Zahnschmelz stärkt, ist es aus meiner Sicht nicht für jeden Menschen empfehlenswert, da es über die Schleimhäute auch zu anderen Organen gelangen und hier mit der Zeit zu Verhärtungen und Verkalkungen führen kann, wie z. B. an der Schilddrüse, der Zirbeldrüse oder den Nieren.

Himalajasalz eignet sich meiner Erfahrung nach sowohl zum Kochen als auch zum Würzen am besten. In meiner Arbeit mit Klienten habe ich festgestellt, dass die Wirkung von Himalajasalz im Vergleich zu vielen anderen Salzen sanfter und schonender für die Schleimhäute ist. Details findest du auch unter »Sole« auf S. 332.

Bei Krankheit am besten Gomasio (Sesam mit Himalajasalz, siehe Rezept S. 171) und Buchweizen essen, das enthält viele wertvolle Aminosäuren.

Eiweiße (Proteine)

Aus ernährungsphysiologischer und auch aus ethischer Sicht ist eine pflanzenbasierte Nahrung für den Menschen am förderlichsten, dabei ist es jedoch wichtig, auf eine gute Eiweißquelle zu achten. Vegan bedeutet nicht gleich gesund, sondern bedarf einer guten Kenntnis, was ausgewogene Nahrung angeht. Außerdem solltest du darauf achten, welche Kombination der Nahrungsmittel der Körper am besten verarbeiten kann. Eiweiß wird generell am besten mit Gemüse kombiniert, da es so leichter verdaulich ist.

Die meisten vollständigen Proteine (mit allen 22 Aminosäuren) finden wir in tierischen Lebensmitteln aber auch in pflanzlichen Eiweißquellen wie Quinoa, Buchweizen, Hanfsamen, Chiasamen, Lupinen und Algen sowie in Hülsenfrüchten wie Soja, Bohnen, Linsen und Erbsen.

WIE VIEL EIWEISS AM TAG BENÖTIGE ICH?

- 0,8 Gramm pro Kilogramm Körpergewicht – um Eiweißmangel vorzubeugen (d. h. beispielsweise bei 80 Kilogramm Körpergewicht 64 Gramm Eiweiß pro Tag)
- 2,0 Gramm pro Kilogramm Körpergewicht – um Muskeln aufzubauen oder beim Abnehmen zu erhalten. (z. B. bei 80 Kilogramm sind das 160 Gramm Eiweiß pro Tag)
- 2,5 Gramm pro Kilogramm Körpergewicht – um ohne Hunger schnell Fett abzubauen (bei 80 Kilogramm = 240 Gramm Eiweiß pro Tag)

PFLANZLICHE EIWEISSQUELLEN

Eiweiße gehören neben den Kohlenhydraten und Fetten zu den wichtigsten Nähstoffquellen. Sie werden unter anderem für das Zellwachstum benötigt. Auch Muskeln, Knochen, Haut und Organe bestehen zu einem großen Teil aus Proteinen.

Sowohl tierische als auch pflanzliche Proteine werden bei der Verdauung zunächst in ihre Bestandteile zerlegt, also in die einzelnen Aminosäuren. Pflanzliche Eiweiße sind dabei aber leichter zu verstoffwechseln und fordern einen geringeren Energieaufwand. Von den 22 Aminosäuren, die unser Körper benötigt, kann er 13 selbst herstellen, indem er andere Eiweiße spaltet und neu aufbaut. Die übrigen 9 essenziellen Aminosäuren müssen über unsere Nahrung zugeführt werden. **Durch die gute Verträglichkeit und den geringen Energieaufwand bei der Verstoffwechselung des pflanzlichen Eiweißes baut der Körper Energiereserven auf.** Daher stellen pflanzliche Eiweißquellen eine gesunde Alternative zu tierischen Eiweißen aus Fleisch, Fisch und Eiern dar. Ich empfehle als pflanzliche Eiweißquelle in allererster Linie Buchweizen. Außerdem sind Amaranth, Quinoa, Hanfsamen, Chiasamen, Leinsamen, Lupinen, Algen, Sprossen, Soja, Mungbohnen, Adzukibohnen, Kidneybohnen, Kichererbsen, grüne Erbsen, Linsen und Nüsse, wie z. B. Walnüsse und Mandeln, nährstoffreiche Eiweißlieferanten.

FLEISCH

Wer häufig tierische Eiweiße in Form von Fleisch, Fleischpasten und Wurstwaren verzehrt, führt seinem Körper nicht nur ständig ein Übermaß an Eiweißen zu, sondern auch Purine (Harnsäuren) und reichlich Chemikalien, die im Futter der Tiere enthalten sind. Purin ist maßgeblich an der Übersäuerung des menschlichen Körpers beteiligt. Überschüssiges tierisches Eiweiß wird im Körper gespeichert und dann in das Bindegewebe und die Blutgefäße eingelagert. Verschiedene Studien legen nahe, dass der regelmäßige Verzehr von tierischem Protein, vor allem von rotem Fleisch, das Krebsrisiko beim Menschen erhöht, insbesondere das Risiko, an Darmkrebs zu erkranken.[14] Frauen, die regelmäßig rotes Fleisch essen, haben zudem ein erhöhtes Brustkrebsrisiko.[15] Auf Dauer besteht darüber hinaus die Gefahr diverser anderer Krankheiten wie Herzinfarkt, Arteriosklerose, Schlaganfall, Bluthochdruck, Rheuma, Angina pectoris, Arthrose, Diabetes Typ 2, Stoffwechselstörungen, Gicht, Nierenentzündungen und Autoimmunkrankheiten. Die in tierischen Produkten enthaltenen gesättigten Fettsäuren können außerdem, im Übermaß aufgenommen, den Cholesterinspiegel erhöhen – und damit das Risiko für Herz-Kreislauf-Erkrankungen.

Während der Heilzeit sind tierische Produkte unbedingt zu meiden. Ich empfehle ein komplettes Fleischfasten. Allgemein gilt: besser kein oder selten Fleisch essen (höchstens einmal pro Woche) – und wenn, dann nur mager und in Bioqualität und lieber Wild als Schwein, Rind oder Geflügel. Die Arachidonsäure, eine Fettsäure in Fleisch, vor allem in Schweinefleisch, fördert Entzündungen. Fleisch bleibt generell zu lange im Darm und ist daher auch schwerer verdaulich als z. B. Fisch.

FISCH

Allgemein gilt, dass Fisch leichter bekömmlich ist als Fleisch. Und fetter Fisch ist gut für die Jodaufnahme. Ein- bis zweimal in der Woche, vor allem in kälteren Klimazonen, ist Fisch in Ordnung. Alternativ können auch Algen verwendet werden.

EIER

Generell gilt, dass das Eiweiß der Eier unserer Struktur sehr ähnlich ist und von unserem Körper sehr gut aufgenommen und verwertet werden kann. Eier sind Yang und geben dir Eiweiß und Wärme, das heißt, sie spenden Kraft und können dein Heilungspotenzial unterstützen. Achte auf Bioqualität und Freilandhaltung oder noch besser: Bruderhahnaufzucht, das heißt eine Art der Tierhaltung, die auf das Töten der männlichen Küken verzichtet, beispielsweise bei Eiern in »Demeter«-Qualität.

MILCH UND MILCHPRODUKTE

Viele Menschen wissen nicht, dass Kühe nur Milch geben können, wenn sie schwanger sind bzw. ein Kalb geboren haben. Damit der Mensch allerdings diese Milch trinken kann, wird das Kalb sofort nach der Geburt von der Mutter getrennt – für beide eine traumatisierende Erfahrung. Mutter Natur hat diese Milch mit speziellen Wachstumshormonen versehen, damit die Kälber schnell heranwachsen können. Für Menschen sind diese Hormone in Milch und Fleisch nicht vorteilhaft: Die Pubertät kann früher einsetzen, und das Wachstum von Tumoren kann begünstigt werden. Auch wird die Milch aufgrund ihres sehr hohen Phosphorgehalts sauer verstoffwechselt, was dem menschlichen Körper wiederum Mineralien entzieht, Cellulite und Akne fördert und den Stoffwechsel erheblich stört. Milch enthält außerdem Casein, ein Eiweiß, das der menschliche Körper nicht zersetzen kann. Es kann Verschlackungen im Darm erzeugen und damit unsere Gesundheit belasten. Casein, und auch das wissen viele Menschen nicht, macht außerdem abhängig. Es ist in der Kuhmilch enthalten, damit das Kälbchen viel Milch bei seiner Mutter trinken möchte. Bei Menschen wirkt sich Casein so aus, dass diese leicht süchtig auf Milchprodukte, besonders Käse, reagieren können.

Neben Casein enthält Milch oft Antibiotika, Hormone und Giftstoffe – wenn die Kühe mit genverändertem Soja oder Mais gefüttert werden. Auch Eiter kann darin enthalten sein, da die Euter der Kühe oft vom Melken entzündet sind. Es sollte also aus ethischen und gesundheitlichen Gründen nach Möglichkeit auf den Verzehr von Milchprodukten verzichtet werden, insbesondere während der Heilzeit. Wenn du tierische Milch verwendest, dann idealerweise nur Bioqualität. Und greife besser zu Ziegenmilch und -käse. Durch die Kräuter (Yang), von denen sich die Ziegen ernähren, wird auch die Milch yangisiert und ist somit nährstoffreicher. Alle tierischen Produkte sollten am besten immer in Bioqualität eingekauft werden, da sich in der konventionellen Landwirtschaft viele Umweltgifte wie Pestizide oder Antibiotika im Fett der Tiere anreichern können.

Die deutlich verträglicheren Milchprodukte sind Naturjoghurt, Kefir, Dickmilch, Ayran, Buttermilch und Quark – hier können gute Milchsäurebakterien deine Verdauung unterstützen. Verwende Butter, wenn überhaupt, ebenfalls nur in Bioqualität, besser Sauerrahm.

Nutze ansonsten Getreidedrinks als Milchalternative – meine Empfehlungen findest du im nächsten Abschnitt.

Milchalternativen

Pflanzen- bzw. Getreidedrinks erfreuen sich als Ersatz für herkömmliche Kuhmilch inzwischen einer so großen Beliebtheit, dass die Auswahl riesig geworden ist. Zwar kann man viele Varianten fertig kaufen, günstiger, gesünder und umweltfreundlicher sind jedoch selbst hergestellte Pflanzendrinks – das ist kein großer Aufwand, und du weißt, welche Qualität die Bestandteile haben.

Milchalternativen können aus Buchweizen, Reis, Hirse, Dinkel, Cashews, Haselnüssen, Paranüssen, Kokos, Lupinen, Mandeln, Soja und vielem mehr hergestellt werden. Probiere dich gern aus. Ich empfehle vor allem Buchweizen, Reis, Erbsen, Mandel oder Soja. Haferdrink ist aus meiner Sicht nicht ideal, da Hafer den Körper durch seinen hohen Proteingehalt übersäuert und somit Entzündungstendenzen fördern kann. Wenn du allerdings gesund bist, kannst du weiterhin Hafer und Haferdrink zu dir nehmen, dann wirst du von den Proteinen und Ballaststoffen profitieren. Wichtig ist bei der Zubereitung von Pflanzendrinks, die jeweiligen Einweichzeiten zu beachten, damit z. B. die unverdaulichen Oligosaccharide, die zu Blähungen führen können, abgebaut werden.

Das Rezept für selbst gemachte Milchalternativen findest du im Rezeptedownload (siehe Link und QR-Code auf S. 153).

TIPP

Nach dem Kochen von Buchweizen, Rundkornreis etc. kannst du dir immer eine Tasse des Getreides zur Seite stellen und gleich zu Pflanzendrink verarbeiten.

Verwendung von Pflanzendrinks

Pflanzen-drink	gluten-frei	ballast-stoffreich	pro-tein-reich	lässt sich aufschäu-men	Verwendung
Buch-weizendrink	✓	×	✓	✓	Currys, Suppen
Cashew-drink	✓	×	✓	✓	Kaffee, Müsli
Dinkeldrink	×	✓	×	×	kochen, backen
Haferdrink	×	✓	×	✓	Kaffee, kochen
Haselnuss-drink	✓	✓	×	×	Kaffee, Gebäck
Kokosdrink	✓	×	×	×	Currys, Suppen
Lupinen-drink	✓	✓	✓	✓	pur, Kaffee, Müsli
Mandel-drink	✓	✓	✓	✓	Kaffee, backen
Reisdrink	✓	×	×	×	Kaffee, Müsli
Sojadrink	✓	×	✓	✓	kochen, backen

Eiweißgehalt der Lebensmittel pro 100 Gramm

Lupinensamen	42 g	Cashewkern	21 g	Edamamebohne	11 g
Kürbiskerne	37 g	Kichererbse	19 g	Dinkel	13 g
Mandelmus	30 g	Tempeh	19 g	Quinoa	12 g
rote Linsen	27 g	Tahin	17 g	Hirse	11 g
Kidneybohne	24 g	Tofu	14 g	Buchweizen	10 g
Erdnuss	24 g	Quark	14 g	Vollkornreis	8 g
Mandel	21 g	Paranuss	14 g	Joghurt	3 g

Nüsse, Kerne und Samen

Alle Sorten von Nüssen und Kernen, vor allem Walnüsse, Paranüsse, Sonnenblumenkerne, Kürbiskerne und Mandeln sind sehr empfehlenswert. Aufgrund der enthaltenen Blausäure allerdings bitte nicht mehr als sieben Mandeln am Tag essen. Walnüsse haben lebensverlängernde Wirkung. Paranüsse sind natürliche »Selenbomben«. Bei einer Schilddrüsenunterfunktion iss am besten ca. drei pro Tag. Alle Kerne und Nüsse solltest du über Nacht einweichen, da sie dann optimal aufgenommen und die Nährstoffe im Körper besser aufgespalten werden können. Die jeweiligen Einweichzeiten findest du auf S. 139.

Besonders nährstoffreich unter den Samen sind geschrotete Leinsamen, Chiasamen und Hanfsamen. 2 TL Leinsamen täglich decken deinen Bedarf an Omega-3-Fettsäuren – bitte aber nicht mehr als 3 EL am Tag essen. Diese Samen solltest du, wenn du angegriffene Schleimhäute bzw. Verdauungsprobleme hast, ebenfalls einweichen.

Öle und Fette

An kalt zu verwendenden Ölen empfehle ich Leinöl, Olivenöl, Kürbiskernöl, Avocadoöl und Sesamöl. Wenn du Öl erwärmst bzw. erhitzt, ist Kokosöl anstelle von Butter geeignet. Ebenso lässt sich unbehandeltes oder kalt gepresstes rotes Palmöl – das ist zudem eine Vitamin-E-Quelle und daher gut für die Wundheilung – und Sesamöl gut zum Braten verwenden.

Zur innerlichen Anwendung ist ägyptisches Schwarzkümmelöl sehr gut. 1 TL, vor dem Schlafengehen eingenommen, hat eine regulierende Wirkung auf den Hormonhaushalt und vermindert – wie ich bei meinen Patienten beobachten konnte – häufigen Harndrang in der Nacht. Langsam mit etwas weniger als 1 TL starten, da es bei gereizten Schleimhäuten durch die ätherischen Öle irritierend wirken kann.

1 EL Leinöl am Morgen hebt die Stimmung und deckt deinen Bedarf an Omega-3-Fettsäuren.

Einweichen

Getreide und Nüsse sollten vor dem Verzehr bzw. vor dem Kochen idealerweise in einer Keramikschale oder in einem Glas mit warmem Wasser mit etwas Himalajasalz eingelegt und danach gründlich abgespült werden. Dies dient der besseren Verträglichkeit und der Verbesserung des Geschmacks. Eingeweichte Nüsse, Kerne und Samen schmecken tatsächlich wie frisch geerntet. Zudem wird die darin enthaltende Phytinsäure beim Einweichen neutralisiert. Bitte verwende aber kein Metallgefäß, da nicht jedes Metall reines Metall ist. Es gibt viele Billigprodukte, die Stoffe freisetzen können, mit denen die darin enthaltenen Lebensmittel mitunter reagieren können. Dies kann auch den Geschmack von Lebensmitteln beeinflussen und biochemische Reaktionen, vor allem mit Säuren in Lebensmitteln, hervorrufen.

Einweichzeiten

Adzukibohne	18 Stunden	Mandel	12 Stunden
Amaranth	6 Stunden	Mungbohne	12 Stunden
Cashewnuss	6 Stunden	Paranuss	6 Stunden
Dinkel	6 Stunden	Pekannuss	8 Stunden
Erbsen	12 Stunden	Pinienkern	4 Stunden
Erdnuss	8 Stunden	Quinoa	3 Stunden
Hafer	8 Stunden	Roggen	12 Stunden
Haselnuss	8 Stunden	schwarze Bohnen	12 Stunden
Hirse	12 Stunden	Sesam	8 Stunden
Kichererbse	12 Stunden	Sojabohnen	12 Stunden
Kidneybohne	12 Stunden	Sonnenblumenkerne	6 Stunden
Kürbiskerne	12 Stunden	Walnuss	6 Stunden
Linsen	12 Stunden	Weizen	12 Stunden
Macadamianuss	4 Stunden	Wilder Reis	24 Stunden

Bitter macht fitter

Bitter setzt das Gegengewicht zu den gängigen Geschmacksrichtungen süß, sauer und salzig. Während Nahrungsmittel mit den anderen Geschmacksrichtungen dem Körper etwas hinzufügen – wie süß in Form von Kalorien oder salzig in Form von Wassereinlagerungen –, entzieht bitter dem Körper die pathogenen Faktoren. Besonders für Leber, Magen, Galle und Darm sind Bitterstoffe das Mittel der Wahl, um alles im Fluss und in Balance zu halten.

Bitterstoffe fördern die Verdauung bereits auf der Zunge, wo sie die Produktion von Verdauungssekreten anregen. Die Nahrung kann so in Magen und Darm besser aufgespalten und aufgenommen werden. Bitterstoffe senken außerdem das Verlangen nach Zucker und sind daher ein sehr guter Support bei

Reduktions- oder Diätkuren. Bitterstoffe werden daher umgangssprachlich auch gern als »Fatburner« bezeichnet. Sie unterstützen durch ihre verdauungsfördernde Wirkung zudem das Immunsystem: Das sogenannte GALT (gut associated lymphoid tissue), das darmeigene Immunsystem, befindet sich in der Darmschleimhaut und stellt die größte Ansammlung von Abwehrzellen im Körper dar, nämlich über 70 Prozent.

Bitterstoffe helfen, den Säure-Basen-Haushalt im Gleichgewicht zu halten. Sie liefern nicht nur Basen, sondern fördern auch deren Produktion, indem sie die basophilen Drüsen (Leber, Galle, Bauchspeicheldrüse und Dünndarm) im Verdauungstrakt stimulieren. Bitter regt diese Drüsen an, ihre Säfte, Stoffe und Hormone – für Stoffwechselvorgänge – auszuschütten, und kann so ein Gleichgewicht der Stoffwechselsituation wiederherstellen. Dadurch wird der ideale pH-Wert im Körper erhalten. Bitter gibt zudem Energie und wirkt ähnlich wie Sport auf die inneren Gefäße sowie auf die Psyche. Auch bei Sodbrennen, Entzündungen und vielen anderen Schwachstellen können Bitterstoffe im Essen die Lebensqualität verbessern und für Vitalität sorgen.

Ich empfehle gern Bitterstoffe, die in Heilpflanzen enthalten sind, wie z. B. Löwenzahn, Mariendistelkraut, Wegwarte, Schafgarbe, Wermut, Hopfen und Beifuß. Gewürze mit Bitterstoffen sind Kardamom, Pfeffer, Ingwer und Thymian. Meine Bitter-Favoriten unter den Lebensmitteln sind Chicorée, Löwenzahn, Radicchio, Rosenkohl, Rucola, Endiviensalat, Brokkoli, Artischocke sowie Hirse und Amaranth. Zu den bitteren Gewürzen gehören Kurkuma, Thymian, Senfkörner, Estragon und Zimt. Und es gibt sogar Früchte mit Bitterstoffen, die du bei gesunden Schleimhäuten – also bitte nicht während der Heilzeit – zu dir nehmen kannst. Das sind Zitrone und Grapefruit.

Am effektivsten und schnellsten wirken Bitterstoffe, indem du morgens als Erstes einen Bittertee auf nüchternen Magen trinkst. Zu den Bittertees gehören Wermut und Löwenzahnkraut. Details zum Thema Arzneitees findest du im Kapitel 1, »Heilpflanzen«, ab Seite 41.

Was bringt gutes Kauen?

Kauen gehört zu den alltäglichen Vorgängen, die meist völlig unbewusst ablaufen. Dabei wird oft unterschätzt, welche Auswirkungen (un-)gründliches Kauen haben kann. Wann hast du zuletzt ganz bewusst gekaut?

Kauen dient nicht nur der mechanischen Zerkleinerung der Nahrung, es ist viel mehr: Gründliches Kauen ist bereits der Anfang der Verdauung. Mit jedem Bissen beginnt ein Säfte-Kreislauf, der für die Regulation der Flüssigkeiten im gesamten Organismus wesentlich ist. Mit gründlichem Kauen kannst du enorm viel Verdauungsenergie einsparen, was wiederum zu einem erholsamen Schlaf führen kann. Durch Kauen vermengst du deine Nahrung gründlich mit deinem Speichel. Das ist wichtig, um das Essen gut an den Körper anzupassen, damit es später ins Blut gelangen und dich überhaupt versorgen kann. Mit dem Speichelenzym Amylase beginnt die Kohlenhydratverdauung im Mund. Geschieht das nicht, spalten später Darmbakterien diese Kohlenhydrate, was zu Blähungen führen kann. Kommt deine Nahrung nur grob zerkaut im Magen an, können auch die Magensäfte nur unvollständig einwirken. Da die Magensäure Eiweiße so fein spalten soll, dass sie im Darm aufgenommen werden können, führen Brocken zu mangelhafter Eiweißverdauung im Magen. Das setzt sich im Darm fort, wo sich eiweißspaltende Bakterien vermehren und das nachholen, was im Magen nicht stattgefunden hat. Dies verändert die Aktivität und den pH-Wert im Darm und verschiebt die Zusammensetzung deiner Darmbakterien. Gluten ist als Eiweiß berühmt dafür, dass es solche Probleme verursacht, wenn es nicht richtig zerkleinert wird.

Langfristig kann es dadurch zu Schleimhautveränderungen und zu Durchlässigkeiten im Darm und letztendlich zu Unverträglichkeiten kommen. Unvollständig verdaute Partikel gelangen somit ins Blut, können die Leber belasten und zu Entzündungen und Fettstoffwechselstörungen führen. Das wiederum kann Übergewicht begünstigen. **Achte nicht nur darauf, was du isst, sondern auch darauf, wie du isst.**

Gründliches Kauen kann durchaus eine wirkungsvolle Alternative zu diversen Diäten sein, denn nach etwa 15 Minuten stellt sich ein Sättigungsgefühl ein, sodass das langsame Essen dazu führt, weniger zu sich zu nehmen. Du nimmst deinem Magen und Darm enorm viel Arbeit ab, was sich durch eine verbesserte Verdauung im Allgemeinen zeigt: weniger Blähungen, Sodbrennen oder Verstopfung.

WEITERE VORTEILE VON GUTEM KAUEN

- Kauen und Speichel helfen dir auch dabei, schmecken zu können. Erst wenn deine Nahrung gelöst ist, kommt sie in vollen Kontakt mit den Geschmacksknospen auf der Zunge, die dir ein echtes Geschmackserlebnis ermöglichen. Je gründlicher du kaust, desto mehr Geschmack erlebst du. Damit kannst du bewusster wahrnehmen, ob dir etwas wirklich gut schmeckt oder nicht.

- In deinem Darm gibt es ebenfalls Geschmacksknospen, die auf das Aroma im Essen reagieren. Sie heißen EC-Zellen (enterochromaffine Zellen) und melden den Geschmack des Speisebreis an die Nervenzellen im Darm. Die Kommunikation dieser Nervenzellen ist mit dem Serotonin-Kreislauf in deinem Körper verbunden. Serotonin ist als Glückshormon u. a. für deine Stimmung zuständig.
- Wenn du dein Essen gründlich kaust, erlebst du Zufriedenheit. Der gute Geschmack löst gesunde Sättigungsgefühle aus. Du brauchst weniger zu essen, um zufrieden zu sein, und hast weniger Verlangen nach Extrasüßigkeiten. Allein durch gründliches Kauen reguliert sich also die Nahrungsaufnahme in eine gesündere Richtung.
- Beim gründlichen Kauen wird auch Zucker aufgespalten. Das bedeutet, dass der Zucker schneller in die Zellen gelangt. Dies trägt zu einer verbesserten Insulinausschüttung bei, beugt gegen Diabetes sowie Übergewicht vor und kann dich auch dabei unterstützen, Gewicht zu reduzieren. Ganz einfach und effizient.

TIPPS FÜR BEWUSSTES KAUEN

- Nimm nur kleine Bissen zu dir und kaue sie so lange, bis sie breiig oder flüssig geworden sind – kaue jeden Bissen dabei ungefähr 30-mal, besser 50-mal.
- Konzentriere dich ganz bewusst auf das Kauen und nimm dabei achtsam die Entwicklung des Geschmacks wahr.
- Schlucke jeden Bissen ganz bewusst hinunter und nimm erst dann einen neuen Bissen zu dir.

- Leg beim Kauen im besten Fall dein Besteck beiseite und trage nicht bereits den nächsten Bissen auf der Gabel – gönne dir dabei Genuss und Entspannung. Nimm die weiteren Bissen nur zu dir, wenn du wirklich noch kein Sättigungsgefühl verspürst.
- Beachte, dass auch Flüssigkeiten gründlich eingespeichelt werden sollten, damit die Enzyme wirksam werden können.
- Erinnerst du dich, dass Brot im Körper zu Zucker umgewandelt wird? Wie süß Brot tatsächlich ist, kannst du mal mit einem kleinen Stückchen testen. Kaue das Brotstück so lange wie möglich, und du wirst feststellen, wie sehr sich der Geschmack verändert und tatsächlich mit der Zeit immer süßer wird.

Heilnahrung für deinen Alltag

Die Richtlinien auf einen Blick

- Iss das, was in deiner unmittelbaren Umgebung zur jeweiligen Jahreszeit wächst – also regional & saisonal. Dazu gibt es tolle Übersichten oder Saisonkalender.
- Je naturbelassener und unbehandelter deine Lebensmittel sind, desto mehr Leben und damit Energie ist darin enthalten – kaufe idealerweise immer biologisch & fair ein.
- Vermeide weitestgehend tierische Produkte, sowohl aus ethischen Gründen als auch aus gesundheitlicher Sicht: Tierische Produkte fördern u. a. Entzündungen, du nimmst die darin gespeicherten Hormone und auch Ängste der Tiere auf.
- Iss lieber Vollkorngetreide und hier das ganze Korn anstelle von Mehlprodukten, denn im Korn steckt noch das volle Potenzial, die ganze Lebensinformation.
- Iss vorrangig am besten Pseudogetreide wie Buchweizen. Koche es in einem Reiskocher vor, dann hast du gleich für einen oder zwei Tage vorgesorgt, und das Zubereiten der Gerichte geht ganz fix. Bei einigen Reiskochern kannst du sogar das Gemüse gleich in einem Dämpfeinsatz mitkochen. Einfacher geht's nicht!
- Verwende Vollkorn-Rundkornreis anstelle von weißem Reis. Schmeckt leicht süßlich und ist gut verdaubar. Rundkornreis weist mehr Vital- und Nährstoffe auf und hat, ähnlich wie Buchweizen, einen blutverbessernden Effekt. Weißer Reis wird als Kohlenhydrat praktisch direkt zu Zucker umgewandelt.
- Nutze Hirse (glutenfrei) anstatt Hafer – der hat eine übersäuernde Tendenz.

- Verwende sauberes, gefiltertes Wasser und trinke es besser warm als kalt, dies spart dem Körper viel Energie und entgiftet enorm. Mehr Infos siehe ayurvedische Heißwasserkur, S. 176.
- Nutze möglichst ein Osmose-Wasserfiltersystem.
- Verwende Pflanzendrinks statt tierischer Milch-, Reis-, Buchweizen-, Hirse- oder Erbsendrinks sind Haferdrink vorzuziehen.
- Vermeide Nachtschattengewächse und iss dafür viel Wurzel- bzw. Wintergemüse (wie z. B. Kürbis, Knollensellerie, Fenchel, Grünkohl, Mohrrübe, Pastinake, Petersilienwurzel, weißer und schwarzer Rettich, Rosenkohl, Rotkohl, Rote Bete, Sellerie, Steckrübe, Weißkohl, Wirsingkohl, Zwiebel), denn darin steckt die volle Power: Wurzelgemüse wirkt stärkend, ist antientzündlich und erdet dich. Gemüseschalen idealerweise dranlassen, denn hier sind die meisten Nährstoffe drin. Tipp: Gemüse bürsten!

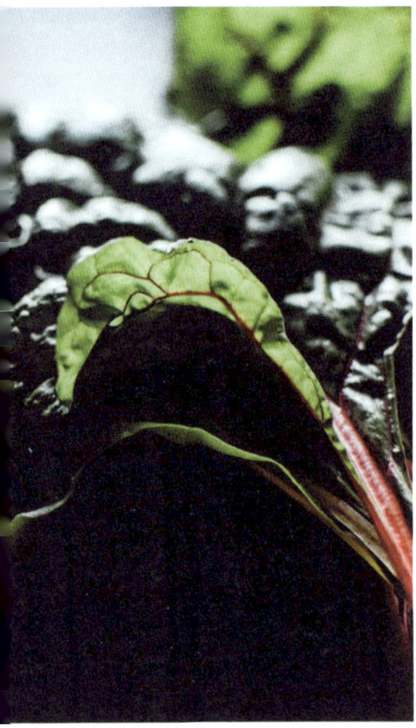

- Iss grünes Gemüse, dies schenkt dir viel Energie (z. B. Brokkoli, Mangold, Sellerie).
- Achte auf Bitterstoffe in deiner Nahrung: Sie helfen dir, dich mental und körperlich ausgeglichener zu fühlen, und wirken heilend (Bitterpflanzen sind z. B. Wermut, Wegwarte, Radicchio, Chicorée, Artischocke, Löwenzahn).
- Verwende Süßkartoffeln anstelle von Kartoffeln. Mit Karotten und Maronen lassen sich auch viele Kartoffelgerichte zaubern.
- Vorsicht bei Früchten: Früchte kühlen deinen Körper herunter und reizen deine Schleimhäute, insbesondere Südfrüchte haben viel Zucker und/oder

Säuren und sollten besser im Sommer gegessen werden und nicht bei Erkältungen und Entzündungen. Wenn du gesund bist, sind in geringen Mengen in Ordnung: Granatäpfel, kleine rote Äpfel und Beeren.

- Vermeide möglichst auch Fruchtzucker in Säften und Limonaden: Als gesundes Trinkpäckchen probiere mal einen Granatapfel! Diesen mit beiden Daumen rundherum fest eindrücken, bis er weich ist. Dann ein Loch reinbeißen und aussaugen. Diese Technik ist praktisch, da sie rote Flecken durch den Saft vermeidet, denn diese sind ja dauerhaft färbend.
- Beginne den Morgen besser mit salzig oder bitter, denn das fördert die Magensaftproduktion und hilft dir, besser zu verdauen. Verfeinere dein Müsli morgens nicht mit süßen Früchten (Yin) wie Bananen oder Trockenfrüchten (haben zu viel Zucker), Zitrusfrüchten (zu viel Säure) oder mit uneingeweichten Nüssen (besser am Vorabend einweichen, ansonsten sind die Nüsse schwerer verdaulich). Mit süß zu starten, ist auch deshalb nicht empfehlenswert, da süß die Magensäureproduktion stoppt. Das ideale Frühstück wäre eine Misosuppe (liefert Elektrolyte durch das Salz im Miso) mit Seidentofu (Eiweißquelle), Wurzelgemüse (antientzündlich), Algen (Jod und Mineralien) und Getreide (hohe Nährstoffdichte) wie z. B. Rundkornreis oder Buchweizen.
- Zucker solltest du generell nur sehr wenig essen, und wenn du Beschwerden hast, bitte ganz darauf verzichten. Vollrohrzucker, Kokosblütenzucker oder Honig ist dem weißen raffinierten Zucker vorzuziehen, da diese Zuckerarten nicht chemisch behandelt sind. Stevia und Erythrit sind gute Zuckeralternativen. Und in geringen Mengen Manuka-Honig – er wirkt antientzündlich.
- Gekochtes Essen ist für die meisten Menschen einfacher zu verwerten als Rohkost. Auch wenn dadurch ein paar Nährstoffe

verloren gehen, kann die Nahrung durch Wärme besser verdaut werden und schenkt dem Körper mehr Energie.

- Rohkost dagegen kostet den Körper bei der Verarbeitung viel Energie, um die Nahrung richtig aufzuspalten. Daher immer besser warm bzw. gekocht, gebraten, gebacken essen. Rohkost (Gemüse und Früchte) nur 10 bis 20 Prozent zu 80 bis 90 Prozent gekochtem Essen aus Getreide und Gemüse. Alternativ: Gemüse »yangisieren« (siehe S. 100).
- Nimm bei Krankheit Getreide und Gemüse im Verhältnis 70 zu 30 Prozent zu dir, um von der Struktur und der yangisierenden Wirkung des Getreides zu profitieren.
- Kohlenhydrate am besten nicht in Kombination mit Früchten oder tierischen Eiweißen/Fetten essen, da für die verschiedenen Nahrungsgruppen unterschiedliche Enzymverdauungsprozesse nötig sind, die nicht gleichzeitig ablaufen können. Dass zu viele Nahrungsgruppen gemischt gegessen werden, ist auch ein Grund dafür, dass viele Menschen unter Blähungen leiden. Lieber getrennt nacheinander mit zeitlichen Pausen dazwischen.

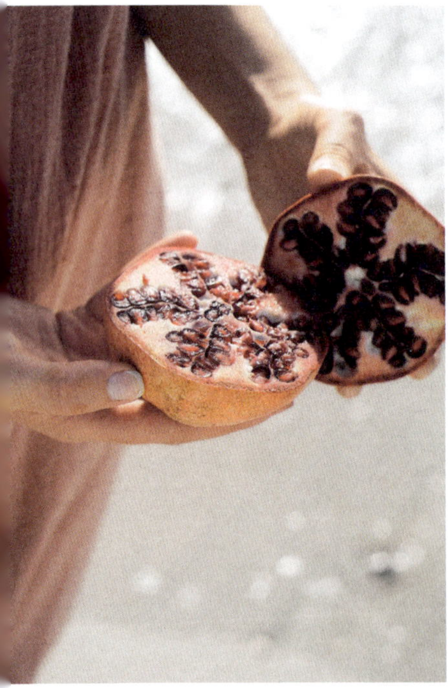

- Verwende zum Kochen und Würzen Himalajasalz (enthält 84 Mineralien) statt weißem Salz (wie Kochsalz), da dies chemisch behandelt wurde (z. B. mit Bleichmittel) und keine Struktur sowie kaum Mineralien aufweist.

- Nutze gute Fette wie Sesamöl, Kürbiskernöl, Olivenöl, Kokosöl oder Leinöl anstelle von Rapsöl, Sonnenblumenöl oder Margarine.
- Bereite dein Essen langsam und mit Dankbarkeit und Freude zu, denn deine Energie überträgt sich dabei auf dein Essen.
- Genieße dein Essen und mach es dir so richtig lecker mit guten Heilkräutern, Soßen & guten Ölen.
- Wenn du sündigst, dann mit Genuss! Du weißt, wie du dies an einer anderen Stelle wieder ausgleichen kannst.
- Reduziere Stress, sowohl äußerlich als auch innerlich: Vermeide viele Reize, unnatürliches Licht, einen unnatürlichen Rhythmus – besonders auch beim Essen – und verzichte auf Kaffee sowie auf koffein- und teeinhaltige Getränke.
- Trinke nicht während des Essens, denn das verdünnt die Magensäfte und vergrößert den Magen. Idealerweise 30 Minuten vor oder nach dem Essen trinken.
- Iss weniger und kaue dafür mehr: jeden Bissen 30-mal, besser 50-mal – denn »gut gekaut ist halb verdaut« und das Sättigungsgefühl setzt früher ein.
- Nimm dein Essen zu drei Mahlzeiten täglich ein, mit jeweils fünf Stunden Abstand dazwischen. Das hilft deinem Darm, sich zu regenerieren. Vermeide wenn möglich Snacks zwischendurch.
- Eine Stunde nach dem Aufwachen und drei Stunden vor dem Schlafengehen nichts essen – eine super Entlastung für die Verdauungsorgane!
- Lege einmal pro Woche einen Reset-Tag ein, an dem du nur Gemüsesäfte und Superfood-Shakes oder nur Pseudogetreide wie Buchweizen mit Gomasio zu dir nimmst (Rezept S. 171).

Rezepte

FRÜHSTÜCK:

KURKUMA-HIRSEBREI

- 9 EL Hirse (entspricht ca. 1 Tasse)
- 1 Prise Salz
- 1 Scheibe Ingwer
- 1 EL Kokosöl
- 3 Datteln
- 1 Tasse Pflanzendrink
- ½ TL Kurkuma

ZUBEREITUNG:
Die Hirse waschen und in einen Topf geben. Danach mit zwei Tassen Wasser und einer Prise Salz im zugedeckten Topf zum Kochen bringen. Die Hitze etwas herunterdrehen und 5 Minuten köcheln lassen. Den Herd ausschalten und die Hirse weitere 30 Minuten lang quellen lassen. Ingwer würfeln und in Kokosöl anbraten, dazu drei Datteln (als klammheimliches Vergnügen ...) klein schneiden und ebenfalls anbraten. Hirse, Pflanzendrink und Kurkuma dazugeben. Wenn du möchtest, kannst du etwas Kardamom, Vanilleschote oder Tonkabohne hineinreiben. Umrühren und fertig!
Das Rezept kann man nach Belieben auch mit Obst variieren oder mit den jeweiligen Zutaten experimentieren. Obst jedoch bitte erst ca. acht bis zwölf Wochen nach der Kur dazunehmen. Mit Birnen beispielsweise schmeckt der Hirsebrei sehr gut. Im Krankheitsfall bitte unbedingt auf Obst, vor allem zuckerhaltiges, verzichten.

MITTAGESSEN:

KORASANI BUCHWEIZEN-BOWL

FÜR DIE BOWL:

- 1 Portion Buchweizen
- Gemüse deiner Wahl, am besten Wurzelgemüse: Möhre, gekochte Rote Bete, Süßkartoffel, Kürbis
- Radicchio-Salat
- 3 bis 4 EL Naturjoghurt
- 1 kleine Portion Kidneybohnen
- ein paar Walnüsse
- Gomasio oder schwarzer Sesam
- optional eine kleine Portion fermentiertes Gemüse

FÜR DEN KORASANI DIP:

- 1 bis 2 EL Tamari
- 1 TL Ume Su
- 1 bis 2 EL Kürbiskernöl
- 1 EL Coco Aminos
- 2 bis 3 EL Tahin
- 1 Messerspitze Cayenne
- 1 Spritzer Limettensaft

Die Mengenangaben lassen sich je nach Vorliebe für die einzelnen Geschmacksrichtungen süß, sauer, scharf, bitter individuell dosieren.

ZUBEREITUNG:

Den Buchweizen (ganze Körner) mit der doppelten Menge Wasser in einen Kochtopf füllen und bei starker Hitze aufkochen lassen. Sobald das Wasser kocht, die Hitze auf niedrige Stufe drehen und den Buchweizen bei geschlossenem Deckel so lange köcheln lassen, bis er das ganze Wasser aufgenommen hat. Den Topf von der Herdplatte nehmen und noch einen Moment ruhen lassen. Das Gemüse in Streifen oder Würfel schneiden und garen. Den Radicchio-Salat in feine Streifen schneiden.

Den gekochten Buchweizen in eine schöne Schale füllen und mit dem Joghurt vermischen. Radicchio und Gemüse darauf drapieren. Kidneybohnen und Walnüsse darübergeben, bei Bedarf auch das fermentierte Gemüse. Die Zutaten für den Korasani Dip mischen, über die Bowl träufeln und mit Gomasio oder schwarzem Sesam garnieren.

ABENDESSEN:

DR. MAUCH BASENSUPPE

- Verschiedene Bio-Wurzelgemüse
- 1 bis 1,5 l gutes Quellwasser
- 1 EL Olivenöl oder Sesamöl
- 1 TL Himalajasalz

ZUBEREITUNG:

Gemüse in zwei Hälften teilen. Die eine Hälfte 15 Minuten kochen, abseihen und Flüssigkeit aufheben. Die andere Gemüsehälfte roh reiben und in die Suppe geben. Mit Öl und Himalajasalz

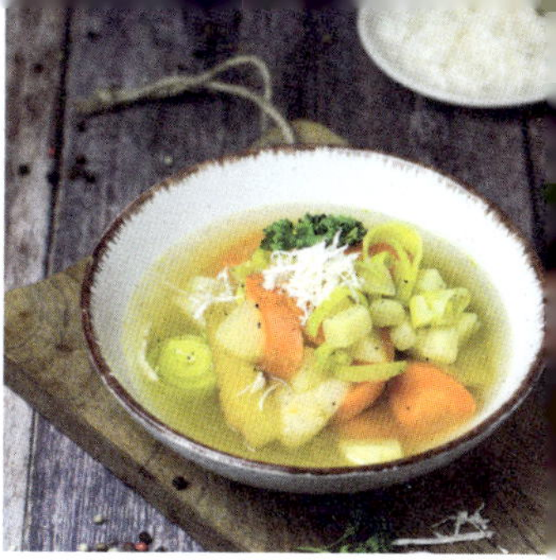

abschmecken. Fertig ist die Vital- und Nährstoffbombe!
Füllt alle deine Mineral- und Vitaminspeicher wieder auf.

Weitere Rezepte zum Download findest du unter diesem Link bzw. QR-Code:

www.penguin.de/korasani-healer

SNACKS TO GO

Selbst gemachte Snacks für zu Hause oder für unterwegs sind schnell gemacht, lecker und gesund. Hier ein paar Ideen:

- Austernpilze – kurz anbraten
- Maronen (gibt es fertig gekocht zu kaufen)
- Avocado – aufschneiden und mit ein bisschen Tamari beträufeln
- 2 bis 3 Gemüsesorten wie grünen Spargel, Radicchio, Sellerie und Gurke kurz anbraten
- Kichererbsen aus dem Glas mit Rucola oder Radicchio
- Linsensuppe aus dem Glas mit Kokosöl und Tamari
- Sauerkraut mit Kürbiskernöl und Tamari
- Naturjoghurt mit geschrotetem Leinsamen und Wildheidelbeer-pulver
- Purple Love Shake (siehe Rezeptedownload)
- Suppe aus Getreide und Gemüse
- Gemüsescheiben – im Ofen in Gemüsechips verwandelt

3. Heilsäule: Natürliche Entgiftung

Der Körper strebt nach Gleichgewicht

Unsere Nahrung ist heute durch die aufgrund von Monokulturen mittlerweile mineralstoffarmen Böden in der konventionellen Landwirtschaft, durch Mikroplastik und Chemikalien in den Meeren, durch Schwermetalle und Luftverschmutzung extrem belastet. Für gute Luft, sauberes Wasser und gehaltvolle Böden ist außerdem eine biologische Vielfalt unerlässlich – doch die geht immer weiter zurück. Das voranschreitende Artensterben von Tieren und Pflanzen schwächt unser Ökosystem in hohem Maße. Zudem werden viele Nahrungsmittel heute aus dem gleichen Grundstoff, insbesondere aus Weizen und Mais, hergestellt. Das reduziert die Diversität in der Nahrung, die wir für einen gesunden Stoffwechsel benötigen. Auch chemische Inhaltsstoffe, wie Zusatzstoffe und Farbstoffe, die in den meisten industriell hergestellten Lebensmitteln vorhanden sind, belasten unser System. Die Nährstoffdichte unserer Nahrungsmittel nimmt stetig ab. Vor 50 Jahren enthielt ein einziger Apfel die Nährstoffe, die heute in drei Äpfeln stecken.

Wenn man all das betrachtet, kann man zu dem Schluss kommen: Wir essen immer mehr, aber es kommt nichts an. Unsere Zellen verhungern am vollen Teller.

Die Lösung liegt nicht darin, einfach mehr Bioobst und -gemüse zu essen. Die für unsere Entgiftung dienlichen Bitterstoffe werden zunehmend aus der Nahrung herausgezüchtet, etwa aus Chicorée, Radicchio oder Rucola. Um die starken Belastungen des Alltags auszugleichen, braucht es mehr: Unser System muss immer wieder gereinigt und dazu mit wirklich nährstoffreicher Nahrung versorgt werden.

Grundsätzlich betreibt der Körper zwar täglich und ganz eigenständig eine Entgiftung, indem er seine Zellen stetig erneuert. Dabei leiten die Zellen nicht mehr benötigte Stoffe aus und tauschen sie mit Stoffen besserer Qualität aus. Das bringt die Zellen in ein neues, gesundes Gleichgewicht – die Homöostase. Wir erneuern uns also unentwegt. Aber in welcher Qualität diese Erneuerung geschieht, hängt einzig von der Qualität unserer Nahrung ab. Wir können den Körper also bei der Reinigung ideal unterstützen, indem wir ihm mit unserer Nahrung sozusagen bestes Baumaterial für die »Renovierung« zur Verfügung stellen. Je stärker der Körper belastet ist, umso besser sollte das Material zur Erneuerung sein. Aufgrund der beschriebenen Belastungen nehmen wir heutzutage mehr unbrauchbare Stoffe auf, als wir mit einer normalen Ernährung ausleiten können. Unsere Zellen haben eine umso höhere Überlebenschance, wenn wir die Nährstoffzufuhr erhöhen und die Abfuhr der Schadstoffe beschleunigen bzw. uns so naturbelassen und schadstoffarm wie möglich ernähren. »What comes in, must come out!« – Wer sich mit den richtigen Informationen nährt, vor allem im richtigen Verhältnis und dafür sorgt, dass Schlacke, Giftstoffe und Parasiten regelmäßig ausgeleitet werden, altert langsamer. Oder positiv ausgedrückt: verjüngt sich! Altern kommt meines Erachtens nicht vom Alter. Entscheidend ist die Lebensführung und das Wissen um die eigene Konstitution und um die eigenen Schwachstellen und wie man diese gut versorgt. Am ältesten werden Menschen auf dieser Welt übrigens im japanischen Okinawa, auch »Insel der Hundertjährigen« genannt. Die Einwohner bleiben zudem oft im hohen Alter noch lange gesund. Einer der Gründe liegt wohl darin, dass sie Wasser trinken, das zuvor über ein Korallenriff gelaufen ist und dadurch das richtige Verhältnis der Mineralien Magnesium und Kalium (2 : 1) aufgenommen hat, welches eine sehr hohe Bioverfügbarkeit aufweist und dadurch hervorragend vom Körper verwertet werden kann. Zudem ernähren sie sich sehr ausgewogen, nehmen regelmäßig Algen zu sich und essen nicht bis zur vollen Sättigung. Mit einer solch nährstoffreichen und bewussten Lebensweise würden wohl die meisten Menschen deutlich älter werden und länger gesund bleiben.

Was unterstützt die natürliche Entgiftung?

Detox – allein unter diesem Begriff finden sich unzählige, meist synthetisch hergestellte Produkte wie Tabletten, Pulver oder Pflaster, die angeblich zur Entgiftung gebraucht werden. Viele Menschen greifen zu diesen Helfern und zahlen dafür auch oftmals nicht wenig Geld. Dabei ist Entgiftung auch auf natürliche Weise möglich und kostengünstig. Du brauchst dazu auch kein luxuriöses Wellnessretreat für drei Wochen. Du kannst Entgiftung ganz selbstständig und schonend selbst durchführen und sogar in deinen Alltag einbauen.

Entgiftung geschieht, wenn du beginnst, die Intelligenz deiner Zellen zu nähren. Die Nahrung, die du dir dazu zuführst, sollte vom Körper bzw. von deinen Zellen gut lesbar, also bioverfügbar sein. Sie sollte in Mengen verabreicht werden, die deine Selbstheilung anregen und diese nicht unterdrücken. Eine solche Unterdrückung geschieht meist, wenn wir zu starke Reize setzen und damit den Körper zu sehr strapazieren oder ihn mit chemischen Stoffen in eine Abhängigkeit bringen. Unterstützende natürliche Maßnahmen wie Darmsanierungskuren sind eine schonende und effektive Methode, den Darm anzuregen und seine Bakterienstämme neu zu besetzen. Natürliche Entgiftung hat den Vorteil, dass sie vom Körper am besten aufgenommen werden kann und dass die Reize so justiert sind, dass die Zellen sich sozusagen aussuchen können, was sie von den bereitgestellten Stoffen benötigen und was nicht. Über antientzündliche oder makrobiotische Ernährung, Heilpflanzentees, Atmung und Bewegung kannst du deinen Körper auf natürliche Weise entgiften – ganz ohne Pillen und Synthetik. Und vor allem: nachhaltig! Mit diesen Mitteln kannst du natürliche Entgiftung außerdem ganz bewusst in dein tägliches Leben integrieren und dein System damit stetig in Balance halten – anstatt nur einmal im Jahr einen Großputz zu veranstalten. Täglich 10 Minuten bewusst am offenen Fenster zu atmen und jeden Tag einen Heilpflanzentee zu trinken, der deine Leber

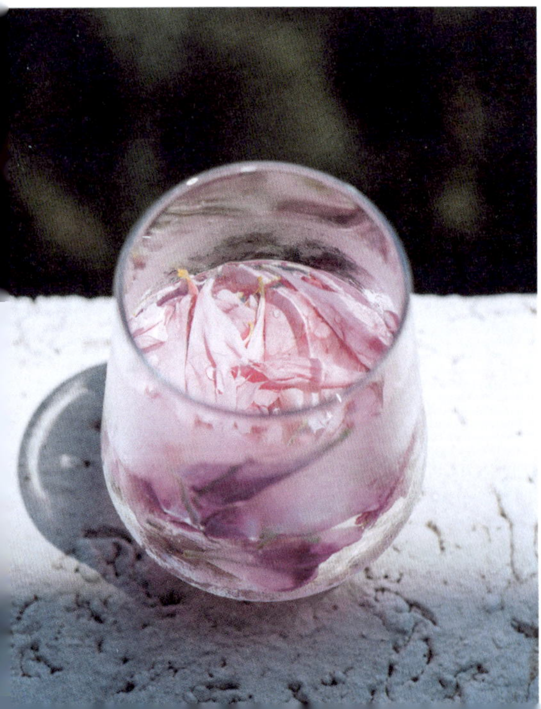

unterstützt, können enorm viel Entlastung für das System bringen – getreu meiner Empfehlung: kleine Reize, große Wirkung! Es ist wie bei einem See, dessen Wasser verunreinigt ist. Man kann den See mit entsprechend starken Gegenmitteln schnell klären. Aber wenn man die Ursache der Verunreinigung nicht aufspürt und behebt, wird der See über kurz oder lang wieder in ein Ungleichgewicht kippen. Ein Probiotikum z. B. kann entsprechend dem menschlichen Körper kurzfristig helfen, aber langfristig und ganzheitlich gesehen wäre es besser, deine guten Darmkulturen mit Hilfe von Nahrung selbstständig und dauerhaft zu kultivieren. Damit wird die Ursache der Fehlbesiedlung behoben, und du bearbeitest das Problem von innen nach außen – anstatt Mittel von außen immer wieder nur als Notlösung zu nutzen. Denk dran: You are your own healer.

»Wer stark, gesund und jung bleiben will, sei mäßig, übe den Körper, atme reine Luft und heile sein Weh eher durch Fasten als durch Medikamente.«

Hippokrates von Kos

DIE BENEFITS VON NATÜRLICHER ENTGIFTUNG

- verbessert sowohl die Verdauung als auch die Darmgesundheit
- reduziert Blähungen und Verstopfungen
- kann die Gewichtsabnahme unterstützen
- baut nachhaltig eine bessere Gesundheit und Immunität auf
- stellt das individuelle Gleichgewicht, deine Homöostase, wieder her

- kann die Schlafqualität optimieren
- verjüngt die Zellen und mindert Alterungsprozesse
- steigert auf natürliche Weise die Energie
- stärkt die mentale Klarheit und Urteilsfähigkeit
- verbessert die Stimmung und schafft eine positivere Lebenseinstellung
- schenkt Gelassenheit, Zufriedenheit und inneren Frieden
- kann bei depressiven Verstimmungen aufhellend wirken
- hilft emotionale Blockaden aufzulösen

Eine Entgiftung tut deinem Körper immer gut. Idealerweise läuft sie kontinuierlich und ganz nebenbei ab, weil du dir dauerhaft in deinem Alltag gute Nahrung zuführst und der Körper daraus immer alles entnehmen kann, was er zu seiner Regeneration benötigt. Wenn du dich über einen längeren Zeitraum nicht so gut ernährt hast, ist danach eine bewusste, konzentrierte Entgiftung hilfreich.

Abgesehen davon gibt es auch konkrete Anzeichen dafür, dass dein Körper eine Entgiftung braucht. Vergiss nicht: Dein Körper spricht über Symptome zu dir. Das ist seine Sprache.

An folgender Grafik kannst du z. B. erkennen, dass dein System eine Entgiftung benötigt, wenn du von einem oder mehreren Symptomen betroffen bist:

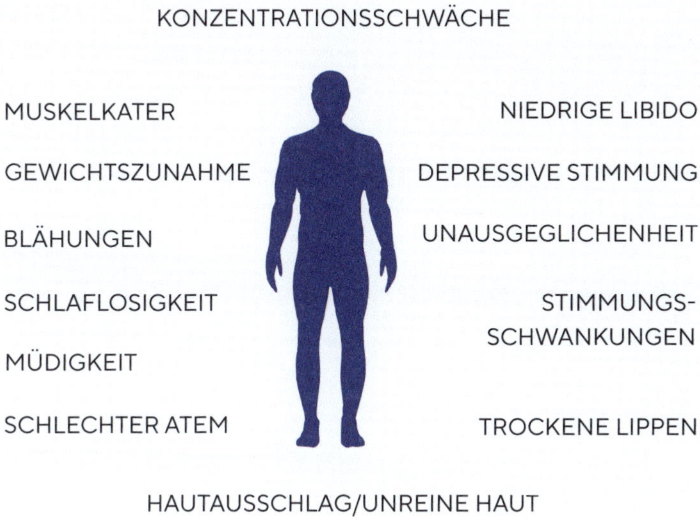

Wege der Entgiftung

Über diese Wege kannst du deinen Körper im Alltag dabei unterstützen, effektiver auszuleiten:

- Atmung
- Trinken
- Ernährung
- Bewegung
- Körperpflege
- Nahrungsergänzungsmittel
- Mentale Ausrichtung

ATMUNG

70 Prozent unserer Energie nehmen wir über unsere Atmung auf. Durch bewusst tiefes Atmen wird vermehrt Kohlendioxid ausgeschieden, und damit verschiebt sich der pH-Wert unseres Blutes in den gesunden basischen Bereich. Auf diesem Wege geschieht eine natürliche Entgiftung und Entsäuerung unseres Körpers. Tiefe verbundene Atmung entsäuert und entspannt uns daher. Näheres zum Thema Atmung sowie verschiedene Atemübungen findest du in Kapitel 5, »Heilatmung«.

TRINKEN

Am besten entgiftest du über das Trinken mit Heilpflanzen bzw. Arzneitees, wie in Kapitel 1, »Heilpflanzen«, beschrieben. So kannst du eine individuelle Teetherapie in Begleitung eines Phytotherapeuten durchführen oder bestimmte Heilpflanzen aus deiner Hausapotheke als Support beim Entgiften nutzen. Sehr zu empfehlen sind auch begleitete phytotherapeutische Kuren wie meine Reset Kur®, bei der du im ersten Step über zehn Tage einen von mir kreierten, reinigenden Heilpflanzentee zu dir nimmst, meinen Reset Tee®, der dir hilft, deine »Sünden« gut auszubalancieren und dein Immunsystem stabil zu halten. Für die selbstständige Anwendung ist auch die ayurvedische Heißwasserkur eine tolle Möglichkeit, auf einfachem Wege zu entschlacken (S. 176). Und schließlich können dich regelmäßige Reset-Tage, an denen du nur Gemüsesäfte und -brühen und/oder Shakes zu dir nimmst, sehr gut beim Entgiften unterstützen.

ERNÄHRUNG

Bei deiner sonstigen Ernährung ist zum Entgiften das Austauschen-statt-Weglassen-Prinzip ideal, das ich dir in Kapitel 2 vorstelle (S. 103). Ganz besonders ans Herz legen möchte ich dir außerdem die Happy Kur. Diese beschreibe ich auf S. 166. Regelmäßige, am besten wöchentliche Reset-Tage sind auch mit fester Nahrung zu empfehlen. An diesen setzt du dann z. B. auf eine rein naturbelassene und bioverfügbare Ernährung und isst beispielsweise nur Pseudogetreide und Gemüse.

BEWEGUNG

Jede Art von Bewegung, bei der man ins Schwitzen kommt, dient der Entgiftung. Sport und Bewegung sind nicht nur für unseren Muskelaufbau und eine verbesserte Durchblutung wichtig, sondern unterstützen dich vor allem dabei, überschüssige Säuren und Giftstoffe loszuwerden, die wir über das Einatmen oder auch über Lebensmittel aufnehmen. Beachte, dass wir beim Fitnesstraining oder Saunieren durch das starke Schwitzen viele Elektrolyte verlieren, die wir wieder ausgleichen sollten (z. B. durch Sole am Morgen oder Kokoswasser, siehe Kapitel »Hacks und Helfer« ab Seite 317). Mehr zum Thema Bewegung findest du im gleichnamigen Kapitel 6.

KÖRPERPFLEGE

Basenbäder sind eine ideale Unterstützung bei der Entgiftung. Ein Basenbad mit Basen-, Meer- oder Epsomsalz entspannt Körper und Seele und führt dem Körper wertvolle Mineralstoffe und Spurenelemente zu. Vor allem aber öffnet das Salz die Schleusen für ein wirkungsvolles Entgiften über die Hautporen. Salzbäder wirken gegen Ekzeme wie Neurodermitis und Psoriasis. Epsomsalz ist zudem ein Magnesiumsalz – Magnesium entspannt und kann sich bei Schmerzen im Nerven- und Muskelbereich und so auch bei Kopfschmerzen positiv auswirken. Aus spiritueller Sicht heißt es, dass Salzbäder auch Energieanstauungen neutralisieren können.

Bei Pflegeprodukten mache dir bewusst, dass deine Haut alles »trinkt«, was du ihr gibst. Sie nimmt die Inhaltsstoffe von Kosmetika auf und bringt sie ins Blut. Wenn du auf Nummer sicher gehen willst, benutze ausschließlich Kosmetika, die du auch essen könntest, wie z. B. Rosenwasser, Heilerde, Kakaobutter, Zitronensaft, Himalajasalz, Gurkensaft, Aloe vera oder Kokosöl. So kannst du beispielsweise einmal die Woche ein Peeling mit Olivenöl und fein gemahlenem Himalajasalz für deinen Körper oder das Gesicht machen. Das entfernt alte Hautschüppchen, und deine Haut wird wieder frischer und wirkt jünger, weil sie besser durchblutet ist. Entzündungen werden vom Salz minimiert und desinfiziert. Das Öl regeneriert und regt zur Heilung an, zudem kann die Haut nach einem Peeling besser atmen und das Sonnenlicht aufnehmen. Auch selbst gemachtes Solespray oder Rosentonikum hilft deiner Haut, sich wieder zu regenerieren und zu erstrahlen.

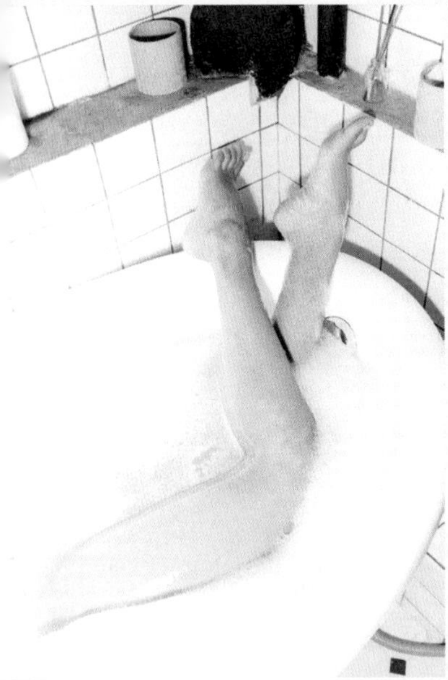

Wenn du Pflegeprodukte kaufst, wähle möglichst solche, die aus kontrolliert biologischem Anbau kommen. Verwende, wenn möglich, Zahnpasta ohne Fluoride (z. B. Sole-Zahnpasta von »Dr. Hauschka« oder »Weleda«) und Deodorant ohne Aluminium. Denn Fluoride können zur Verkalkung beitragen, und

Aluminium kann sich einlagern und krebsfördernd wirken. Ebenso rate ich dir von synthetischem Glycerin in deinen Pflegeprodukten ab. Es ist ein 3-fach-Alkohol, kann austrocknen und auf Dauer Falten erzeugen. Mit dem Verzicht auf diese Stoffe führst du dir deutlich weniger Gifte zu, die den Körper sonst belasten würden. Kokosöl ist übrigens ein wunderbarer Helfer im Bad: Du kannst es beispielsweise zum Abschminken nutzen oder daraus mit Natron und etwas ätherischem Öl eine natürliche Deo-Creme zaubern.

Zwei Rezepte für die Herstellung deiner eigenen natürlichen Pflegeprodukte findest du zum Download hier:

www.penguin.de/korasani-healer

NAHRUNGSERGÄNZUNGSMITTEL

Wie ich herausgefunden habe, erzeugen natürliche Nahrungsergänzungsmittel in Verbindung mit der Heilnahrung sehr gute Synergieeffekte bezüglich der Entgiftung. Hierzu empfehle ich dir einen Darmreiniger wie Zeolithpulver oder Aktivkohlekapseln zur täglichen Einnahme. Eine gute Mineralsalzzufuhr sicherst du dir morgens durch Sole (Anleitung S. 333). Auch Algen, z. B. AFA-Algen als Presslinge oder Pulver für Shakes, sind hilfreich. AFA-Algen sind der Star unter den Mikroalgen und damit ein Booster bei der Entgiftung. Sie sorgen für eine bessere Sauerstoffversorgung in den Zellen, binden Schwermetalle sowie Giftstoffe und wirken stoffwechselanregend. Bei der Auswahl empfehle ich, auf Bio-Qualität und gute Herstellung zu achten. Ebenso verhelfen gute Öle zur

Regulation. 1 TL Leinöl am Morgen stärkt dich beispielsweise, verhilft zu besserer Laune und liefert essenzielle Fettsäuren. Noch mehr Tipps zu natürlichen Unterstützern und Nahrungsergänzungsmitteln habe ich für dich im Kapitel »Hacks und Helfer« zusammengestellt (S. 317).

MENTALE AUSRICHTUNG

Eine positive innere Einstellung entlastet das System ebenfalls. Denn auch unsere Gedanken sind letztlich Biochemie, die den Körper und sein Hormonsystem beeinflusst. Negative Gedanken lösen nachweislich Stress und Angst aus und bewirken dadurch die Ausschüttung entsprechender Botenstoffe und Hormone. Am Morgen eine Übung zur inneren Ausrichtung zu machen oder nach einem herausfordernden Tag zu meditieren, unterstützt deine Entgiftung also ebenfalls. Verschiedene Anregungen hierzu findest du in Kapitel 4, »Mental Reset«.

»Je reiner der Körper, desto feiner der Geist.«

Die Happy Kur

Die Happy Kur bzw. Buchweizen-Kur ist eine sehr besondere Heilfastenkur, die dir hilft, wieder in deine ideale Konstitution zurückzugelangen. Denn über jahrelange Falschernährung kann sich deine Konstitution stark verändern und somit auch dein Aussehen und Befinden. Das Ungleichgewicht, das sich in deinen Zellen über die Jahre eingestellt hat, kannst du mit dieser Heilfastenkur wieder umkehren. Ohsawa schreibt über die Kur, dass sie dir hilft, in deine perfekte Balance zu kommen mit einer Topverdauung, einem tiefen Schlaf und bester Laune. Denn das sei dein Normalzustand, wenn du gesund bzw. balanciert bist. In seltenen Fällen kann Buchweizen zu Allergien führen, weshalb es empfehlenswert ist, eine kleine Menge vorher auszuprobieren. Alternativ ist die Therapie mit Rundkornreis verträglich.

Über zehn Tage nimmst du in der strengen Variante der Happy Kur ausschließlich Buchweizen und Gomasio – gerösteten Sesam mit Himalajasalz – zu dir. Diese Nahrung ist extrem nährstoffreich. Denn sie liefert dir allein über den Sesam viele Proteine und Ballaststoffe, verschiedene essenzielle Aminosäuren, Omega-6-Fettsäuren, Antioxidantien, viel Selen, Kalium, Magnesium, Calcium, Eisen, Vitamin B_1, B_6 und B_{12} sowie Vitamin E. Hinzu kommt eine hohe Dichte an Mineralien im sehr gut verdaulichen Buchweizen sowie 84 Mineralien und wichtige Elektrolyte im Himalajasalz. (Alle Details über Buchweizen findest du auf S. 125.) Diese Nahrung füllt deine Nährstoffspeicher auf und bringt die Zelle biochemisch ins optimale Gleichgewicht. Die Entgiftung geschieht nicht durch Fasten bzw. Hungern – sie geschieht, weil du beginnst, die Intelligenz deiner Zellen zu nähren: Die qualitativ hochwertige Nahrung gibt deinen Zellen den Reiz, minderwertige Stoffe auszuleiten und sie mit Stoffen besserer Qualität auszutauschen. So entsteht Regulierung und daraus Balance. Die Happy Kur heißt übrigens nicht so, weil sie dir kurzfristig Spaß bringt, sondern weil sie dich langfristig glücklich macht.

EXTREM WIRKSAM UND NACHHALTIG

Der Kalium-Natrium-Haushalt deines Blutes (Yin und Yang) kommt innerhalb dieser Kur ins Gleichgewicht. Diese Kur säubert sozusagen dein Blut. Ein aktiver Reset der Körperzellen findet statt, und dein Körper setzt das Signal auf Neustart, in der für dich ursprünglich perfekten, vorgesehenen Konstitution.

Wenn dein Blut dann wieder »rein«, d. h. basischer und von überschüssigen Säuren entlastet ist, können Entzündungen abklingen und chronische Missstände und Beschwerden wieder in die Rückläufigkeit gebracht werden. Fast alle Krankheiten beruhen auf Entzündungen, daher ist diese Heilkur auch so effektiv und ideal zur Prophylaxe. Zudem wird dein Darm saniert und gleichzeitig protegiert und damit dein Immunsystem wieder gestärkt. Die Happy Kur wirkt im Vergleich zu einer langsamen Ernährungsumstellung mit dem Austauschen-statt-Weglassen-Prinzip oder einer Heilzeit, in der du über acht bis zehn Wochen nach den Richtlinien der Heilnahrung isst, wie ein Beschleuniger. Die komplette Regeneration entzündeter Schleimhäute kann die Happy Kur über zehn Tage allerdings nicht bewirken. Sie kann die Heilzeit von acht bis zehn Wochen aber stark verkürzen. Ob deine Schleimhäute bereits geheilt sind, erkennst du am Rückgang deiner Symptome.

ESSEN, SO VIEL DU MÖCHTEST

Du musst während der Happy Kur nicht hungern, sondern kannst so viel essen, wie du möchtest. Gleichzeitig versorgt diese intensive Reset Kur® deine Zellen mit den benötigten essenziellen Nährstoffen, während sich dein Darm regenerieren kann, da das Essen so leicht zu verdauen ist. Der Schlaf wird intensiver und somit auch die Regeneration deines Körpers. Deine Heilung kann beginnen.

Anleitung

Die Happy Kur ist am wirkungsvollsten, wenn du zehn Tage lang ausschließlich Buchweizen mit Gomasio isst und dazu einen Heilpflanzentee trinkst. Diese Kur wird nach Ohsawa als die »strenge Kur« bezeichnet. Diese Variante ist besonders für Menschen zu empfehlen, die sehr unter ihren Krankheiten und Schwachstellen leiden. Alternativ kannst du zusätzlich Gemüse zu dir nehmen. Das wäre die sanftere Variante, die zwar nicht so ein hohes Heilpotenzial hat wie die strenge Kur, aber dennoch sehr effektiv ist.

Es ist in jedem Fall empfehlenswert, die Happy Kur ein- bis zweimal im Jahr durchzuführen. Am besten einmal im Frühjahr und einmal im Herbst oder Winter. Während der Kur sollten alle Nahrungsergänzungsmittel und Medikamente – Letztere nur wenn möglich und in Absprache mit dem Arzt – weggelassen werden, damit der Körper durch den Entzug angeregt wird, seine Schwachstellen zu erkennen und sich selbst zu regulieren.

- Strenge Kur: 100 Prozent Buchweizen mit Gomasio
- Sanfte Kur: 70 bis 90 Prozent Buchweizen mit Gomasio, 10 bis 30 Prozent geschmortes Gemüse

Je höher der Anteil an Korn ist, desto wirksamer ist die Kur.

TRINKEN WÄHREND DER HAPPY KUR

Während der Kur solltest du am Tag möglichst nicht mehr als ca. 1 bis 1,5 Liter trinken. Den Rest des Flüssigkeitsbedarfs nimmst du über das gekochte Getreide zu dir. Der Körper benötigt außerdem weniger Flüssigkeit als normalerweise, da du ihm – durch die Heilnahrung – weniger Giftstoffe zuführst als üblich. Durch die verminderte Zufuhr von Flüssigkeit während der Happy Kur sind deine Zellen bestrebt, das Wasserverhältnis innerhalb der Zellen zu regulieren. Dadurch wird das im Körper vorhandene Wasser – auch solches aus Wassereinlagerungen, Ödemen und Schwellungen – schneller und leichter durch den sogenannten Notstand dahin befördert, wo es benötigt wird. Eine Regulierung im Zellaustausch kann stattfinden und bringt dich in deine Balance.

Während des Essens zu viel zu trinken, schwächt im Übrigen deine Verdauungssäfte. Diese werden zu sehr verdünnt und das »Verdauungsfeuer« wird im wahrsten Sinne gelöscht. Außerdem wird der Magen dadurch unnötig vergrößert, sodass auf Dauer mehr Hunger auftritt. Besser 20 bis 30 Minuten vor oder 20 bis 30 Minuten nach dem Essen trinken – das ist eine reine Gewohnheitssache.

Trinke während der Happy Kur nur konzentrierte Flüssigkeiten wie

- individuelle Arzneiteemischungen
- andere Heilpflanzentees
- Löwenzahnwurzel-Kaffee
- Wasser, am besten gekocht

BUCHWEIZEN

- 1 Tasse Buchweizen
- 1 Tasse gutes Quellwasser
- 1/2 TL Himalajasalz

ZUBEREITUNG:

Eine Tasse Buchweizen (ganze Körner)waschen und mit einer Tasse Wasser in einen Kochtopf füllen. Den Buchweizen kurz bei starker Hitze aufkochen lassen. Sobald das Wasser kocht, die Hitze auf eine niedrige Stufe reduzieren. Nun den Buchweizen bei geschlossenem Deckel so lange köcheln lassen, bis er das gesamte Wasser aufgenommen hat. Zum Schluss den Topf von der Herdplatte nehmen und noch einen Moment ruhen lassen. Der Buchweizen sollte auf diese Weise nicht zu weich, sondern locker und kernig (al dente) gekocht werden.

GOMASIO

- 10 bis 15 Teile ungeschälten, hellen Sesam
- 1 Teil Himalajasalz

(Verhältnis je nach Geschmack)

Die ungeschälte Sesamsaat ohne Fett in einer Pfanne bräunen, bis sich ein nussähnliches Aroma ausbreitet. Wichtig ist dabei, dass die Sesamsamen vorsichtig und durch beständiges Schwenken der Pfanne gleichmäßig angeröstet werden, damit diese ihren aromatisch nussigen Geschmack noch intensivieren. Bei zu starkem oder zu langem Anrösten kann der Sesam dunkel und bitter werden. Den Sesam anschließend im Mörser zermahlen und mit dem Himalajasalz vermischen.

Gomasio kannst du auch kaufen. In Supermärkten und Bioläden findest du aber nur solches mit Meersalz. Auf die oben genannte Weise lässt es sich schnell selbst und mit dem guten Himalajasalz herstellen – schmeckt in der Regel noch besser, und du kannst davon immer ein wenig auf Vorrat lagern.

FASTENBRECHEN

Damit deine Verdauung nach der Happy Kur wieder sanft angekurbelt wird, sollte deine erste Nahrung danach warm, flüssig und leicht verdaulich sein. Am besten sind dafür leichte klare Gemüsesuppen oder Misosuppe (siehe Rezepte zum

Download) geeignet. Vermeide zum Einstieg tierische Eiweiße, damit dein Fettstoffwechsel erst langsam wieder in Schwung kommt.

***»Remember:
Du bist dein Zuhause.«***

Heilkrisen während der Entgiftung

Wenn du deinen Zellen nun eine hohe Nährstoffdichte in einer hohen Bioverfügbarkeit anbietest, kann es besonders am Anfang zu einer Heilkrise kommen – einer Erstverschlimmerung. Heilkrisen sind, wie der Name sagt, eine Zeit zum Heilen. Sie sind ganz normal und ein gutes Zeichen, dass sich in deinem Körper etwas bewegt. Sie offenbaren deine Schwachstellen, und diese können, je nach Status quo bzw. Konstitution, ganz unterschiedlich aussehen. Es kann zu verschiedenen körperlichen Erscheinungen wie Kopfschmerzen, Verstopfung oder Durchfall kommen. Aber Heilkrisen können sich durchaus auch auf mentaler Ebene zeigen, da unsere Organe, die entgiftet werden, auch in direktem Zusammenhang mit unserer Stimmung sind. So stehen unsere Leber und unsere Galle z. B. mit der Emotion Wut in Verbindung. Die Entgiftung mag sich daher anfangs nicht gut anfühlen, doch nach und nach wirst du den Benefit bemerken – die Happy Kur beginnt, dich zu beleben. Dieser Prozess ist wichtig für deine Regeneration. Dein Körper wird aufgeräumt, Giftstoffe werden abgetragen und Platz für Neues wird geschaffen. Alles wird sich wieder einpendeln, so z. B. auch dein

Blutdruck. Heilkrisen sind ein Geschenk. Sie offenbaren dir deine Schwächen – und nur wer seine Schwächen kennt, kann stärker werden.

SO KANNST DU DIE HEILKRISE ABMILDERN

Wenn eine Heilkrise auftritt, versuche, sie ganz bewusst anzunehmen. Vertraue darauf, dass dein Körper sich in einem positiven Prozess befindet und diese unangenehme Phase vorbeigehen wird. Unerwünschte Nebenwirkungen bzw. Erstverschlimmerungen klingen in der Regel ab Tag drei wieder ab. Wenn dich die Nebenwirkungen aber zu sehr belasten, kannst du auch auf die sanfte Variante der Happy Kur umschwenken und deinen Buchweizen mit Gemüse essen. Mit der angepassten Dosierung lässt sich die Heilkrise so regulieren.

Wenn du dir unsicher bist, ob die Happy Kur mit ihrer intensiven Wirkung und den möglichen Nebenwirkungen für dich gerade das Richtige ist, sprich vorher am besten mit deiner Ärztin/deinem Arzt oder deiner Heilpraktikerin/deinem Heilpraktiker.

ENTGIFTUNG BEI ALLERGIEN

Viele Menschen, die eine Allergie haben oder vermuten, dass sie gegen bestimmte Stoffe allergisch sind, investieren viel Geld in teure Allergietests und anschließend in Medikamente. Oder sie üben sich in eiserner Abstinenz. Aus meiner Sicht ist es aber kein guter Weg, ein Leben lang auf Fruktose, Gluten, Laktose, Histamin usw. komplett zu verzichten oder unentwegt Gegenmittel zu schlucken. Denn dies behandelt nicht die Ursache, man geht dem Symptom nur aus dem Weg.

Um allergische Schübe zu lindern, ist es wichtig zu wissen, wie du z. B. vermehrte Histaminausschüttungen natürlich stoppen kannst. Der Schlüssel liegt in der Regeneration der Schleimhäute.

Und diese erreichst du am effektivsten mit natürlicher Entgiftung über die acht bis zehn Wochen Heilzeit, idealerweise beginnend mit der Happy Kur. Das heißt, viele Unverträglichkeiten können somit auch behoben werden. Da du nach der Happy Kur ohnehin erst ganz langsam wieder zum normalen Essen übergehst, kannst du die fraglichen Lebensmittel mit ganz sanften Mengen nach und nach testen und deine persönliche Balance mit den Dosierungen herausfinden und anpassen. Auch das ist natürlich ein Prozess, der seine Zeit braucht. Hier sind Achtsamkeit und Bewusstsein die besten Begleiter, die dir nach und nach zeigen, wie viel von welchem Lebensmittel für dich zu dem jeweiligen Zeitpunkt am besten verträglich ist. Je mehr Aufmerksamkeit du diesem Prozess widmest, umso genauer wirst du spüren, was dein Körper wirklich will und braucht. Wenn du auf diese Weise mit deinem Körper kommunizierst, klingen viele Alltagsbeschwerden, die dich schon lange belasten, wie Blähungen, Kopfschmerzen, Pickel, Unwohlsein, Sodbrennen und Menstruationsbeschwerden, nach und nach ab.

Heilungsgeschichten aus meiner Praxis

Vor einigen Jahren kam eine junge Frau in meine Praxis, die an beiden Händen weiße Handschuhe trug. Ihre Augen waren dick geschwollen und stark gerötet. An ihrem Hals sah ich rote Flecken. Sie berichtete mir, dass sie passionierte Tangotänzerin sei und sehr traurig über ihren Zustand, weil sie so nicht mehr tanzen und keine Milongas mehr besuchen wollte. Als sie die Handschuhe auszog, sah ich ihre blutig gekratzten Hände. Außerdem zeigte sie mir auch ihre Armbeugen, die ebenfalls rot und entzündet waren. Die Frau hatte eine stark ausgeprägte Neurodermitis und litt sowohl unter dem heftigen Juckreiz als auch unter den sichtbaren Auswirkungen des Ekzems. Ich riet ihr neben einer Phytotherapie auch zu meiner strengen Variante der Heilnahrung, zur Happy Kur. Und tatsächlich: Nachdem sie schon eine erste Verbesserung nach wenigen Tagen bemerkte, führte sie die Kur insgesamt zehn Tage durch und konnte die Neurodermitis stark dezimieren. Weil die Frau so begeistert war von dem großen Erfolg, war sie bereit, mit der Heilnahrung fortzufahren. So aß sie weitere sieben Wochen nur Pseudogetreide oder Rundkornreis mit Gemüse. Am Ende dieser Zeit war ihre Haut gesund und gut durchfeuchtet. Sie hatte wieder einen schönen Glanz, der sie zum Strahlen brachte. Anschließend begann die Patientin, ganz langsam, weitere Nahrungsmittel auszuprobieren, und konnte so eindeutig erkennen, was ihrer Haut guttat und was diese nicht vertrug. Vor allem die Dosierung, also wie viel von welchem Nahrungsmittel sie bedenkenlos essen konnte, war der Schlüssel. Sie ernährte sich in der Folgezeit weiter hauptsächlich mit der von mir vorgeschlagenen Heilnahrung, und die Haut blieb ruhig. Sie hatte die für sie richtige Balance gefunden und konnte sich ab jetzt ohne Kortisonsalben selbst regulieren.

Die Happy Kur kann also, wie das Beispiel zeigt, dazu genutzt werden, Allergene aufzuspüren bzw. festzustellen, welche Nahrung einem gut bekommt und welche weniger gut. Manchmal deckt die Kur aber auch Schwachstellen auf, die entsprechend behandelt werden können. Eine solche Erfahrung machte ein anderer Patient von mir vor Kurzem. Nach zehn Tagen Happy Kur traten bei ihm Durchblutungsstörungen in den Fingern auf. Die Finger färbten sich zuerst weiß und dann blau. Zudem fühlten sie sich taub an und schmerzten zum Teil auch. Mir war sofort klar, dass es sich um Morbus Raynaud handelte, ein Syndrom, bei dem krampfartige

Verengungen der Blutgefäße geschehen, was zum Erblassen bzw. zur blauen Verfärbung der Finger führt. Ich verschrieb dem Patienten Weißdorntee, da dieser dazu führen kann, dass die Koronargefäße wieder gut durchblutet werden. Er trank den Tee zwei Tage lang morgens und abends und die Symptome nahmen ab. Dies zeigt, dass die Entgiftung auch bisher unbekannte Schwachstellen oder Erkrankungen sichtbar machen kann: eine große Chance zur Heilung. Denn nur die Schwächen, die ich kenne, kann ich behandeln.

Ayurvedische Heißwasserkur

Eine andere sehr wirkungsvolle Kur zum Entgiften ist die ayurvedische Heißwasserkur. Hier machst du dir die Tatsache zunutze, dass Wasser, je reiner und in seiner Struktur naturbelassener es ist, für unseren Körper umso leichter aufzunehmen und zu verwerten ist und die Ausscheidung von Giftstoffen begünstigt. Erhitzen wir Wasser länger, erhalten wir gereinigtes, sehr dünnflüssiges Wasser, das Stoffwechselschlacken besser abtransportieren kann. Kurz: Das Wasser wird bioverfügbarer und hilft extrem gut beim Entgiften. Es wird durch die Hitzezufuhr yangisiert bzw. basischer gemacht.

Die ayurvedische Heißwasserkur reduziert das Verlangen nach Zwischenmahlzeiten. Die Fettverbrennung wird verbessert, und die Ausleitung wasserbindender Säuren und Toxine wird unterstützt. Außerdem können die Geschmacksknospen auf der Zunge neutralisiert werden. Falls du natürliche Nahrungsmittel oft als langweilig und fad wahrnimmst, weil du an

Geschmacksverstärker gewöhnt bist, kann die Heißwasserkur dir wieder zu einem intensiveren Geschmackserlebnis verhelfen.

Anleitung:

1 bis 2 Liter gutes, gereinigtes Wasser (gefiltert oder gekauft wie z. B. »Lauretana still«, »St. Leonhards Quelle still«, »Adelholzener Mineralwasser Naturell«) in einem offenen Kochtopf zum Kochen bringen. 5 bis 10 Minuten sprudelnd weiterkochen lassen, dann in eine große Thermoskanne abfüllen. Das heiße Wasser über den Tag verteilt in ca. halbstündigen Abständen in kleinen Schlucken trinken.

Die Kur sollte mindestens sieben Tage eingehalten und kann beliebig verlängert werden. Besonders wirkungsvoll ist die Kur im Winter und im Frühjahr. Sie kann aber auch mehrfach im Jahr durchgeführt werden.

Wenn du merkst, dass sich eine Erkältung ankündigt, hilft es, 1 Liter heißes Wasser in einer Stunde zu trinken, um die Kälte schnell wieder auszutreiben.

Tägliches Zungenschaben

Eine sehr einfache und effektive Methode für ein tägliches Detox-Ritual und deine Mundhygiene ist ein Zungenschaber. Dieses Reinigungstool kommt aus dem Ayurveda und sollte am besten aus Silber oder Kupfer sein. Es befreit dich innerhalb von Sekunden von Giftstoffen, Schlacken, Abfallprodukten und Keimen, die sich nachts auf deiner Zunge bilden und ablagern. Denn gerade nachts entgiftet dein Körper stark, besonders der Darm. Eine belegte Zunge ist nach der Traditionellen Chinesischen Medizin u. a. auch ein Indiz dafür, dass deine Verdauungskräfte schwach sind und du deine Nahrung nicht richtig aufspalten kannst bzw. du nicht genügend Magensäfte hast, um richtig zu verdauen. Daher schabe deine Zunge am Morgen, bevor du etwas isst oder trinkst, damit du diesen Belag nicht wieder aufnimmst. Ziehe den Zungenschaber dazu mehrmals mit dem runden Ende von hinten, der Zungenwurzel, nach vorn und löse so den Belag ab. Reinige den Schaber nach jedem Gebrauch unter heißem Wasser. Übrigens wird auch dein Atem dadurch reiner und frischer.

Selfcare während der Entgiftung

8 Hacks

- Gönne dir mindestens einmal pro Woche ein Basenbad als Voll- oder Fußbad.
- Wenn du dich nicht zu erschöpft fühlst: Bewege dich, mache am besten Sport – auch schon 5 Minuten zu deinem Lieblingssong zu tanzen bringt neue Energie.
- Unternimm Spaziergänge in der Natur. Frische Luft tut dir und deinen Zellen besonders gut.
- Trinke heißes Wasser (siehe ayurvedische Heißwasserkur, S. 176).
- Gönne dir zu Hause viel Ruhe mit einer Wärmflasche oder Rotlicht. Dabei mit geschlossenen Augen (bei Gesichtsbestrahlung mit einer Augenschutzbrille) und einem Abstand von 30 bis 80 Zentimetern vor die Rotlichtlampe setzen. 10 bis 15 Minuten solltest du nicht überschreiten. Es fördert die Durchblutung, wärmt und hellt das Gemüt an grauen Tagen auf.
- Nutze ätherische Raumdüfte, das steigert dein Wohlgefühl.
- Schreibe eine Happy List mit allem, was dich glücklich macht.
- Räuchere mit Palo Santo, einem aromatischen Holz aus Südamerika, und reinige damit auch dein Zuhause.

4. Heilsäule: Mental Reset – geistige Reinigung

Alles ist Nahrung

Nahrung ist ein sehr komplexes Thema, das tatsächlich weit über Lebensmittel hinausgeht. Nicht nur das, was du isst, ist Nahrung. Sondern auch deine Gedanken. Aus einem ganzheitlichen Blickwinkel gesehen nährst du dich nicht nur mit jeder Mahlzeit, sondern mit allem, was du denkst, was du siehst, was du hörst und mit deinen Sinnen aufnimmst. Und so ist auch deine geistige Haltung ein zentraler Teil deiner Gesundheit.

Was nützt die gesündeste Nahrung, wenn deine Gedanken dir nicht wohltun? Wenn du während des Essens die ganze Zeit in destruktiven Grübeleien festhängst? Oder wenn du unbewusste Überzeugungen in dir trägst, die dich schwächen, wie beispielsweise »Ich bin nicht gut« oder »Ich bin nicht genug«? Du verleibst dir diese Gedanken ebenfalls ein. Wie jedes Buch, jeden Film und jede Konversation. All das muss verarbeitet werden und hat einen konkreten Effekt auf dich und dein Wohlbefinden. All das prägt dein Bewusstsein und wirkt sich auf dein Denken, Fühlen und Handeln aus. Im jüdischen Talmud heißt es: Gedanken werden zu Worten, Worte zu Handlungen, Handlungen zu Gewohnheiten, Gewohnheiten zu deinem Charakter und dein Charakter zu deinem Schicksal. Wenn man sich das verinnerlicht, wird klar, wie relevant deine mentale Einstellung ist, wie sehr sie dein Leben beeinflusst.

Dass Gedanken auch direkte Auswirkungen auf dein körperliches Befinden haben, kannst du mit einem einfachen Test überprüfen: Stelle dir einmal eine quietschgelbe, richtig saure Zitrone vor und beiße gedanklich hinein. Spürst du, was passiert? Genau: Deine Drüsen produzieren sofort mehr Speichel im Mund. Es war nur ein Gedanke, und schon veranlasst dein Körper diese enormen biochemischen Vorgänge. Dasselbe passiert auch, wenn wir Angstgedanken haben oder uns im permanenten Dauerstress befinden – je länger wir in diesem Zustand sind, umso stärker ist der Effekt. **Gedanken erzeugen Gefühle, und diese Gefühle lösen nachweislich körperliche Effekte aus. Kurz gesagt: Jeder Gedanke, jedes Gefühl hat auch immer einen biochemischen Einfluss auf deinen Körper.** Dass dies so ist, hat einen simplen und sinnvollen Hintergrund. Dieser Effekt dient seit Urzeiten unserem Schutz. Denn wenn Gefahr droht, alarmiert uns unser Körper mit Angst und Stress und den dazugehörigen Symptomen wie Herzklopfen, flache Atmung und Muskelspannung: Unser System macht sich bereit für Kampf, Flucht oder Erstarrung. Wenn wir tatsächlich bedroht sind und schnell reagieren müssen, ist das eine überlebenswichtige Funktion. Wenn die Angst aber allgegenwärtig in unserem Alltag ist, obwohl es gar keinen akuten Grund gibt, dann dient sie uns nicht, sondern schadet uns. Wenn du dir ständig Gedanken oder Sorgen machst um alle möglichen Dinge, die in der Vergangenheit geschehen sind oder in der Zukunft passieren könnten, bist du nicht mehr in der im Grunde gefahrlosen Gegenwart. Du bist permanent unruhig und in Alarmbereitschaft.

Du hast eine flachere Atmung, und dein Körper schüttet ständig Stresshormone aus. Das führt zu Angespanntheit, die sich gern mit muskulären Verspannungen oder Kopfschmerzen bemerkbar macht oder eben mit Verdauungsproblemen, Schlaflosigkeit, Erschöpfung und anderen Alltagsbeschwerden. Gedanken können dir also ganz konkret entweder Kraft geben oder dir Kraft entziehen und dich erschöpfen und krank machen. Auch hier sind wieder Anlass und Dosis entscheidend, ob etwas gesund oder ungesund für uns ist. Deshalb ist es von so großer Relevanz, sich seiner Gedanken bewusst zu sein und diese im nächsten Schritt achtsam auf das auszurichten, was man erzeugen möchte.

Gerade wenn du dich unwohl fühlst, konkrete Beschwerden hast oder krank bist, ist es wichtig, dir über deine Gedanken im Klaren zu sein: Bist du die meiste Zeit über mental mit deiner Krankheit befasst? Richtest du dadurch den Fokus also auf das, was dich belastet und was du eigentlich loswerden möchtest? So ist es tatsächlich deutlich schwerer, gesund zu werden. Denn mit dieser mentalen Ausrichtung belastest du dich selbst und wirst vielleicht sogar schwermütig oder depressiv. Dein Körper produziert Hormone, die Stress und Unwohlsein erzeugen, und diese dienen dir nicht beim Gesundwerden. Rein medizinisch betrachtet, brauchen wir zur Gesundung den sogenannten parasympathischen Zustand, in dem das Nervensystem entspannt ist und wir uns regenerieren und erholen können. Denn das ist im sympathischen Zustand, in dem wir auf Kampf oder Flucht ausgerichtet sind, schwer möglich, weil der Körper dann komplett auf Überleben programmiert und in absoluter Alarmbereitschaft ist. Um zu heilen, braucht dein Körper andere Signale, die in dir Ruhe, Regeneration und Heilung fördern. Und die gibst du ihm z. B. mit einer Ausrichtung auf das gewünschte Ergebnis: auf deine Gesundheit. Statt auf die Symptome, auf die Angst, dass es nicht besser wird, auf den Schmerz und das Unangenehme fixiert zu bleiben, macht es also Sinn, dich auf den unverletzten Teil in dir zu konzentrieren. Stelle dir deine Gesundheit einmal wie die Sonne vor, die gerade von einer Wolke, nämlich deiner Krankheit, bedeckt ist. Die Sonne ist ja nicht verschwunden, sie scheint immer und jederzeit. Du kannst sie nur gerade nicht sehen. Aber du weißt, sie ist immer noch da, und sie wird auch wieder sichtbar werden. **Wenn du dich bewusst auf den Moment ausrichtest, in dem es dir wieder gut geht, lenkst du deine Energie und damit auch deine Biochemie auf deine Gesundheit. Auch hier kannst du dein eigener Heiler sein: Denn mentale Arbeit ist ebenfalls schöpferische Heilung. Die Konzentration auf die Fülle statt auf den Mangel bringt dich auf Dauer in einen ruhigen, gelassenen Zustand, in dem die Heilung beginnt.**

Bewusstsein und Ausrichtung verändern Körper und Gehirn

In einem Forschungsprojekt der Boston University School of Medicine[16] wurden die Daten verschiedener Langzeitstudien analysiert und es zeigte sich, dass Optimisten eine nachweislich höhere Lebenserwartung haben. Wie die Forscher zudem feststellen konnten, setzen sich Menschen mit einer positiven Lebenseinstellung mehr Ziele und verfügen über ein höheres Selbstbewusstsein. Optimisten seien laut der Studie in der Lage, ihre Gefühle und ihr Verhalten auch in herausfordernden Situationen besser zu steuern. Und sie achten verstärkt auf ihre Gesundheit, sind seltener Raucher und nehmen weniger Alkohol zu sich. Es macht also schon aus medizinischen Gründen nachweislich Sinn, sich Gedanken zu machen, die einen stärken. Und es führt offenbar zu Tatkraft und mehr Selbstwirksamkeit.

Genau das Gegenteil ist übrigens der Fall, wenn Menschen über einen längeren Zeitraum depressiv sind – und das zeigt sich sogar an einer veränderten Gehirnstruktur: Es ist wissenschaftlich erforscht, dass bei diesen Menschen der linke Hippocampus, der unter anderem auch dafür zuständig ist, Stimmungen zu kontrollieren und Pläne zu machen, stark verkleinert ist.[17] Man nimmt an, dass dies durch den Einfluss von Stresshormonen im Blut erzeugt wird.[18]

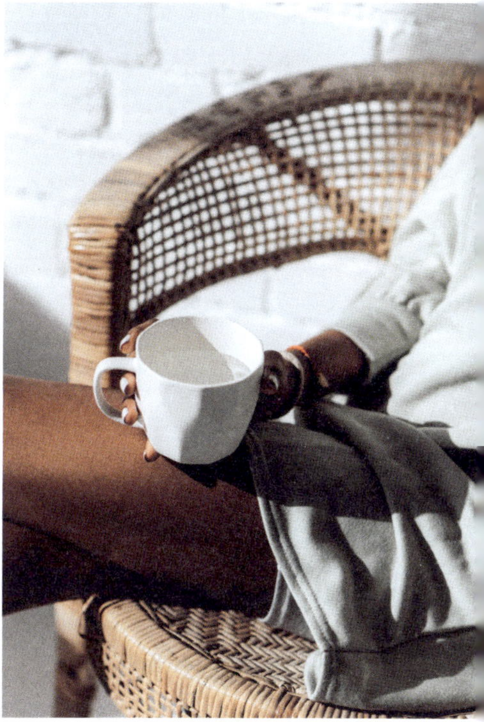

Auch die heutige Positive Psychologie und viele traditionelle geistige Lehren weisen darauf hin, dass die innere Haltung einen maßgeblichen Einfluss auf unsere Gesundheit und unsere Lebenswirklichkeit hat. Dieser Zusammenhang wird im sogenannten Gesetz der Anziehung oder Resonanzgesetz weitergedacht. In den sieben hermetischen Prinzipien, die in dem 1908 erschienenen Buch *Kybalion* thematisiert werden, wird es das »Prinzip der Analogie (Entsprechung)« genannt. Die Kernaussage dieses Prinzips lautet: »Wie oben, so unten; wie innen, so außen; wie der Geist, so der Körper.« Das bedeutet, dass das, was im Universum bzw. im Makrokosmos existiert, seine Entsprechung im Individuum bzw. im Mikrokosmos findet und umgekehrt – die äußeren Umstände spiegeln sich demzufolge im einzelnen Menschen wider, und Veränderungen im mikrokosmischen Bereich wirken sich wiederum auf das große Ganze aus. Das Prinzip besagt, dass es eine Wechselbeziehung gibt zwischen unseren Gedanken und unseren äußeren Lebensumständen. Wenn man nun an grenzüberschreitendes Verhalten anderer, Schicksalsschläge, Unfälle oder Ähnliches denkt, könnte man meinen, das Gesetz sage: »Du bist bei allem, was geschieht, die Ursache«, doch so sehe ich es nicht. Ich verstehe es eher als Hinweis darauf, dass es Sinn macht, sich seiner Verantwortung für seine Gedanken und die Bewertung bestimmter Situationen bewusst zu werden. Du hast immer die Wahl zu entscheiden, wie du das Geschehene deutest und was du daraus machst. Du kannst dein Schicksal, ja sollst es sogar mitbestimmen, indem du bewusst und aktiv präsent bist mit dem, was ist. Wie das deutsche Sprichwort »Wie du in den Wald hineinrufst, so schallt es heraus«, besagt auch das Gesetz der Anziehung, dass Gleiches Gleiches anzieht. Oder vereinfacht gesagt: Unsere Gedanken und Gefühle formen unsere Realität. Astrid Lindgren drückte es sehr pragmatisch und positiv aus: »Alles, was an Großem in der Welt geschah, vollzog sich zuerst in der Fantasie eines Menschen.« Gedanken werden also zu Taten und Tatsachen.

Wenn man diesem Prinzip folgt, wird also nicht das wahr, was du dir wünschst, sondern vielmehr das, woran du hauptsächlich denkst bzw. was du fühlst. Gedanken erzeugen gewisse Schwingungen. Und diese ziehen wiederum ähnliche Schwingungen an. **Du bist also nicht für alles, was sich in deinem Leben ereignet, immer allein verantwortlich, aber doch für deine Lebenswirklichkeit, also dafür, wie du dein eigenes Leben wahrnimmst, erlebst und steuerst.** Je bewusster du dir deiner Verantwortung bist, umso mehr erkennst du auch die Zusammenhänge und deinen eigenen Anteil.

»Ob du denkst, du kannst es, oder du kannst es nicht – du wirst recht behalten.«

Henry Ford

Geistiges Entgiften

Um dich mental auf das auszurichten, was du dir wünschst, macht es Sinn, dir zunächst bewusst zu werden, wovon dein Geist aktuell bestimmt ist. Welche Gedanken denkst du häufig? Sind es Gedanken, die dir guttun? Welche Gefühle lösen sie aus? Sind diese angenehm oder eher unangenehm, vielleicht sogar schmerzhaft? Wenn du feststellst, dass es oft Gedankenmuster sind, die dich beschweren, oder gar destruktive Denkspiralen, bedrückende Grübeleien und Angstfantasien, dann ist es wichtig, das erst mal ehrlich wahrzunehmen. Und zwar ohne Bewertung. Denn diese Gedanken haben auch ihre Berechtigung und meistens einen Grund. **Jeder Mensch hat auch mal Sorgen, traurige oder aggressive Gedanken, das ist völlig normal. Und am Ende sind gerade diese Gedanken deine Freunde. Denn sie senden dir, genau wie körperliche Symptome, Zeichen, die dir helfen wollen zu erkennen, was aus der Balance geraten ist. Im Grunde ist ihre Botschaft immer: Schau hier noch mal genauer hin! Was stimmt hier nicht? Was kannst du tun, damit es stimmig wird?** Und manche Gefühle sind auch nur unangenehm, weil sie auf etwas hinweisen, das du als unangemessen bewertest. Ich nenne diese Gefühle gern unsere Kellerkinder. Sie sitzen da unten im Dunkeln, in unserem Unterbewusstsein, aber nicht, weil sie böse und schlecht sind, sondern weil sie sich nicht gesehen fühlen und sich am Ende eigentlich nur wünschen, dass du einmal nach unten gehst, das Licht einschaltest, sie ansiehst und in den Arm nimmst. Du hast es bestimmt auch schon erlebt: Wenn du einem vermeintlich negativen Gefühl einen Moment der Beachtung schenkst, es nicht verdrängst, es aber auch nicht verstärkst, sondern einfach annimmst, kann es da sein und verschwindet interessanterweise auch oftmals schnell wieder. Aber meistens schreiben wir lieber noch eine WhatsApp-Nachricht, essen noch mehr Schokolade oder schauen eine weitere Serie an, anstatt uns mit dem zu befassen, was in uns gerade Aufmerksamkeit braucht. Oder wir gehen ganz extrem in das Gefühl hinein und intensivieren die Gedanken, die uns beschweren. Auch dann kann das Gefühl nicht gehen bzw. sich nicht verändern. Denn alles, was ist, braucht Nahrung, so auch Zustände, die dir nicht gefallen. Sie bekommen durch deine Aufmerksamkeit Energie, und dadurch wachsen sie und werden größer. Es ist also wichtig, darauf zu achten, dass deine Gedanken nicht die Oberhand gewinnen und dich und dein Leben bestimmen. Und dafür kannst du selbst sorgen. Wenn du begreifst, welche Kraft deine Gedanken haben und dass du es bist, der sie steuert, kannst du aktiv entscheiden, welche Gedanken du kultivieren möchtest. Verurteile dich also nicht für deine Gedanken, auch wenn sie dir unangenehm sind. Dich zu bewerten, schwächt dich nur noch mehr. Versuche vielmehr, dankbar dafür zu sein, dass du diese Gedanken erkennst und nun die Chance hast, sie umzuwandeln. **So lernst du, deine Gedanken zu steuern, damit sie dich nicht steuern. Das ist auch eine Form von Energiemanagement, da du viel Stress und unnötige Energie dadurch sparen kannst.** Auf diese Weise schaffst du ein »Mental Reset«. Denn letztlich braucht auch dein Geist, genau wie dein Körper, von Zeit zu Zeit einen Neustart, sozusagen eine geistige Entgiftung. Indem du dir bewusst machst, was und wie du genau denkst, welche Gedanken dir dienlich sind und welche nicht, kannst du innerlich Ordnung schaffen: ein Magic Cleaning für deinen Geist.

Glaubenssätze erkennen und umwandeln

Die meisten Menschen erlauben sich nicht, das zu bekommen, was sie sich wünschen. Und sie können es sich auch innerlich nicht vorstellen, es zu empfangen. Doch sich das Gewünschte selbst zu erlauben und es zu visualisieren, sind die beiden Voraussetzungen, dass etwas sich verwirklicht. Vereinfacht gesagt: Du bekommst nicht das, was du willst, sondern das, was du zu empfangen bereit bist, was dein wahrer Wille ist. Damit ist eben nicht das Wollen des Egos gemeint, sondern der Wille des wahren Selbst, so wie in Michael Endes Roman *Die unendliche Geschichte* mit der Aufschrift auf dem Amulett – »Tu, was du willst!« – der wahre Wille gemeint ist. Das, was du dir innerlich ganz lebendig und mit aller Energie vorstellen kannst, also deine Vorstellungskraft gepaart mit deinem Bewusstsein, bildet sozusagen die treibende Kraft, die Dinge in deinem Außen zu materialisieren. Was uns abhält, sind oftmals alte Überzeugungen, die uns unbewusst leiten. Wir alle haben sehr früh bestimmte Regeln und Prinzipien und vor allem Bewertungen erlernt. Daraus bilden sich unsere Glaubenssätze, die uns unbewusst steuern und uns diktieren, dass etwas gut oder schlecht, richtig oder falsch ist. Es sind all die verinnerlichten Überzeugungen: »Man muss dies tun«, »Man sollte das tun« und »Das macht man nicht!«. Ohne es zu merken, sind wir gelenkt von diesen verborgenen Wertmaßstäben und Urteilen, die sagen: »Ich bin es nicht wert. Ich muss erst Leistung bringen, bevor ich geliebt werde oder etwas bekommen darf.« Diese tief verankerten Überzeugungen sind es, die uns definieren, unser Handeln bestimmen und letztendlich den Status quo erhalten. Auf diesem geistigen Kontostand baut sich das Außenleben auf. Und deshalb ist es so wichtig, sich das Empfangen zu erlauben.

Nehmen wir beispielsweise einmal an, du wünschst dir Geld. Erlaubst du dir denn auch dieses Gefühl von Reichsein? Oder fühlst du dich schlecht, wenn du dir Reichtum wünschst, weil du vielleicht unbewusst Dinge denkst wie »Geld ist böse« oder »Reichsein verdirbt den Charakter«?

Wenn du dies auf das Thema Gesundheit überträgst, kannst du dich fragen: Möchtest du wirklich gesund sein? Erlaubst du dir, gesund zu sein? Und zwar auf allen Ebenen? Wenn du genauer über diese Fragen nachdenkst, wirst du vielleicht feststellen, dass die Entscheidung, gesund sein zu wollen, Konsequenzen hat. Und dass sie Veränderung notwendig macht. Hippokrates soll gesagt haben: »Bevor du jemanden heilst, frage ihn, ob er bereit ist, die Dinge aufzugeben, die ihn krank gemacht haben.« Das können schädliche Essgewohnheiten sein, aber genauso auch geistige Routinen, die uns nicht bekommen – Gedanken, an denen wir unbewusst festhalten, obwohl sie uns nicht nützlich sind.

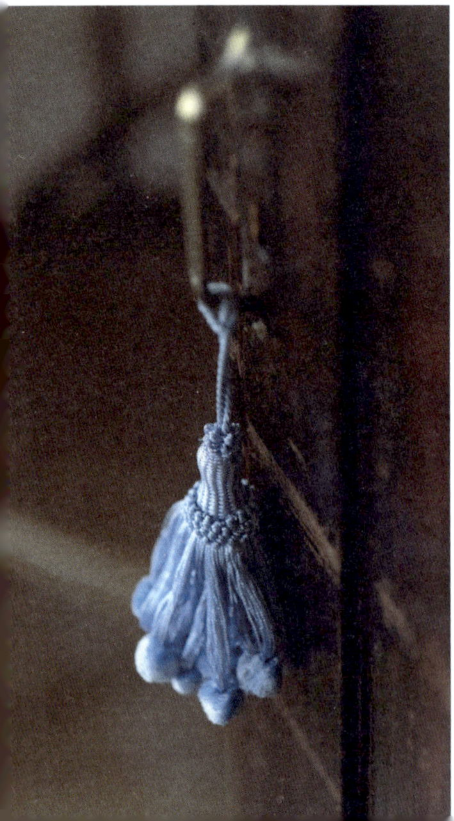

Intellektuell verstehen wir so viel und meinen, unser Verstand habe das Zepter unseres Lebens in der Hand. Aber unsere Glaubenssätze im Unterbewusstsein sind die entscheidende Instanz, wenn es darum geht, ob sich etwas im Außen manifestiert oder nicht. Der größte Teil unserer Entscheidungen wird unbewusst getroffen. Ebenso entspringen bestimmte Worte, die wir unbewusst ständig sprechen, aus unseren Glaubenssätzen und haben einen enormen Einfluss auf unsere Gefühle. Fühle mal, was einerseits der Satz: »Ich muss arbeiten«, und andererseits die Aussage »Ich will arbeiten« emotional mit dir machen. Jedes Wort hat eine eigene Schwingung und damit auch eine bestimmte Wirkung. Z. B. schwächen wir unsere Kraft oft ab, indem wir vieles kleinreden mit Wörtern wie: vielleicht, könnte, sollte, ein bisschen, hoffentlich, man, manchmal. Spüre mal nach, wie anders du dich fühlst, wenn du ganz klare Sätze formulierst, ohne diese Füllwörter. Ich habe einmal mit einer Frau ein mentales Training durchgeführt, die danach in ihrer Position als Anwältin – in ihrem meist männlich geprägten Umfeld – dieses Prinzip anwandte. Mit Erfolg. Sie wurde immer mehr als starke, souveräne und autarke Person wahrgenommen und behandelt.

»Wer nach außen schaut, träumt,
wer nach innen schaut, erwacht.«

C. G. Jung

Ein Teil meiner eigenen Heilungsgeschichte

Vor allem in meiner Jugend hatte ich öfters mit Liebeskummer zu kämpfen. Das Gefühl von Trennung löste bei mir starke Verlustängste aus. Ich kam nur schwer damit zurecht und war nach einem solchen Erlebnis lange emotional wie ausgeknockt. Als ich wieder einmal sehr unter einer Trennung litt, schlug mir ein guter Freund vor, nach Plum Village zu fahren – das erste von Zenmeister Thich Nhat Hanh gegründete Kloster im Westen, in der Nähe von Bordeaux in Südfrankreich. Ich folgte seinem Rat und besuchte das buddhistische Retreat. Es geht an diesem Ort darum, die Kunst der Achtsamkeit zu erlernen, mit dem Ziel »in Harmonie miteinander und mit der Erde zu leben«. Das bedeutete ganz praktisch, dass wir dort in einer großen Gemeinschaft übten, in jedem Augenblick präsent zu sein. Es gab »walking meditations«, bei denen man achtsam und langsam geht, sowie andere Techniken, die wir erlernten, um sie auch später in unserem alltäglichen Leben ausüben zu können. Es ging bei allem, was wir taten, egal, ob wir spazierten, aßen, sprachen, zuhörten oder Essen zubereiteten, immer um die Frage: Mit welcher Qualität tue ich dies gerade? Mit welchem Bewusstsein? Einmal in der Stunde gab es in der Haupthalle dazu einen Gong, der dich aufforderte, kurz für einen Atemzug innezuhalten und wahrzunehmen, was du gerade denkst und fühlst. Und ich werde nicht vergessen, wie ich mich einmal, als der Gong ertönte, an der Essensausgabe bei dem Gedanken erwischte: »Warum nimmt diese dicke Frau sich nur ihren Teller so voll?« Ich bin in diesem Moment über meinen eigenen Gedanken erschrocken. Und das geschah nicht nur einmal. Immer wieder merkte ich, dass ich offenbar ganz nebenbei Dinge dachte, die mir gar nicht bewusst waren bzw. die ich so nicht denken wollte. Am Anfang war es nicht leicht, diese Gedanken zu steuern, sie kamen ja ganz automatisch aus meinen konditionierten unbewussten Glaubenssätzen. Aber ich habe mich auf den Prozess des Erkennens eingelassen. Thich Nhat Hanh sprach bei seinem ersten Vortrag, den ich dort von ihm hörte, über die drei Schritte für einen besseren Umgang mit Gedanken oder Situationen, die uns nicht dienlich sind: erkennen, akzeptieren, loslassen. Nach dieser buddhistischen Sicht gibt es keine Abkürzung für wahre Transformation, wenn du die Dinge nicht unterdrücken, sondern erlösen und verwandeln willst. Und so habe ich es auch selbst erlebt.

Ich ging in einen bezaubernden dunklen Wald in der Nähe des Klosters, um meine erste bewusste Meditation zu machen, bereit, alles anzuschauen und zuzulassen. Und was ich wahrnahm, als ich den Blick nach innen richtete, war nur Dunkelheit und Leere. Ich wurde sehr traurig und saß da, in diesem dunklen Wald, und weinte. Mir wurde klar, dass ich wohl die ganze Zeit komplett auf das Außen fokussiert gewesen war, dort Bestätigung gesucht hatte und hauptsächlich mit Fragen beschäftigt gewesen war wie: »Was denkt dieser Mensch von mir? Mag er mich? Bin ich gut genug? Findet er mich schön?« Und ich hatte mich abhängig gefühlt von einer positiven Antwort. Das hatte unglaublich viel Unsicherheit

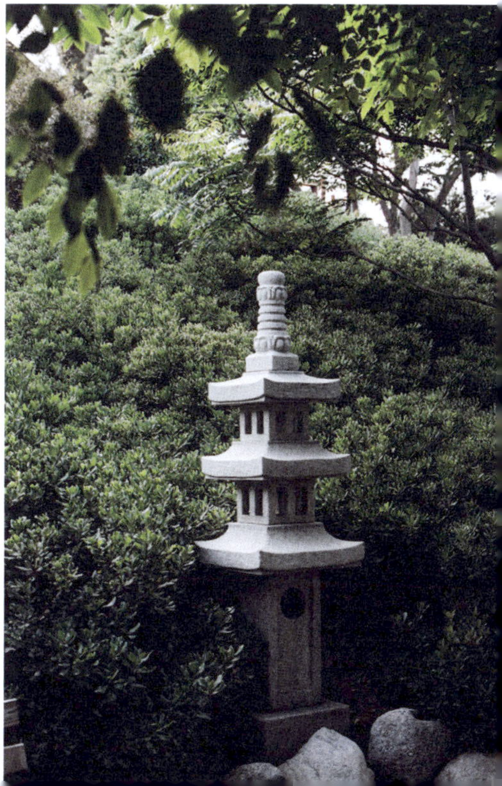

und Angst in mir erzeugt. In diesem Augenblick im Wald habe ich mir selbst das Versprechen gegeben: Ab heute nähre ich mich selbst wieder mit mehr Licht und Liebe! Ich sorge für mich. Ich lerne, mich selbst anzunehmen und zu lieben. Denn mir war klar geworden, dass die Liebe nur da bleibt, wo sie auch gelebt wird. Interessanterweise wandelte sich in dem Moment, in dem ich begann, mich zu lieben, auch das Außen. Der Mann, der mich verlassen hatte, kam zurück. Aber das war nicht mehr wichtig. Ich hatte etwas gefunden, das viel bedeutender war als die Zuneigung eines anderen Menschen, nämlich meine Selbstliebe, mein bedingungsloses Commitment mit mir. Ich habe in dieser Zeit ganz bewusst die Schönheit des Lebens wiederentdeckt, die in den ganz kleinen alltäglichen Dingen und in der Natur liegt. Der Wind in den Bäumen, eine Sonnenblume und die Farbe des Himmels waren plötzlich wie Magie. Ich sammelte »magic moments« – so nenne ich Momente, die mich von innen her nähren. Auch mein Selbstbild veränderte sich, ich empfand mich trotz meiner ungeliebten Brille damals und ungeschminkt als schön und genoss als Stadtkind, das ich war, jeden Moment in der Natur als das größte Geschenk. Und das nur, weil ich meine Perspektive verändert hatte und mit der Achtsamkeit zu mehr Bewusstsein gekommen war. Wahrhaft gelebte Achtsamkeit für das, was um dich ist, für dich selbst und für andere, das ist für mich der Inbegriff von Liebe. Denn was nützt es dir, wenn dir jemand sagt, dass er dich liebt, wenn er dich gar nicht achtsam behandelt und nicht wahrnehmen kann, wer du wirklich bist und was dir guttut. Dasselbe gilt natürlich auch für dich selbst, für deine Selbstliebe: Wenn du nicht auf dich achtgibst, kannst du es auch nicht unbedingt von anderen erwarten. Gelebte Liebe ist für mich Achtsamkeit in Aktion. **Was du berührst, berührt auch dich. Die Art, wie du die Dinge tust, hat einen Einfluss, auch wenn das oft nicht direkt ersichtlich ist. Ein noch so kleiner Gedanke**

und umso mehr eine Tat – alles wirkt sich auf alles aus. Alles ist miteinander verbunden. Mit diesem Bewusstsein denkst, sprichst und handelst du tatsächlich achtsam. Eine buddhistische Weisheit sagt: »Wenn du etwas sagen willst, frage dich immer: Ist es wahr? Ist es notwendig? Ist es freundlich?«

Nach dem Aufenthalt in Plum Village änderte sich vieles in meinem Leben. Weil ich nicht mehr bereit war, Dinge zu tun, die gegen meine innere Überzeugung gingen. Ich kündigte meinen Job und nahm mir eine Auszeit, um das zu tun, was mich nährte und mir Lebensfreude brachte. Ich probierte neue Dinge aus, tanzte Tango, begann eine Therapie, fing an, mich immer mehr mit der Natur zu beschäftigen, und kam schließlich zu meinem neuen Weg und wurde Heilpraktikerin und Phytotherapeutin.

Ich bin davon überzeugt, dass sich die Seele immer durch unseren Körper verwirklichen will und uns dazu unendlich viele Zeichen gibt. Wir müssen sie nur wahr- und ernst nehmen. Meine Mutter sagte immer: »Folge deinem Herzen.« Heute weiß ich genau, was sie damit meinte. Wenn deine Augen glänzen vor Freude, weißt du, dass du auf dem richtigen Weg bist.

»Bewusstsein ist wie die Sonne.
Wenn es auf Dinge scheint,
werden sie verwandelt.«

Thich Nhat Hanh

Wir ziehen das an, was wir fühlen

Deine Gedanken aktiv wahrzunehmen und jene zu identifizieren, die nicht auf das ausgerichtet sind, was du möchtest, ist also der erste Schritt hin zu einer bewussten Ausrichtung. Aber was ist der nächste Schritt? Wie geht man mit diesen Gedanken, die da sind, um, und welche sind überhaupt die für mich stimmigen Gedanken, die ich denken will? Um den Prozess eines Mental Reset voranzubringen, kann es helfen, dir zunächst einmal folgende Fragen zu stellen:

- Wer möchte ich sein?
- Wie möchte ich mich fühlen?
- Was bedeutet heil sein für mich?
- Was »gewinne« ich aktuell noch durch meine Beschwerden? Welchen Vorteil ziehe ich daraus?

Möglicherweise fällt es dir nicht bei jeder Frage leicht, sofort eine Antwort zu finden. Nimm dir Zeit. Notiere vielleicht erste Ideen. Lies die Frage ruhig noch einmal und lasse sie wirken. Schreibe etwas später vielleicht noch einmal ein paar Gedanken dazu auf. Manchmal finden sich die Antworten ganz organisch. Oft in Augenblicken, in denen man etwas anderes, womöglich ganz Alltägliches tut wie Geschirrspülen. Besonders die letzte Frage mag dich eventuell herausfordern, oder du denkst sogar, das sei ja Unsinn! Welchen Vorteil könnte denn bitte Unwohlsein haben? Im systemischen Coaching nennt man das Problemgewinn und findet oft einen manchmal ganz unscheinbaren Punkt, der »das Gute an der Sache« ist. Beispielsweise könnte eine Erkältung dir endlich die

Ruhe schenken, die du schon lange gebraucht hast. Vielleicht bekommst du durch einen Schmerz die Aufmerksamkeit, nach der du dich gesehnt hast – auch deine eigene könnte das sein. Oder du musst durch eine Erkrankung einen Termin nicht wahrnehmen, der dich die ganze Zeit beunruhigt hat. Auch wenn es unangenehme Dinge sein können, die zutage treten: Versuche, offen für diese Erkenntnisse zu sein. Und danke deinem Körper, dass er dir mit den Beschwerden die notwendigen Zeichen geschickt hat, etwas Wichtiges wahrzunehmen.

Der Mensch ist das einzige Wesen auf der Welt, das bewertet, das ständig alles in Gut und Schlecht einteilt. In der Natur gibt es kein Positiv und Negativ in diesem Sinne. Und weil auch wir Natur sind, sind wir gut so, wie wir sind, mit allen Gedanken und Gefühlen, die wir haben. Trotzdem beurteilen wir auch unsere Gedanken als positiv oder negativ, obwohl sich selbst ein bestimmter Gedanke, eine Angst oder eine Situation, die wir heute als negativ wahrnehmen, schon kurze Zeit später als etwas darstellen kann, das positiv für uns ist. Und umgekehrt. Heute erscheint uns etwas als unbedingt erstrebenswert, und morgen erkennen wir vielleicht, dass es uns gar nicht nützlich wäre und es ein Glück ist, es nicht zu haben. Daher ist es wichtig, aus der Bewertung herauszukommen.

Es kann allerdings hilfreich sein zu unterscheiden, was ist für mich gerade in meiner jetzigen Situation förderlich und was nicht. Frage dich: Welcher Gedanke dient mir jetzt? Was möchte ich in mir nähren und verstärken? Und dann versuche, dich darauf auszurichten. **Es geht nicht um gut oder schlecht, sondern darum, du selbst zu sein und deiner inneren Wahrheit entsprechend zu handeln. Dazu ist es zuerst notwendig zu spüren: Wer bin ich in Wahrheit? Es geht darum, dich in deiner Schöpferkraft zu erkennen. Als Teil der Natur.** Genauso schön und perfekt wie jede Blume, jeder Sonnenuntergang und das Meeresrauschen.

Wenn wir den Fokus wieder stärker auf das höhere Selbst, auf unsere Schöpferenergie, unseren unverletzten Kern, also letztlich auf unsere Seele lenken, sind wir frei von diesen Bewertungen. In diesem Zustand gelten keine Glaubenssätze. In diesem Zustand können wir das empfangen, was uns dienlich ist, was uns nährt. Wenn du nun herausgefunden hast, was dir entspricht, wer du sein willst und was du dir wünschst, denke und fühle es ganz bewusst. Denn indem du deine Gedanken lenkst, lenkst du auch deine Gefühle. Und über deine Gefühle kommunizierst du am leichtesten mit deinem Unterbewusstsein. Empfange also das, was du dir wünschst, indem du es zuerst fühlst. Dein Unterbewusstsein ist wie ein Navi – du kannst damit bestimmen, wohin deine Reise geht! Aber natürlich musst du das Ziel eingeben. Dankbarkeit und Liebe zu fühlen, ist der schnellste und effektivste Weg, die Energiefrequenz in deinem Körper zu erhöhen. **Alles, wofür du dankbar bist, wird sich in deinem Leben vermehren.** Dankbarkeit bedeutet, deinem Unterbewusstsein die Botschaft zu senden: Das gefällt mir, ich freue mich über mehr davon. So ist es z. B. sehr effektiv, jeden Tag mindestens eine Sache zu notieren, für die du dankbar bist, und ebenfalls festzuhalten, warum du dankbar bist. Dein Warum stärkt dein Commitment. Dein Unterbewusstsein speichert auf diese Weise nicht nur die Sache selbst, sondern auch ihre Relevanz für dich. Du richtest deinen Fokus auf diese Weise von Mangel auf Fülle, und wir alle wissen: Was wir aussenden, kommt zu uns zurück. Du wirst es sicher schon selbst oft genug erlebt haben: Bist du glücklich, ist die Welt gut zu dir. Fühlst du dich schlecht, ziehst du schnell Dinge an, die dasselbe in dir auslösen. Oder wie es Einstein gesagt haben soll: »Alles ist Energie, gleiche dich der Frequenz der Energie an, die du möchtest, und du kreierst diese Realität.«

Gedankenkontrolle: Bewusst sein oder nicht bewusst sein, das ist hier die Frage

Was deine Gefühle und Gedanken angeht, braucht es aus meiner Sicht bewusste Entscheidungen. Denn wenn wir nicht bewusst entscheiden, lassen wir uns von unseren Gedanken und Gefühlen mitreißen und beherrschen. Wenn du die Gedankenkontrolle übernimmst, sagst du hier »STOPP!«. Du triffst eine bewusste Entscheidung, mit etwas aufzuhören, das dir nicht guttut, und deine Energien in eine andere Richtung zu lenken. Es ist im Grunde immer wieder ein Status-quo-Check – ähnlich wie bei deinem Gesundheitskonto: Wo bin ich hier gerade? Wie geht es mir? Wer bin ich? Und: Wo möchte ich hin? Wer möchte ich sein? Und konkret: Nützt mir dieser Gedanke auf meinem Weg oder wäre mir ein anderer Gedanke dienlicher?

»Bewusstsein ist die einzige Realität«, sagt der Mystiker Neville Goddard. Denn nur mit Bewusstsein und einem starken Willen kannst du deine Situation – innerlich und äußerlich – verändern. Alles, was dir nicht bewusst ist, liegt außerhalb deines Einflusses. Deshalb ist Bewusstseinstraining so wichtig. Vielleicht noch wichtiger als Ernährung und Sport. Denn es hilft dir, die Bewertung loszulassen und die Dinge neu zu sehen, neu einzuordnen. Du öffnest dich für neue Gedanken und Gefühle. Du kannst dann aus einer gewissen Distanz schauen, ohne völlig verstrickt und identifiziert zu sein. Und aus dieser Distanz kannst du dich selbst beobachten und erst mal ganz neutrale Feststellungen machen wie z. B.: »Aha, in dieser Situation war ich schon ganz oft. Woran könnte es liegen, dass sich diese Sache wiederholt?« Vielleicht stellst du fest, dass es nicht alles reiner Zufall ist, und du kannst Verantwortung für deinen Anteil übernehmen und entscheiden, dich in Zukunft an dieser Stelle anders zu verhalten. Dazu ist aber ein anderes Mindset notwendig.

Ich habe festgestellt, dass wir uns manchmal künstlich in einen Zustand bringen, den wir eigentlich gar nicht wollen, indem wir unbewusst Gedanken kultivieren, die uns nicht nutzen, die uns aber maßgeblich steuern. Unbewussten Gedanken können wir aber auf die Schliche kommen und Gedankenspiralen können wir auflösen, beispielsweise indem wir Ausrichtungssätze sprechen wie: »Ich weiß, wer ich bin in Wahrheit« oder »Ich bin angekommen« oder »Ich lasse alles Alte los, was mir nicht mehr dienlich ist«. Sie helfen dir im Alltag, dich schnell wieder auszurichten, wenn du dich in Gedanken- oder Gefühlsstrudeln befindest. Dabei reicht es oft nicht, diese Sätze einfach nur laut wie Affirmationen aufzusagen. Idealerweise fühlst du das, was du sprichst, auch ganz bewusst, um auf die Frequenz dieser Aussage zu kommen und das Gesagte auch im Außen anzuziehen. Dazu kannst du die Ausrichtungssätze auch öfter wiederholen, langsam und bedacht, bis du sie wirklich glauben bzw. fühlen kannst. Somit werden sie bewusst aufgenommen. Diese Worte, wahrhaft gefühlt, wirken ermächtigend und sind sozusagen Geist in Aktion. Sie bestärken deine Schöpferenergie, die dir hilft, das Leben zu leben, das du auch wirklich leben willst.

Es gibt Gefühle, die höher schwingen, und andere, die eine niedrigere Schwingung oder Frequenz haben. Das hat Dr. David Hawkins in seiner Frequenzpyramide sehr anschaulich aufgezeigt (siehe S. 201). Ich finde es immer wieder inspirierend, mir die Pyramide anzusehen und mich zu fragen, wo bin ich gerade und wo möchte ich hin? Und manchmal möchte ich vielleicht auch einen Moment lang in der Trauer oder in der Wut sein. Auch das ist in Ordnung. Es ist nur wichtig, dass ich es bewusst entscheide. »Mind over Body« – dein Geist formt deine Materie. Wenn du lernst, deine Gedanken zu lenken, erschaffst du dir das Leben, das dir entspricht. Du kannst das Gute erkennen und es aktiv vermehren. So erschaffst du dir dein Glück aus deinem Inneren heraus, unabhängig von äußeren Umständen. Mir hat die mentale Ausrichtung in meinem Leben sehr dabei geholfen, ein selbstbestimmtes Leben zu führen, mich unabhängig zu machen, zeitlich, finanziell, aber auch emotional.

FREQUENZEN (Bewusstseinsebenen)
nach David Hawkins

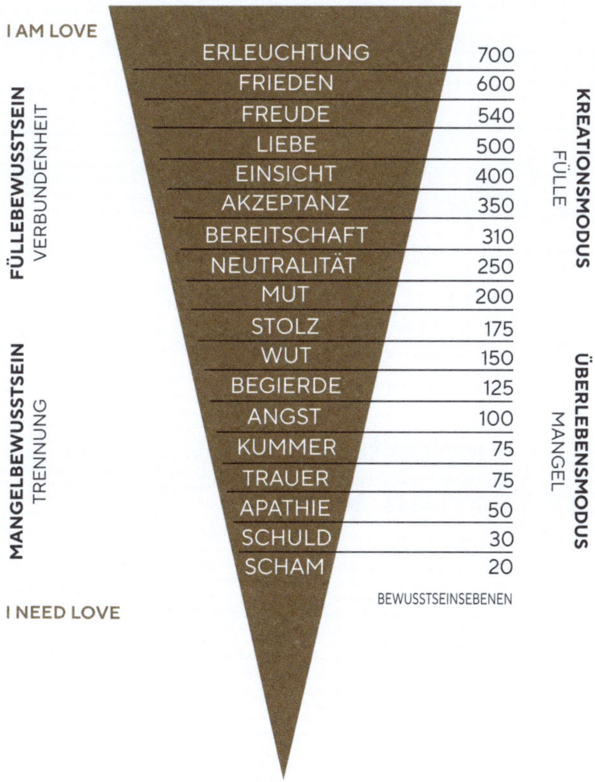

Die Seele ist wie die Sonne. Sie ist immer heil und wunderschön. Auf einer gewissen Ebene sind wir immer gesund und perfekt so, wie wir sind. Sich darüber bewusst zu sein, verändert die Wahrnehmung. Wenn wir uns unserer tiefen inneren Unversehrtheit bewusst werden, können wir uns schneller wieder auf die höhere Frequenzebene bringen. Mein Heilansatz verbindet im Grunde verschiedene Methoden, um in diese Frequenzerhöhung zu kommen. Bewusstsein, Phytotherapie, Ernährung, Atmung und Bewegung unterstützen dich dabei, die Gedanken und Gefühle zu unterbrechen, um eine neue Ausrichtung zu finden. Tanzen, Kochen, Happy Lists erstellen sind alles Möglichkeiten, den unbewussten Gedankenstrom zu unterbrechen und sich auf das zu konzentrieren, was man denken und vor allem fühlen möchte. Ein Spaziergang in der Natur, verbundenes Atmen (siehe S. 248) und Genuss helfen dir ebenfalls bei der Ausrichtung und bringen Entspannung. Denn wenn wir uns entspannen, sagen wir Ja zum Augenblick und Ja zum Leben. Auch Nichtstun ist wichtig für das Mental Reset. Denn dann kommen wir ganz von selbst zu Bewusstsein, haben die Chance, die Dinge innerlich zu sortieren und uns und unser Leben neu zu sehen.

Die fünf Schritte zu deinem Mental Reset

Inspiriert durch Thich Nhat Hanh habe ich fünf Schritte definiert, um sich innerlich auf das Gewünschte auszurichten.

1. Erkennen: Wo bin ich? Was ist gerade los in mir und in meinem Leben? Welche Gedanken und Gefühle sind vorherrschend?

2. Akzeptieren: Alles annehmen, wie es ist, egal, ob ich es mag oder nicht.
3. Loslassen: Alle Gedanken und Gefühle, die mir nicht (mehr) nützlich sind, verabschieden.
4. Sich verbinden: Mit der eigenen Schöpferkraft in Kontakt treten, die eigene Wahrheit spüren, bewusst entscheiden, wohin ich möchte, das Neue fühlen und in meiner Fantasie Realität werden lassen.
5. Der eigenen Intuition folgen: Wenn du mit deinem hohen Selbst wieder bewusst verbunden bist, kannst du mit deiner Seele über deine Intuition kommunizieren. Diese am Anfang oft noch leise Stimme der Intuition kannst du wahrnehmen, wenn du auf deine Gefühle achtest und bemerkst, ob etwas sich für dich gut und stimmig anfühlt oder nicht. Das wahrzunehmen, weist dir den »perfekten« Weg in dein Potenzial, in deine Fülle, in dein Traumleben. Aber Vorsicht: Bitte nicht mit der Stimme aus deinem Kopf verwechseln, die ist meist lauter und kommt aus dem Verstand bzw. Ego und mag in der Regel keine Veränderungen.

Meditation ist z. B. ein sehr gutes Werkzeug, um dir deiner selbst, deiner Gedanken und Gefühle und deiner Wünsche bewusst zu werden und natürlich auch, um dich neu auszurichten. Mache dir klar: Alles, was du bewusst tust, ist Meditation, egal, ob du die Spülmaschine ausräumst oder auf die Toilette gehst. Es geht darum, mit welcher Intention du diese alltäglichen Routinen durchführst, in welcher Haltung und mit welcher Absicht. Im Kloster Plum Village werden diese Dinge, meditativ ausgeführt, zu einer Achtsamkeitsübung, um deinen Geist zu erhellen und dich geistig zu erhöhen. Ich habe davon viel übernommen: Wenn ich z. B. morgens den Stecker meines WLAN-Routers in die Steckdose stecke, sage ich: »Ich bin verbunden mit der Welt.« Wenn ich das Fenster öffne und atme, sage ich: »Danke, dass ich am Leben bin.« Wenn ich abwasche, sage ich: »Ich wasche alles rein.« Wenn ich Stufen hochgehe, sage ich: »Ich erhöhe mit jeder Stufe mein Bewusstsein.« Natürlich mache ich das nicht immer. Aber immer, wenn ich daran denke, versuche ich, aus dem Alltäglichen etwas Besonderes, etwas Magisches zu machen, eine Art aktive Meditation, eine Ausrichtung, die mich immer und überall bestärken und meine Frequenz im Alltag erhöhen kann.

Erwiesenermaßen ist es auch sehr effektiv, seine Gedanken schriftlich zu notieren, um sich selbst besser wahrzunehmen. Auch um seine innere Wahrheit klarer zu sehen und seine Wünsche zu definieren, hilft es, all das aufzuschreiben. Und damit du in Verbindung mit deinem höheren Selbst und deinen Träumen bleibst, ist es wichtig, sie möglichst detailliert zu visualisieren. Zentral ist, dass du wirklich überzeugt bist von deinem Ziel. Und das gelingt umso besser, je plastischer du das Gewünschte vor Augen hast. Du schaffst quasi einen »Blueprint« davon im Unterbewusstsein. Nicht anders machen es Sportler, wenn sie sich auf einen Wettkampf vorbereiten. Sich den Erfolg im Geiste auszumalen, ist natürlich keine Garantie dafür, dass er in der Realität auch eintritt, aber die Wahrscheinlichkeit, dass das passiert, erhöht sich. Schon allein dadurch, dass ein Mensch, wenn er optimistisch und motiviert ist, entsprechend kraftvoll auftritt und auf andere Menschen wirkt. Mache dir also auch bewusst, dass es deine Entscheidung ist, wie du dich selbst betrachtest. Deine Selbstwahrnehmung bestimmt maßgeblich, wie deine Umwelt und deine Mitmenschen dich wahrnehmen. Ich habe mir auf meinem Weg immer gesagt, wenn ich nicht an mich glaube, wie sollte ich es dann von einem anderen erwarten können. Wenn du nun deine neue Ausrichtung gefunden hast, geht es darum, deine neuen Gedanken innerlich zu kultivieren. Indem du sie so oft wie möglich denkst, lenkst du deine Energie darauf. Denn wohin du deine Aufmerksamkeit lenkst, dorthin fließt auch deine Energie.

Effekte der mentalen Neuausrichtung

Mental Reset entsteht, wenn du dich bewusst mit dir selbst auseinandersetzt und schaust, was dir wirklich guttut – und zwar regelmäßig. Wenn du Gewohnheiten, die für dich nicht förderlich sind, gegen Gewohnheiten austauschst, die dir dienen und dich nachhaltig stärken. Je mehr du in die Selbstverantwortung gehst und damit deine Selbstheilung mehr und mehr aktivierst, umso mehr kann sich dein volles Potenzial entfalten, und du kannst alle deine Facetten leben.

Eigenschaften, die nachhaltig stärken

MUT
KRAFT
FOKUS
FREUDE
LEICHTIGKEIT
DANKBARKEIT
TRANSFORMATION
SELBSTBESTIMMUNG

LIEBE
FÜLLE
FRIEDEN
KLARHEIT
STABILITÄT
SELBSTLIEBE
VERBUNDENHEIT
SELBSTVERTRAUEN

Auch viele körperliche Dysbalancen – z. B. im Hormonhaushalt – kann man mit Hilfe von Mental Reset wieder ins Gleichgewicht bringen – eine Methode, die schonender und weit gesünder ist, als immer gleich mit externen Stoffen zu arbeiten und sich auf Dauer in eine Abhängigkeit zu begeben. Bereits 1931 veröffentlichte der Psychotherapeut Fritz Lambert, ein Meisterschüler von Émile Coué, das Buch *Autosuggestive Krankheitsbekämpfung*, in dem er berichtet, wie er viele Patienten nur mit Hilfe eines Geistestrainings, das eine positive Lebenseinstellung verstärkte, in die Heilung gebracht hat.

In meiner jahrelangen Bewusstseinsarbeit habe ich mich von vielen verschiedenen geistigen Lehrern und Autoren inspirieren lassen. Ich habe viele eigene Tools und Ausrichtungshilfen entwickelt und einige jener übernommen, die mich überzeugt haben. Im Folgenden findest du eine Auswahl an Übungen, die mir selbst und den Teilnehmerinnen und Teilnehmern in meinen Kursen sehr geholfen haben, sich morgens und abends, oder wann immer es dienlich ist, gedanklich neu auszurichten. Daher möchte ich sie auch dir hier anbieten. **Denn auch deine innere Haltung ist Medizin.** Und sie ist genauso wichtig, wenn nicht sogar wichtiger als das, was du dir von außen zuführst. Entscheidend ist auch hier die Kontinuität. Fokus und Wiederholung schaffen Routinen, die wichtig sind für die Neuausrichtung und sichere Inseln in deinem Alltag bilden. So wie wir unseren Körper täglich waschen, sollten wir auch unseren Geist jeden Tag reinigen. Und zwar am besten schon am Morgen, bevor unser Alltag beginnt. Denn auch die Nacht mit ihren Träumen kann manchmal Schwingungen erzeugen, die sich nicht gut anfühlen. Dann ist eine geistige Dusche ein guter Start für den Tag – für mehr Klarheit, Energie und Fokus. Und ebenso ist sie eine wohltuende Erleichterung am Abend, wenn wir unseren Geist von all den Reizen, Anstrengungen und herausfordernden Gefühlen des Tages befreien, indem wir ihm Ruhe und Stärkung bieten.

Mental-Reset-Übungen

FREE YOUR MIND

Step 1: Nimm dir ein Notizbuch und schreib alles auf, worum du dich gerade sorgst. Wirklich jeden Gedanken, der dir durch den Kopf schwirrt. Mach Platz in deinem Kopf und lass alles aufs Papier fließen. Immer wenn deine Gedanken wieder kreisen, schreibe es in dieses Buch.

Step 2: Was tut dir gut und was nicht? Reduziere alles Störende um dich herum: Lautstärke, negative Einflüsse durch Nachrichten, bestimmte Personen, Handy und digitale Medien. Befreie dich davon! Schaffe Raum, um dich auf dich zu konzentrieren.

Step 3: Wo und wobei fühlst du dich am wohlsten, sichersten, entspanntesten – einfach frei? Das kann eine Aktivität oder auch ein physischer Ort sein. Versuche in den kommenden Wochen, so viel Zeit wie möglich dort bzw. damit zu verbringen.

Step 4: Wenn du deinen Tag oder deine Woche planst, setze dir Termine nur für dich! Nimm diese Dates mit dir genauso ernst wie jede andere Verabredung. So kreierst du dir auch zeitlich eigene Räume und lebst ganz praktisch deine persönliche Freiheit.

HAPPY LIST

Besonders wenn es dir gerade nicht gut geht, kann eine Happy List dich an schöne Dinge erinnern und den Fokus auf das lenken, was dir Freude und das Leben für dich lebenswert macht. Denn diese Dinge bringen dich wieder in eine höhere Frequenz.

Diese Übung ist dazu noch supereinfach: Erstelle eine Liste mit all den Dingen, die dich wirklich glücklich machen, wie z. B. eine bestimmte Musik hören, Katzen beobachten, Lachen, mit Freunden in der Natur essen, Lagerfeuer machen, Kuchen mit Schlagsahne genießen, frische Blumen in der Wohnung, Malen, Zeit mit deinem Kind verbringen usw.

Schreib all das auf, was deine Augen zum Leuchten bringt, denn der Weg der Freude ist der Weg in dein Glück. Die Happy List kann dich daran erinnern, wie du ganz leicht mit diesen Dingen mehr Freude in deinen Alltag bringen kannst. Und indem du dir diese Dinge vor Augen führst, hilft dir dein Unterbewusstsein, mehr davon in dein Leben zu ziehen. Du wirst dafür sozusagen sensibilisiert und hast den Fokus darauf wiedergewonnen. Die Liste zeigt dir noch mal genau, was dir wirklich entspricht und guttut, und kann dir deshalb ein guter Wegweiser sein. Ich habe die Erfahrung gemacht, dass die Happy List mich wieder zurück auf meinen Weg bringt, wenn ich gerade ein wenig davon abgekommen bin. Und sie hat mir zu meiner Berufung verholfen, das zu tun, was ich liebe: Menschen mit natürlichen Mitteln in ihr Potenzial zu bringen.

Übrigens kannst du dir auch eine musikalische Happy List mit deinen Lieblingsmusiktiteln erstellen. Sie kann dich in schwierigen Momenten oder vor einem wichtigen Termin ebenfalls stärken, Höre sie dir an und tanze idealerweise dazu. Ich habe eine solche Playlist, mit Songs, die happy und Lust auf Tanzen machen, auch für meine Kurse angelegt. Du findest sie hier:

https://open.spotify.com/playlist/42DMEZ3kR4pUUQzHaN6zz6?si=afcaec5fae6b46b8

HEILIGES NEIN

Ein wichtiger Schlüssel zu mehr Wohlbefinden liegt darin, Grenzen zu setzen. Frage dich einmal: Wo hörst du nicht auf deine Bedürfnisse und folgst nicht deiner eigenen Wahrheit? Anstatt deine Grenzen zu übergehen, übe, deine Wahrheit mit Liebe zu sprechen. Du ehrst dich selbst, indem du dein »heiliges Nein« aussprichst, wenn du es empfindest. Z. B. sagst du eine Verabredung ab, weil du dich nicht danach fühlst. Das ist Selbstliebe, kein Egoismus. Zwinge dich nicht zu etwas, das deine Intuition verneint. Niemandem ist geholfen, wenn du Dinge sagst oder tust, die dir nicht entsprechen. Ein heiliges Nein ist auch immer ein Ja zu dir selbst!

SONNENMEDITATION

Diese Meditation lädt dich mit Liebe, Wärme und Energie auf, immer und überall, wenn du es brauchst.

Step 1 – Erden

Setze dich bequem hin und erde dich, indem du dir vorstellst, dass sich unter dir Wurzeln mit dem Kern der Erde verbinden. Lege deine Hand auf dein Herz. Atme tief in deinen Bauch. Spiele »Tennis« mit deinen Gedanken und Gefühlen, indem du sie, sobald sie auf dich zukommen, einfach mit einem lockeren, aber treffsicheren Schlag von dir wegschießt. Mit diesem typischen Geräusch des Tennisspielens: Boing! Weg mit allem: Du schmetterst alle Gedanken und alle Gefühle weg! Boing! Boing!

Fühle, wenn du das geschafft hast, einfach nur deine eigene Energie, deine Essenz, deine Frequenz. Kurz: Welche Energie du selbst gerade bist! Denn du bist nicht nur deine Gedanken oder Gefühle, es geht darum zu schauen, wer du in Wahrheit bist, in deiner wahren Essenz.

Step 2 – Vision
Dann stell dir vor, wie über dir eine wunderschöne Sonne scheint, die pure Liebe und warmes, helles Licht ausstrahlt. Visualisiere diese Sonne, dieses Licht. Es kann goldenes, glitzerndes oder regenbogenfarbenes Licht sein, so wie du es am schönsten findest. Lass alles von diesem Licht erwärmen. Alles, was dich nährt, was du brauchst.

Step 3 – Sonnendownload
Lade dich nun auf mit dieser Energie, dem goldenen Licht, der wunderbaren Wärme, der Liebe. Sie fließt ganz einfach von oben in deinen Körper und in deine Seele. Du nährst dich mit diesem fließenden Licht – so lange, bis du vollkommen satt bist. Genieße den Sonnendownload mit all deinen Sinnen!

STRAHLENDER ALS DIE SONNE

Auch die folgende Wortausrichtung von Rudolf Steiner bringt Licht und Magie in dein Leben. Sie ist sehr kraftvoll und ideal geeignet, einen Platz in deiner täglichen Routine zu finden. Du kannst den Text abschreiben und in deinem Badezimmer so platzieren, dass du z. B. beim Zähneputzen einen festen Zeitpunkt für diese Meditation hast. Die Zeilen können morgens in der ersten Reihenfolge und abends vor dem Schlafengehen in umgekehrter Reihenfolge gesprochen werden, so wie es im Folgenden geschehen ist. In den ersten Zeilen bzw. der ersten Version für den Morgen geht es eher um die Erkenntnis. Der zweite Teil hat eher Willenscharakter.

Am Morgen:
Strahlender als die Sonne
Reiner als der Schnee
Feiner als der Äther ist das Selbst
Der Geist in meinem Herzen
Dies Selbst bin Ich
Ich bin dies Selbst

Am Abend:
Ich bin dies Selbst
Dies Selbst bin Ich
Der Geist in meinem Herzen
Feiner als der Äther ist das Selbst
Reiner als der Schnee
Strahlender als die Sonne

SCHATTENARBEIT

Bei der Bewertung der eigenen Person arbeiten wir oft mit »gut« und »schlecht« – entsprechend unseren Glaubenssätzen. Das ist nicht nur destruktiv für unser Selbstbild. Dabei vermeiden wir oft auch, das vermeintlich Schlechte genauer anzusehen, und vergeben uns große Chancen zu wachsen.

C. G. Jung prägte den Begriff des Schattens als Namen für den Anteil unserer Persönlichkeit, der neben dem Selbstbild unseres bewussten Ichs und der nach außen gezeigten Maske (Persona) von zentraler Bedeutung ist, aber komplett verdrängt wird. Nach Jung ist im Schatten aber nicht nur das Böse zu entdecken. Vielmehr können wir aus dem Schatten auch wertvolle Entwicklungsimpulse empfangen, wenn wir es zulassen – wenn wir die teil- und unbewussten Aspekte wahr- und ihre Botschaft ernst nehmen.

Bei der Schattenarbeit lernen wir, verleugnete Anteile und damit uns selbst anzunehmen und zu lieben. Die Welt um uns herum kann so zu einem freundlichen, wohlwollenden Ort werden. Wir entdecken, welche Widerstände in uns arbeiten und was wir wirklich denken, und vor allem, wie wir Glaubenssätze, die nicht unserer inneren Wahrheit entsprechen, verwandeln können.

»Frieden beginnt in dir«, sagt der Dalai Lama. Wenn du deine Frequenz erhöhen möchtest, ist diese Arbeit das ideale Werkzeug. Es ist ein Weg, der zum inneren Frieden und zum Frieden mit der Welt führt. Grund für unser Leid ist nämlich nicht die Welt um uns herum, sondern in erster Linie der Blick und die Haltung, mit der wir ihr begegnen. In Milde anzunehmen, was wir nicht ändern können, und unsere Gedanken zu hinterfragen, führt zur Frequenzerhöhung und damit zu Freiheit und Leichtigkeit. Hinter jedem Schatten liegt ein Schatz verborgen, den es zu entdecken gilt. Eine besonders schöne Übung hierzu hat Byron Katie entwickelt.

»THE WORK« VON BYRON KATIE

Auf dem Weg zu deiner ganz eigenen Wahrheit kann es dir helfen herauszufinden, woher deine Gedanken kommen, ob es wirklich deine eigenen Gedanken und persönlichen Überzeugungen sind oder ob es sich um Urteile anderer oder um

Glaubenssätze handelt, die deinem Unterbewusstsein entstammen. Mit der folgenden Übung von Byron Katie kannst du dem auf den Grund gehen und bestimmte Annahmen in dir, die nicht stimmig sind, auflösen – und damit schließlich deine Frequenz erhöhen. Die Übung kann besonders hilfreich sein, wenn du dich in einem Konflikt mit einem anderen Menschen befindest.

ANLEITUNG ZU THE WORK

Willst du wirklich die Wahrheit wissen? Untersuche jeden einzelnen deiner Gedanken bzw. jede deiner (inneren) Aussagen, indem du die vier unten stehenden Fragen beantwortest. Verzichte auf jede Aussage, die mit »aber«, »weil« oder »und« beginnt. Gehe jeweils mit nur einer einzigen negativen Überzeugung durch den Untersuchungsprozess. Oft haben wir mehrere negative Überzeugungen über einen Menschen. Nimm stets nur ein Urteil pro Untersuchung. The Work ist Meditation. Es geht um Bewusstsein und nicht um den Versuch, deinen Verstand zu verändern. Lass den Verstand die Fragen stellen und überlege. Gib dir Zeit, geh nach innen und warte auf die Antworten, die tief aus deinem Inneren aufsteigen.
Die vier Fragen lauten:

1. Ist das wahr?
2. Kannst du mit absoluter Sicherheit wissen, dass das wahr ist?
3. Wie reagierst du, was passiert, wenn du diesen Gedanken glaubst?
4. Wer wärst du ohne den Gedanken?

Hier ist ein Beispiel dafür, wie die vier Fragen auf die folgende Aussage angewendet werden können: »Paul sollte mich verstehen.«

Frage 1: Ist das wahr?
Ist das wahr, dass er dich verstehen sollte? Werde still. Warte auf die Antwort deines Herzens.

Frage 2: Kannst du mit absoluter Sicherheit wissen, dass das wahr ist?
Kannst du letztlich wissen, was er verstehen und was er nicht verstehen sollte? Kannst du wirklich wissen, was das beste Verständnis in seinem Interesse ist?

Frage 3: Wie reagierst du, was passiert, wenn du diesen Gedanken glaubst?
Was geschieht, wenn du glaubst »Paul sollte mich verstehen«, und er tut es nicht? Empfindest du Wut, Stress oder Frustration? Wie behandelst du Paul? Wirfst du ihm einen vernichtenden Blick zu? Versuchst du, ihn in irgendeiner Weise zu ändern? Wie fühlen sich diese Reaktionen in dir an? Wie behandelst du dich selbst? Bringt dir der Gedanke Stress oder Frieden? Werde still und lausche in dich hinein.

Frage 4: Wer wärst du ohne den Gedanken?
Schließe deine Augen. Stell dir vor, in Pauls Gegenwart zu sein. Nun stell dir vor, dass du Paul nur für einen Augenblick ohne den Gedanken ansiehst: »Ich will, dass er mich versteht.« Was siehst du? Wie wäre dein Leben ohne diesen Gedanken?

Byron Katie hat als Erweiterung auch noch die »Umkehr eines Vorwurfs« vorgeschlagen. Dies finde ich ebenfalls sehr spannend. Denn du kannst das Außen bzw. dein Gegenüber nicht ändern, wohl aber dich selbst und deine Reaktion darauf. Meist ist das, was wir unserem Gegenüber vorwerfen, etwas, das in uns selbst noch nicht geheilt ist oder wir bei uns selbst ablehnen. Der einfachste Weg ist, bei dir anzufangen. Übernimm Selbstverantwortung und nimm das, was dich triggert als Anlass, den Trigger zu erkennen und ihn zu lösen, damit er dadurch seine Macht verliert. In dem Moment, in dem du dich änderst, änderst du auch etwas im Außen.

Ein Weg, um den Trigger zu »enttriggern«, ist, deinen Namen als Zeichen der Selbstverantwortung an die Stelle des »Angeklagten« zu setzen. Hier die weitere Übung von Byron Katie dazu:

UMKEHRUNG

Als Nächstes kehre deine Aussage um. Die Umkehrungen sind eine Möglichkeit, das Gegenteil von dem zu erfahren, was du für wahr hältst. Du kannst mehrere Umkehrungen finden.

Z. B. wird »Paul sollte mich verstehen« in der Umkehrung zu:

- *Ich* sollte *mich* verstehen.
- *Ich* sollte *Paul* verstehen.
- Paul sollte mich *nicht* verstehen.

Erlaube dir, die Umkehrungen voll und ganz zu erfahren. Finde für jede Umkehrung mindestens drei konkrete, echte Beispiele aus deinem Leben, wie die Umkehrung wahr ist. Es geht hier nicht darum, dich selbst anzuklagen oder Schuldgefühle zu empfinden. Es geht darum, Möglichkeiten zu entdecken, die dir Frieden bringen.

FEELING IS HEALING

Wenn du eine meiner vorgeschlagenen Übungen machst, wenn du atmest oder meditierst, werden manchmal auch unangenehme Emotionen gelöst, die, bevor sie dein System verlassen können, noch mal wirklich gefühlt werden wollen. Gib ihnen diesen Raum und höre ihnen gut zu. Nimm auf, welche Nachricht sie für dich haben.

Frage sie:

- Warum bist du da?
- Was willst du mir zeigen? Wie hilfst du mir?
- Was darf ich hier in dieser Situation lernen?
- Warum habe ich mir diese Situation und damit auch dich kreiert?

Werde still und höre die Antworten. Schreibe die Antworten mit deinen Emotionen auf. Emotionen sind großartige Lehrer. Schreibe auch auf, wie es sich für dich angefühlt hat, deinen Emotionen auf diese Art zu begegnen und zuzuhören.

EAT-SLOW-MEDITATION

Als ich im Kloster Plum Village beim Essen schweigen sollte, fiel mir mit einem Mal auf, dass wir beim Essen oft auch andere Dinge im wahrsten Sinne des Wortes schlucken, ohne sie bewusst zu erfassen. Denn mit einer Mahlzeit nehmen wir auch die Eindrücke um uns und die Gedanken und Gefühle, die wir beim Essen haben, in uns auf.

Viele Menschen fressen ihre Frustration, ihre Wut, Traurigkeit oder Aggression regelrecht in sich hinein. Denn wenn du bei einer noch so gesunden Mahlzeit an die sinkende Summe auf deinem Geldkonto oder an die steigenden Ölpreise denkst oder darüber sprichst, dich vielleicht sogar lauthals darüber aufregst, dass heute etwas schiefgelaufen ist, verleibst du dir diese Informationen gleich mit ein. So wirst du dich zum einen nicht mehr an deinen Speisen erfreuen können und das pure Leben, das dir die Nahrung gibt, nicht mehr richtig wahrnehmen, schmecken und genießen. Zum anderen nimmst du die belastenden Gedanken und die dazugehörigen Gefühle mit deinem Essen in dich auf. Das liegt auch daran, dass du dich gedanklich immer nur auf eine Sache fokussieren kannst. Und diese hat einen direkten biochemischen Einfluss auf dich. Bist du beim Essen gestresst, wird zudem dein sympathisches Nervensystem aktiviert, und das behindert die Verdauung.

Du nimmst also in Wahrheit nicht nur dein Essen in dich auf, sondern auch deine Gefühle und Gedanken, die du währenddessen hast. Und Entsprechendes hast du auch später zu verdauen. Dir ist vielleicht schon mal aufgefallen, dass dir eine Mahlzeit schwer im Magen lag, nachdem du beim Essen mit jemandem gestritten hast.

Beim Essen können sich aber auch in uns abgespeicherte Glaubenssätze zeigen, die im Laufe der Zeit einen physischen Ausdruck entwickelt haben. Wie wir essen, kann deshalb auch einiges darüber verraten, wer wir sind, genauer gesagt, was wir denken und fühlen und worauf wir unseren Fokus setzen. So kann sich eine innere Ungeduld in der Hastigkeit des Essens ausdrücken. Wenn jemand schlingt, lässt das auch Gier vermuten bzw. Angst, nicht genug zu bekommen. Auch Ablehnung gegen andere und fehlende Selbstliebe können sich beim Essen zeigen. Wie ein Mensch isst und kaut, kann auch deutlich machen, wie viel Liebe und Geduld er für sich und andere zurzeit empfindet. Es kann sehr wertvoll sein, sich beim Essen selbst immer mal wieder ehrlich zu fragen: »Wie sanft und liebevoll gehe ich mit mir selbst und mit dem, was mich am Leben erhält, um?« Nicht nur was du isst, ist entscheidend, sondern auch wie du isst.

Manchmal stecken verschiedene Aspekte dahinter, wenn wir viel oder einfach drauflosessen. Für viele Menschen ist Essen auch eine Sucht. Das zeigt sich meiner Ansicht nach unter anderem darin, dass Übergewicht so verbreitet ist. Ungelöste und unterdrückte Emotionen werden hier oft mit dem Essen zu kompensieren und zu verdrängen versucht. Dies kann natürlich nur temporär während des Essens funktionieren, aber nicht langfristig.

Dabei kann Essen eine wahre Meditation sein, die dir hilft, deine Gedanken zu transformieren. Das kannst du mit der folgenden Übung einmal ausprobieren. Sie ist inspiriert von Thich Nhat Hanh und gibt dir ein tieferes Bewusstsein dafür, wo du gerade emotional blockiert bzw. wie du ausgerichtet bist und welche Gedanken dir beim Essen guttun.

Ich kannte eine Frau, die in Plum Village wie ich zu Gast war und sich nach dieser Übung die Haare abrasierte und sich entschied, dort als Nonne zu bleiben. Die Übung hatte ihr geholfen, Entscheidendes über sich selbst und über das, was sie wollte, zu erkennen. Sie war damals übergewichtig, und als ich sie beim nächsten Besuch im Kloster wieder sah, hatte sie enorm viel abgenommen. Sie hatte offenbar vieles auflösen und transformieren können.

ANLEITUNG EAT-SLOW-MEDITATION

Nimm dir 30 bis 60 Minuten Zeit nur für dein Essen. In dieser Zeit geht es nicht darum, ob du satt wirst oder alles aufisst. Es geht darum, deinen Geist so zu schulen, dass du erkennst, wo du Emotionen abgespeichert hast, die dich hemmen und beschweren. Denn wenn sie in deinem Zellgedächtnis verankert sind, werden sie dich unbewusst immer wieder neu »vergiften«. Dem kannst du mit Bewusstheit und Achtsamkeit entgegenwirken.

In dieser Zeit deiner Eat-Slow-Meditation geht es darum, dein Essen nicht nur langsam, sondern auch in einer wirklich achtsamen Weise zu essen. Beobachte die ersten Minuten zunächst nur, wie du ganz normal isst, wie du kaust und wo du vielleicht angespannt bist, beispielsweise im Kiefer. Nimm auch wahr, ob du eventuell ungeduldig bist, wie viel Aggression sich möglicherweise zeigt. Schaue, wo deine Gedanken und dein Fokus sind. Kannst du auch Gier erkennen, wenn du feststellst, dass du nicht richtig kaust und schnell alles hinunterschluckst?

Nimm dann wahr, warum du das tust. Was sind die möglichen Gefühle dahinter bzw. Glaubenssätze? Vielleicht »Ich habe nicht genug« oder »Ich komme immer zu kurz«? Vielleicht auch: »Es ist immer zu wenig da.«

Folge nun diesen vier Schritten:

1. Erkenne, was du isst: Beachte die Form, die Farbe, den Geschmack und den Geruch deiner Speisen.
2. Schaue tiefer und mache dir bewusst, woher die einzelnen Lebensmittel kommen, wo ihr Ursprung ist und was zu ihrer Entstehung beigetragen hat. Stell dir z. B. all die Wolken mit ihrem Regen vor, die in dieser Mohrrübe stecken, all die Sonnenstrahlen, die die Süße in die Karotte gezaubert haben, all die Liebe der Mutter Natur, die dir dieses Geschenk macht. All das wird dich in einen Zustand der Liebe und Dankbarkeit bringen.
3. Dann achte darauf, was Form, Farbe, Geschmack und Geruch deiner Speisen in dir auslösen. Achte darauf, wie du kaust und was du dabei empfindest und denkst. Erinnere dich daran, dass gründliches Kauen dir beim Schmecken hilft. Erst wenn deine Nahrung gelöst ist, kommt sie in vollen Kontakt zu den Geschmacksknospen auf der Zunge. Damit nimmst du bewusster wahr, ob dir etwas wirklich gut schmeckt oder nicht. Durch langsames Essen und ein schönes Geschmackserlebnis empfindest du auch Zufriedenheit und kommst schneller

zu einem Sättigungsgefühl. So isst du auch automatisch weniger. Genieße Form, Farbe, Geschmack und Geruch weiter ganz bewusst – erkenne die Fülle und Unendlichkeit des Lebens und dass alles miteinander zusammenhängt. Thich Nhat Hanh nennt das »Interbeing«.

4. Danke dem Lebensmittel, dass es dich mit kostbaren Informationen des Lebens nährt und dir Energie schenkt und dass du es weitertragen darfst in den Kreislauf des Lebens. Alles, wofür du Dankbarkeit empfindest, ist automatisch gesegnet von dir und nährt dich zusätzlich mit Energie und Liebe. In diesem Sinne, achte auf dein Essen, denn es wird zu dir.

»Alles, was ist,
braucht Nahrung.«

TEEMEDITATION

Dieses Ritual kannst du jeden Morgen oder auch bei jeder Tasse deines Heilpflanzentees durchführen, um erst einmal bei dir anzukommen und dich mit feinstofflichen Energien zu nähren und zu erden. Die Teemeditation lässt das Gefühl der Dankbarkeit für das Leben entstehen und hilft dir, Stress abzubauen und mehr Ruhe zu finden. Achtsamkeit zu zelebrieren, ist pure Liebe für deinen Körper und deine Seele.

ANLEITUNG TEEMEDITATION

Step 1 – Im Moment sein und bleiben

Führe jede Handlung mit Achtsamkeit bewusst durch, angefangen bei der Zubereitung deiner Teemischung, dem Sitzen, bis hin zum tatsächlichen Trinken. Lege deinen Fokus auf jedes kleinste Detail. Auf jeden Schritt, den du dabei gehst, und was du dabei empfindest. Was du siehst, was du hörst, was du riechst, was du schmeckst. Also ohne jegliche Ablenkung von außen oder von deinen Gedanken. Ohne Bewertung. Lass dich ganz auf dieses Ritual der Vorbereitung und des Trinkens deines Tees ein. Nutze die Zeit, während dein Tee zieht, und bereite deinen Wohlfühlort aufs Schönste vor. Verbinde dich dabei mit deinem Atem. Sobald dein Tee fertig ist, setze dich an deinen Wohlfühlort, um deinen Tee zu trinken. Nimm dir vor dem ersten Schluck einen kleinen Moment Zeit: Wie riecht dein Tee? Kannst du vielleicht einzelne Pflanzen wahrnehmen? Wie sieht der Tee aus? Wie fühlt sich die Tasse in deinen Händen an? Wie warm ist diese?

Step 2 – Dankbarkeit
Nimm wahr, dass du hier sitzt, an einem warmen Ort, an dem es dir gut geht, mit einer schönen Tasse, gefüllt mit Tee. Ein Moment nur für dich. Nimm dir einen Augenblick, um dankbar zu sein für all die Dinge und Personen, alle Wege und Handgriffe, alle Ressourcen und Energien, die dazu beigetragen haben, diesen Moment Wirklichkeit werden zu lassen. Denk an das Wasser, das dazu beigetragen hat, an die Wolken, Meere, Ozeane und Seen, an alles Wasser der Welt. Werde dir bewusst, dass uns jeder einzelne Tropfen mit allem verbindet. Sei dankbar für alle Heilpflanzen deines Tees. Wie lange es gedauert hat, wie viel Sonnenschein es gebraucht hat, wie viele Regentropfen diese aufgenommen haben, um groß, schön und kraftvoll zu werden.

Step 3 – Tee trinken

Trinke jeden Schluck ganz bewusst, nimm alle Sinneseindrücke wahr: vom Gefühl der Teetasse an den Lippen über die Wärme des Tees bis hin zu seinem Geschmack. Nimm wahr, wie du die Teetasse in die Hand nimmst und wieder abstellst. Nimm wahr, was jeder einzelne Schluck Tee in dir bewirkt. Werde immer feiner in deinen Empfindungen, Gedanken und Emotionen, die dabei entstehen und auf dich wirken, in dem Bewusstsein, dass dieser Moment nie wieder zurückkommen wird – er ist einzigartig.

ALS ICH MICH SELBST ZU LIEBEN BEGANN

Das folgende Gedicht soll Charlie Chaplin verfasst und an seinem 70. Geburtstag, am 16. April 1959, als Rede gehalten haben.

»Als ich mich selbst zu lieben begann, stellte ich fest, dass Ängste und emotionales Leiden nur davor warnen, dass ich gegen meine eigene Wahrheit lebe. Heute weiß ich: Das ist ›AUTHENTISCH SEIN‹.

Als ich mich selbst zu lieben begann, verstand ich, wie sehr es jemanden verletzen kann, wenn ich versuche, dieser Person meine Wünsche aufzuzwingen, obwohl ich weiß, dass die Zeit nicht reif ist und die Person nicht bereit dafür ist, und obwohl diese Person ich bin. Heute nenne ich das ›RESPEKT‹.

Als ich mich selbst zu lieben begann, hörte ich auf, mich nach einem anderen Leben zu sehnen, und ich erkannte, dass alles, was mich umgab, mich einlud zu wachsen. Heute nenne ich das ›REIFE‹.

Als ich mich selbst zu lieben begann, verstand ich, dass ich unter allen Umständen zur richtigen Zeit am richtigen Ort bin und alles genau im richtigen Moment geschieht. So konnte ich ruhig sein. Heute nenne ich das ›SELBST-VERTRAUEN‹.

Als ich mich selbst zu lieben begann, hörte ich auf, mir meine Zeit zu stehlen, und ich hörte auf, große Projekte für die Zukunft zu planen. Heute tue ich nur noch das, was mir Freude und Glück bringt, Dinge, die ich gern mache und die mein Herz erfreuen, und ich tue sie auf meine Weise und in meinem eigenen Rhythmus. Heute nenne ich das ›SCHLICHTHEIT‹.

Als ich mich selbst zu lieben begann, befreite ich mich von allem, was nicht gut für meine Gesundheit ist – Essen, Menschen, Dinge, Situationen und alles, was mich herunterzieht und von mir selbst wegführt. Anfangs nannte ich diese Haltung einen gesunden Egoismus. Heute weiß ich: Es ist die ›LIEBE ZU MIR SELBST‹.

Als ich mich selbst zu lieben begann, hörte ich auf, dauernd recht haben zu wollen, und seitdem lag ich immer seltener falsch. Heute habe ich entdeckt: Das ist ›BESCHEIDENHEIT‹.

Als ich mich selbst zu lieben begann, weigerte ich mich, weiter in der Vergangenheit zu leben und mir Sorgen um die Zukunft zu machen. Jetzt lebe ich nur noch für den Augenblick, in dem alles geschieht. Heute lebe ich jeden einzelnen Tag und ich nenne es ›ERFÜLLUNG‹.

Als ich mich selbst zu lieben begann, erkannte ich, dass mein Verstand mich stören und mich krank machen kann. Doch als ich ihn mit meinem Herzen vereinte, wurde mein Verstand ein wertvoller Verbündeter. Heute nenne ich diese Verbindung ›WEISHEIT DES HERZENS‹.

Wir brauchen keine Angst mehr vor Auseinandersetzungen, Konfrontationen oder Problemen jeglicher Art mit uns selbst oder anderen zu haben. Sogar Sterne kollidieren, und aus ihrem Zusammenprall werden neue Welten geboren. Heute weiß ich: ›DAS IST LEBEN!‹«

Mental Reset für deinen Alltag

12 Hacks

- Plane für dich eine feste Zeit am Tag ein, es reichen schon 5 Minuten, in denen du bewusst deine Gefühle wahrnimmst. Und tatsächlich nur wahrnimmst, ohne sie verändern zu wollen. Du kannst dich dann auch mit deinen Gefühlen unterhalten und folgende Fragen stellen: »Warum bist du da? Was willst du mir zeigen? Was darf ich hier in dieser Situation lernen? Warum habe ich mir diese Situation und damit auch dich kreiert?«

- Versuche jeden Tag, bevor du den Tag beginnst oder beendest, einen Heilpflanzentee zu trinken und mindestens 5 Minuten dabei nichts anderes zu tun, als diese Tasse mit diesen wundervollen Informationen bewusst aufzunehmen.

- Schreibe, bevor du deinen Tag beginnst oder beendest, 10 bis 15 Minuten lang alles auf, was dir am Herzen liegt – ohne es zu bewerten. Lass es raus, all deine Wut, dein Glück, deine Traurigkeit oder was auch immer dich beschäftigt oder belastet. Du kannst den Zettel im Anschluss auch verbrennen, als Zeichen des Loslassens. Dieses Ritual hilft, sich von Dingen und Situationen besser zu verabschieden.

- Wenn du im Alltag von unangenehmen, sich immer wieder im Kreise drehenden Gefühlen überrannt wirst, versuche bewusst, »Stopp!« zu sagen, sodass du deine Gedanken, die die Gefühle erzeugen, kontrollieren kannst und nicht sie dich.

- Versuche jeden Tag, mindestens eine Ausrichtung zu schreiben, zu sprechen und zu fühlen. Damit öffnest du den Kanal zu deinem höheren Selbst. Frage dich z. B. »Was ist der nächste Schritt, den ich gehen muss?« Warte darauf, welche Botschaft, welche Antworten und intuitiven Impulse kommen, welche Stimme ganz tief aus deiner Seele spricht. Manchmal sind es klare Sätze, manchmal Farben oder Bilder. Notiere sie dir und folge ihnen, diese Botschaften wollen dir helfen, dich wieder mit deinem ganzen Potenzial zu verbinden.

- Nimm dir einmal in der Woche, vielleicht sonntags, während einer Mahlzeit mal nichts vor, außer dich voll und ganz auf dein Essen zu konzentrieren – entsprechend der Eat-Slow-Meditation (Seite 217). Schau, was du Spannendes über dich herausfinden kannst.

- Bringe deine Herzenswünsche in Form eines Vision-Boards in eine Form und an deine Wand. Dazu kannst du dir jeden Tag ein bis zwei Fotos raussuchen, die deine Wünsche und Ziele repräsentieren, und sie aufkleben, bis eine bunte Collage entstanden ist. Eine digitales Vision-Board ist auch eine schöne Alternative und kann auch als Bildschirmhintergrund abgespeichert werden. Wichtig ist nur, dass du die Collage jeden Tag siehst. So können sich die Bilder täglich mehrfach in deinem Unterbewusstsein abspeichern, und deine Wünsche bekommen mehr Fokus, mehr Aufmerksamkeit. Du weißt ja: »Energy flows, where attention goes.«

- Erstelle eine persönliche Happy List immer dann, wenn du einen Motivationsschub brauchst. Du kannst dir dort alle Dinge aufschreiben, die dich heute oder allgemein glücklich machen.

Oder du hältst deine Ziele fest, die du noch erreichen möchtest. Alternativ schreibst du auf, was du in der Vergangenheit schon Wundervolles erreicht hast. Wenn du dir all das vor Augen führst, sensibilisierst du dich selbst für das, was dich wirklich glücklich macht. Bereits ein bis drei Dinge reichen, falls du nicht so viel Zeit hast, um dein Unterbewusstsein wie ein inneres Navi wieder auf den richtigen Pfad zu bringen.

- Notiere jeden Tag mindestens eine Sache, für die du dankbar bist, und auch, warum du dankbar bist. Diese Gründe werden vom Unterbewusstsein ebenfalls abgespeichert und verhelfen dir zu mehr Zufriedenheit und Glück. Denk dran: Alles, wofür du dankbar bist, wird mehr werden!

- Lade dir eine Reminder-App herunter, die dich jede Stunde auf deinem Handy mit einem Sound wie z. B. einem Gong für einen kurzen Moment daran erinnert, deine Gedanken für einen Moment zu beobachten. Entscheide bewusst, wie du dich fühlen willst, und kreiere Gedanken, die dich erheben und dich in die gewünschte Frequenz bringen.

- Sprich Ausrichtungssätze, die deine Energie im Alltag erhöhen, wie z. B. beim Öffnen der Tür: »Ich eröffne mir immer neue Räume.« Beim Duschen: »Ich lasse alles Alte los.« Beim Einstecken des WLAN-Steckers: »Ich bin verbunden mit der Welt.«

- Plane täglich mindestens eine Genusssache ein. Mache ganz bewusst etwas nur für dich: einen Spaziergang, eine Teemeditation, eine Sonnenmeditation, ein schönes heißes Bad in der Badewanne oder ein leckeres Essen. Auch ein Tanz zu deiner Lieblingsmusik ist Me-Time und liftet dich up.

5. Heilsäule: Heilatmung – Superfood Nr. 1

So wie du atmest, so lebst du

Beobachte einmal ganz kurz deinen Atem. Ohne etwas zu verändern. Nur wahrnehmen: Wie atmest du gerade? Flach oder tief? Kraftvoll, zaghaft oder hastig? Durch die Nase oder durch den Mund? Und wie fühlt sich dein Körper dabei an? Entspannt oder eher angespannt? Sind deine Muskeln locker oder fest? Hast du vielleicht die Schultern hochgezogen und den Kiefer angespannt? Und atmest du jetzt, während du weiterliest, vielleicht schon tiefer? Die meisten Menschen füllen ihre Lunge nur zu einem Bruchteil, weil sie viel zu flach atmen. Dadurch geht sehr viel Potenzial verloren. Denn je tiefer wir atmen, desto besser versorgen wir unseren Körper und unseren Geist mit Energie. Wir können mit einer tiefen Atmung tatsächlich achtmal mehr Sauerstoff aufnehmen als bei einer flachen Atmung.

Die Atmung ist für uns Menschen die erste und wichtigste Nahrung, neben den Pflanzen, die uns den Sauerstoff zur Verfügung stellen. Atem bedeutet Leben! In der Regel kann ein

Mensch durchaus sechs Wochen ohne Nahrung überleben, sechs Tage, ohne zu trinken, jedoch keine 6 Minuten, ohne zu atmen. **Nichts braucht unser Körper, brauchen unsere Zellen so sehr wie Sauerstoff. Er ist unser Superfood Nummer eins, ohne das wir nicht existieren können. Wir holen uns die Lebensenergie im wahrsten Sinne des Wortes aus der Luft.** Dieses Grundnahrungsmittel wird uns von der Schöpfung überall und immer kostenlos zur Verfügung gestellt, und trotzdem atmen viele Menschen noch immer unbewusst und gerade so viel, dass sie nicht ersticken.

Dabei ist der Atem nicht nur auf körperlicher Ebene für uns unverzichtbar. Auch unser Geist und unsere Seele brauchen den Atem. In der indischen Philosophie haben die Worte Atem und Seele sogar den gleichen Ursprung. Das Verb atmen ist sprachgeschichtlich verwandt mit dem Sanskrit-Wort Atman. Mit Atman bzw. Atma wird das höchste Selbst benannt, die ewige Essenz des Geistes, die unzerstörbar ist, häufig übersetzt mit Seele. Dieses Leben in unserem Körper ist begrenzt, aber unsere Seele ist unsterblich. Wie die Sonne, die immer scheint, ist und wird auch unsere Seele immer da sein. Der Atem bildet also nicht nur die Verbindung zwischen der inneren und der äußeren Welt und schenkt unserem Körper die Fähigkeit zu leben, sondern der Atem ist auch die Brücke zwischen Körper und Geist bzw. zwischen Körper und Seele. Und er ist die Verbindung zwischen dem Jetzt und der Ewigkeit. Wir atmen tatsächlich ganz tief und verbunden, wenn wir auf die Welt kommen. Und auch als Kinder atmen wir noch so. Aber im Erwachsenenalter gewöhnen wir uns in der Regel eine flache Atmung an und verlieren so die Verbindung zu uns selbst und zu dem unverletzlichen Teil in uns. Leider atmen wir vor allem dann flach, wenn wir gestresst sind und uns nicht gut fühlen – obwohl wir besonders in diesen Momenten die Verbindung so sehr brauchen und der Atem das beste und einfachste Instrument zur Beruhigung ist.

Mit tiefer, bewusster Bauchatmung kommen wir buchstäblich wieder zu uns und werden uns unseres ewigen Verbundenseins wieder gewahr. Je intensiver und bewusster wir atmen, desto intensiver sind wir auch verbunden mit unserem Geist. Deshalb ist geführter Atem auch Meditation. In vielen Kulturen und Religionen wird der Atem als Schlüssel zur Einkehr in sich selbst und zur Verbindung zu den höheren Welten genutzt. Es gibt so viel mehr zu entdecken, wenn wir lernen, feiner mit uns zu werden und achtsam mit allen Sinnen in uns eintauchen, um tiefer mit uns und dem Außen in Verbindung gehen zu können. Ob im Buddhismus, beim Yoga oder bei dem niederländischen Extremsportler und Kältetherapie-Experten Wim Hof, der mit einer tibetanischen Meditationspraxis arbeitet – seit Jahrhunderten werden Atemtechniken zur Verbindung von Körper und Geist, zur Fokussierung, Stärkung und positiven Ausrichtung genutzt. Unsere Energie fließt dahin, wohin unsere Aufmerksamkeit geht, und wenn wir uns auf den Atem konzentrieren, werden wir nachweislich ruhiger, sind vollkommen im Augenblick und können unser Bewusstsein aktiv lenken.

Ein tiefer Atem bringt Gesundheit

An einem Tag nimmst du ungefähr 20 000 Atemzüge, pro Jahr sind das mehr als 7 Millionen. Medizinisch wird zwischen der äußeren und der inneren Atmung unterschieden. Bei der äußeren Atmung ist der Ein- und Ausatemvorgang gemeint und bei der inneren Atmung der biochemische Stoffwechselprozess der Zellatmung.

Sauerstoff ist nicht nur lebenswichtig, er hilft uns auch zu entsäuern. Schon wenige Minuten tiefes Atmen in frischer Luft bei entspannter Haltung neutralisieren eine Blutübersäuerung. Ebenso wirkt sich bewusstes Atmen auf den konkreten Geisteszustand aus: Es hilft nachweislich, die Konzentrationsfähigkeit zu fördern, den Fokus zu stärken und die Leistungsfähigkeit unseres Gedächtnisses zu erhöhen. Ich hatte es bereits erwähnt: Der Hippocampus, der Teil des Gehirns, der u. a. für das Erinnern, für das Planen und die Steuerung von Gefühlen zuständig ist, wird unter anderem mit tiefem Atmen unterstützt und kann, wenn er auf diese Weise gut versorgt ist, auch bei Erwachsenen neue Zellen bilden.

Eine weitere wichtige Komponente eines tiefen Atmens ist die Auswirkung auf unser autonomes Nervensystem. Insbesondere ein bewusst langes Ausatmen, wie es auch in angeleiteten Meditationen oftmals geübt wird, spricht den sogenannten parasympathischen Zweig des autonomen Nervensystems an. Dieser Zweig ist für die Selbsterhaltung zuständig und sorgt unter anderem für eine gute Verdauung und Wundheilung. Ist er aktiv, wird Acetylcholin ausgeschüttet. Dieser Neurotransmitter verlangsamt die Herzfrequenz und entspannt die Muskeln. Der gesamte Organismus kommt zur Ruhe.

Mit einer tiefen Bauchatmung stimulieren wir zudem unsere Organe und verbessern die Durchblutung sowie den Zellstoffwechsel. Dies wiederum stärkt unser Immunsystem. Ist die Lunge gut durchlüftet, kann sie die mit der Atemluft aufgenommenen Keime umso besser abwehren.

Tägliche Bewegung trainiert unsere Lunge und damit die Sauerstoffaufnahme. Im Sitzen nimmt der Mensch pro Minute etwa 7 Liter Atemluft auf. Beim Spazierengehen erhöht sich die Luftaufnahme auf etwa 15 Liter, und bei langsamem Dauerlauf werden etwa 40 Liter Atemluft aufgenommen. Idealerweise atmen wir dabei natürlich saubere Luft ein. Und die ist vor allem im Wald zu finden. Waldluft enthält eine hohe Konzentration an Terpenen und Flavonoiden, die unsere Immunabwehr stärken. Das japanische Waldbaden, bei dem man mit allen Sinnen in die Ruhe des Waldes eintaucht, gewinnt auch im Westen immer mehr an Aufmerksamkeit. Studien haben gezeigt, dass gerade die Kombination von frischer Luft, Achtsamkeit, Meditation, Stille und Bewegung ideal ist für die Erholung des Geistes und für das Immunsystem.[19] Blutdruck, Cortisol und Puls sollen japanischen Forschern zufolge schon nach einer Stunde im Wald sinken. In Japan, dessen Fläche zu 67 Prozent aus Wald besteht, ist diese Form der Regeneration eine gängige Freizeitbeschäftigung und Gesundheitsvorsorge und wird sogar auf Rezept verschrieben. Inzwischen gibt es auch den universitären Forschungszweig der Waldmedizin.

Zu schwaches Atmen hingegen führt zu einer erhöhten Konzentration von Kohlendioxid im Blut und damit zu Azidose, also zu Übersäuerung. Eine ungenügende Sauerstoffversorgung ist auch

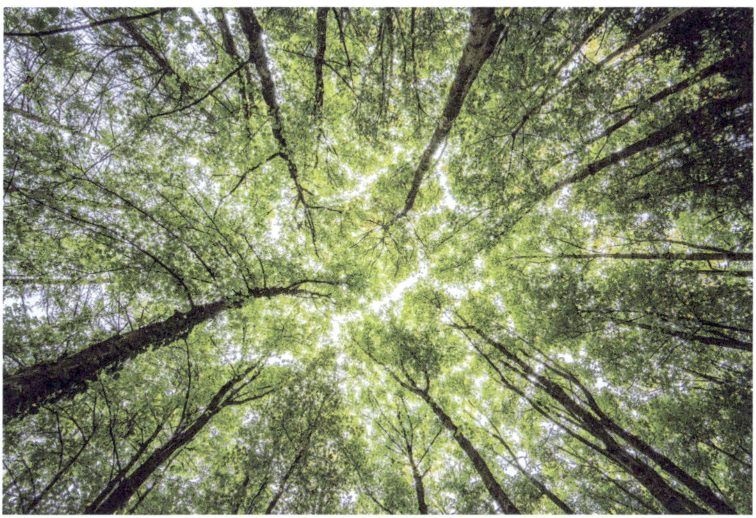

für mangelnde Energie und vorzeitige Zellalterung verantwortlich. Stress und Rauchen schränken die Sauerstoffzufuhr ebenfalls ein.

Dein Atem ist der Schlüssel zu dir selbst

Die Atmung ist ein Spiegel unserer Stimmungslage, denn sie ist eng mit unseren Emotionen verbunden. Im Laufe des Lebens haben sich viele Menschen allerdings angewöhnt, ihre Emotionen häufig zu unterdrücken. Dadurch verkrampft sich auch der Atem. Oft halten wir aus Stress, Angst oder während eines Schocks den Atem an. In diesen Momenten sagen wir unbewusst Nein zu den unangenehmen Gefühlen und halten diese, anstatt sie zu fühlen und zu verarbeiten, dann buchstäblich in unserem Zellgedächtnis bzw. Unterbewusstsein fest.

Ich habe mich viele Jahre intensiv mit dem Thema Heilatmung befasst und eine Weiterbildung als Rebirthing-Atemtherapeutin absolviert. Anschließend habe ich zahlreiche Atemsitzungen während meiner Praxiszeit als Heilpraktikerin durchgeführt. Bei vielen dieser Sitzungen konnte ich beobachten, dass fast alle Teilnehmer einen zu angespannten Tonus in der Muskulatur hatten und dadurch eine zu flache Atmung. Der angespannte Tonus weist darauf hin, dass der Körper sich in einem Zustand befindet, in dem der sympathische Zweig des autonomen Nervensystems aktiv ist: Das heißt, der Körper hält sich permanent für Kampf oder Flucht bereit, und dazu schüttet die Nebenniere ständig Dopamin, Noradrenalin und Adrenalin aus. Viele Menschen sind in diesem Überlebensmodus sprichwörtlich gefangen. Während ich den Patienten in meiner Praxis den Puls fühlte, bemerkte ich auch hier, dass die meisten ihre Muskeln am Oberarm kaum entspannen konnten. Ich musste sie immer wieder erinnern loszulassen. Bei den meisten war es schon wie eine chronische Muskelverspannung, die den Körper natürlich auch Energie kostet. Sie verharrten alle unbewusst im Flucht-oder-Kampf-Modus. Dahinter steckt nicht zuletzt der Versuch, sich zu schützen. Viele meiner Patienten sind eher feinfühlige Menschen, die viel aufnehmen und oft nicht wissen, wie sie sich begrenzen können. Es ist ein Urinstinkt, die Muskeln immer in Bereitschaft zu haben, sodass man schnell reagieren und gegebenenfalls zu Flucht oder Kampf ansetzen kann. Diese Anspannung gibt dem Gehirn allerdings auch das Signal: »Ich bin gerade nicht in der Position, mich auszuruhen bzw. zu regenerieren oder zu heilen.« Daher kann der Körper in diesem Zustand auch nicht gut verdauen. Das würde in der Gefahrensituation schlicht zu viel Energie verbrauchen. Auch psychisch gesehen kann hier das, was von der Außenwelt durch Reize aufgenommen wird, nicht richtig verdaut werden. Die Folgen sind oftmals Durchfall oder Verstopfung. Viele kennen das von Reisen oder wenn sie nervös sind oder wenn sie Angst oder Stress haben: Entweder man kann gar nicht auf die Toilette, oder das genaue Gegenteil passiert. Ein permanent aktives sympathisches Nervensystem ist also ein unglaublicher Energiekiller und frisst uns buchstäblich unsere wertvolle Kraft weg. Über Jahre hinweg manifestieren sich dadurch Verspannungen im Körper und regelrechte Atemblockaden. Oft entwickeln sich daraus verschiedenste psychosomatische Beschwerden, Erschöpfungszustände oder gar ein Burn-out.

Ob alte Traumata oder akute Beschwerden – beides führt zu einem flachen Atem. Das ist eine Schutzfunktion, weil wir den Schmerz damit weniger spüren. Damit kann dieser aber auch nicht verarbeitet bzw. transformiert werden. **Atmen wir nicht verbunden und unterdrücken den Schmerz, kann er im Zellgedächt-**

nis abgespeichert und jederzeit durch bestimmte Trigger reaktiviert werden.

Heilatmung löst Blockaden und führt zu Selbstwirksamkeit

Mit Hilfe der Heilatmung und der dadurch wiederhergestellten Verbindung zwischen Körper, Seele und Geist können wir diesen Zustand, in dem wir das Trauma unbewusst festhalten, verändern. Wir nehmen dann zwar den Schmerz wieder wahr, aber das bewusste Atmen hilft uns auch, die Gefühle besser zu erkennen, zu akzeptieren und auch loszulassen. Dadurch haben die Gefühle nicht die Kontrolle über uns, sondern wir über sie. Der Atem ist somit auch ein Tool zur Gefühlskontrolle. Alle Gefühle, die du mit einem bewussten Atem fühlst und auch bewusst zulässt, können sich wirklich zeigen und dir auch zu Klarheit verhelfen. Diese Gefühle sind, wenn sie konkret werden, meist auch viel weniger bedrohlich, als wenn sie wie mysteriöse Unbekannte in deinem Geist herumspuken. Traurigkeit oder Wut, die durch bewusste Atmung gefühlt wird, hat eine ganz andere Qualität, als wenn sie dich unkontrolliert überrollt. Du bist diesem Gefühl so nicht mehr willenlos ausgeliefert, du schaust es freiwillig an, selbstbestimmt und kontrolliert. Wir können unser »negatives« Zellgedächtnis nicht mit dem Verstand löschen, wohl aber mit Hilfe unseres Körpers und der bewussten Atmung. Durch tiefes

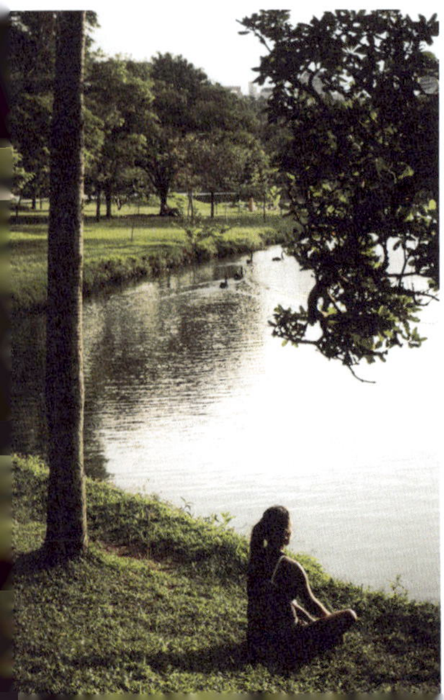

und verbundenes Atmen können wir uns wieder mehr anbinden an unsere Schöpferenergie und fühlen uns dadurch nicht nur präsenter, sondern auch wieder in unserer Kraft und Selbstwirksamkeit.

Auch bei Asthma und anderen Lungenerkrankungen ist übrigens die Ursache oft eine Blockade auf der emotionalen Ebene, und auch da können wir mit Heilatmung ansetzen. Zuerst gilt es immer, achtsam hinzusehen: Was braucht mein Körper gerade? Wenn du z. B. Kopfschmerzen hast, frage dich zunächst, ob es ein Verspannungskopfschmerz ist oder ob du vielleicht dehydriert bist, weil du zu wenig getrunken hast? Stresst oder belastet dich gerade etwas in deinem Leben? **Dein Körper spricht mit dir. Wenn du ihm zuhörst, kannst du wichtige Hinweise empfangen. Wenn du dann bewusst tief atmest, sendest du dem Körper das Signal, sich zu entspannen, und du kannst vielleicht klarer wahrnehmen, was den Schmerz ausgelöst hat.** Thich Nhat Hanh beschreibt es so: »Dein Geist ist wie ein See und jeder Gedanke wie eine kleine Welle, die ihn bewegt. Wirst du innerlich still, kannst du dich im Wasser spiegeln, und du wirst sogar im wahrsten Sinne des Wortes bis auf den Grund sehen und eher die Ursachen für deine Emotionen erkennen können.«

So kannst du also mit der Atmung nicht nur deiner Übersäuerung entgegenwirken, sondern darüber hinaus deinem Stress. Auch Konditionierungen und Glaubenssätze können sich dabei zeigen und können aufgelöst werden. Mit Hilfe der Atmung können wir uns innerlich wieder ordnen und reinigen und Platz für Neues schaffen.

Heilatmung ist wie eine Neuprogrammierung, ein Reset, eine Transformation.

»How deep is your breath?«

Ohne Entspannung kommt irgendwann das Aus

Überlege mal, wie du atmest, wenn du am Meer stehst oder auf einem Berg, von dem du eine schöne Aussicht genießt, oder wenn du in der Badewanne liegst oder wenn du Sex hast. Fühlst du dich wohl und entspannt, nimmst du automatisch tiefe Atemzüge in den Bauch. Das sind entscheidende Erholungsphasen, die unser Körper und unsere Seele dringend benötigen, die wir uns im Alltag nur leider viel zu selten erlauben. In unserer Leistungsgesellschaft wird leider oft alles, was nicht einen konkreten Zweck erfüllt, als faul und unproduktiv bewertet. Für viele Menschen sind Entspannungspausen deshalb mit dem Gefühl von Scham oder Schuld verbunden. »Schlafen kann man, wenn man tot ist.« Entspannen kann man höchstens mal nach Feierabend, am Wochenende oder einmal im Jahr im Urlaub – doch das ist leider viel zu selten. Unser Organismus und unsere Seele brauchen regelmäßige Phasen der Ruhe. Das beweist allein die Tatsache, dass alles in unserem Körper einem steten Rhythmus von aktiven und passiven Phasen unterliegt. So macht unser Herz nach jedem Pumpen immer eine kurze Pause. Wir funktionieren nur mit einem gesunden Schlaf-und-Wach-Rhythmus. Jeder Muskel braucht Anspannung und Entspannung, um ausreichend versorgt zu sein und dauerhaft zu funktionieren. Wir brauchen Aktivitäts- und Entspannungsphasen. Das vergessen wir in unserem stressigen Leben nur oftmals. Wir brennen aus, weil der Körper mit der Ausschüttung der Stresshormone irgendwann überfordert ist und eine Nebennierenrindeninsuffizienz entsteht, sprich ein Burn-out. Hieraus können sich zudem recht schnell weitere Erkrankungen entwickeln wie z. B. eine Schilddrüsenunterfunktion, eine Gastritis oder ein Bandscheibenvorfall. Womit der Körper im Grunde nur sagen will: »Fahr mal bitte zwei Gänge runter! Ich kann dieses Tempo nicht mehr halten!« In solchen Situationen nehmen viele Betroffene Medikamente, beispielsweise Hormontabletten wie »Thyroxin« für die Schilddrüse. Dem Körper werden dadurch zwar die benötigten Hormone verabreicht, aber ihm wird auch signalisiert, dass er selbst keine Hormone mehr herstellen muss. Manchmal kann sich das so anfühlen, als würde der Motor heiß laufen, ihm aber kein neuer Treibstoff mehr zugeführt werden. Die Werte im Blutbild stimmen zwar wieder, doch wir fühlen uns nicht wirklich energiegeladen und in unserer Kraft. Oft würden in dieser Situation auch eine gute Portion Erholung und kleine Reize aus natürlichen Quellen ausreichen, um die Schilddrüse zu aktivieren bzw. zu regulieren. Denn dann erhält der Körper das Signal, dass er unterstützt wird und keine ernsteren Maßnahmen ergreifen muss, wie z. B. eine Entzündung. Eine solche ist ebenfalls oft eine Kompensation des Körpers. Durch das Absterben des Gewebes nach Abklingen der Entzündung wird die Hormonproduktion reduziert, und der Körper wird gezwungen, auf ein niedrigeres Level herunterzufahren.

Ich selbst habe einen Erschöpfungszustand erlebt, aus dem eine Schilddrüsenunterfunktion entstand. Acht Jahre lang habe ich in der Folge Hormone geschluckt, bevor ich mich durch gezielte Phytotherapie und ein paar Ernährungstricks aus dieser Burn-out-Falle befreien konnte. Unter anderem aß ich jeden Tag drei Paranüsse – wahre Selenbomben und der ideale Booster für die Schilddrüse. Über einen individuellen Heilpflanzentee nahm ich außerdem Algen und damit natürliches Jod zu mir. Selen und Jod sind elementare Stoffe, die die Schilddrüse im Falle einer Unterfunktion dringend braucht, um die Produktion der Hormone Trijodthyronin (fT3) und Thyroxin (fT4) selbstständig wieder zu aktivieren.

Hierzu möchte ich Folgendes anmerken: Diese Therapie empfehle ich nur bei Begleitung durch einen erfahrenen Phytotherapeuten sowie unter professioneller Kontrolle des Blutbildes und einem langsamen kontrollierten Ausschleichen in Kombination mit den stimmigen Phytoreizen.

Vor diesem Burn-out hatte ich gern mal drei bis fünf Verabredungen am Tag, ich hatte verschiedene Freundeskreise und war ständig unterwegs. Auch wenn es mir meistens sehr gut ging und mein Stress ein positiver war: Es war eine Dauerbelastung. Meine Mutter sagte damals zu mir: »Susanne, zünde dein Lebenslicht nicht an beiden Enden an!« Eine sehr starke Metapher, wie ich finde. Denn so geschieht es ja tatsächlich oft: Menschen sind so begeistert von einer Sache, wirklich Feuer und Flamme für etwas, aber ohne Achtsamkeit brennen sie aus.

Ein bewusster Atem ist der erste Schritt zu mehr Bewusstheit dir selbst und deinen Lebensumständen gegenüber. Und ein paar Minuten tiefer Atmung ist die schnellste Form von Erholung im Alltag. Atemübungen und Atemtherapie sind ein möglicher nächster Schritt, wenn du Blockaden auf tieferer Ebene lösen möchtest.

Heilungsgeschichten aus meiner Praxis

Bevor ich eine Atemsession begann, führte ich immer noch ein Vorgespräch mit meinen Patientinnen und Patienten. In diesem fragte ich meist auch nach wiederkehrenden Mustern in Beziehungen, denn dort sehen wir oft unsere konditionierten Glaubenssätze am stärksten widergespiegelt. Eine Frau, die für eine Rebirthing-Session zu mir kam, fragte ich, was sie sich wünsche und welches

Muster sie gern verabschieden wolle. Das war zugleich eine Einladung an sie, eine Richtung vorzugeben und Intention zu setzen. Die Klientin erkannte im Gespräch den ihren Beziehungsmustern zugrunde liegenden Glaubenssatz »Ich bin es nicht wert, geliebt zu werden«. Sie hatte ihn entwickelt, nachdem ihr Vater die Familie verlassen hatte. In der Folge hatte sie sich immer Männer gesucht, die ihr nicht das Gefühl geben konnten, geliebt zu werden. Wir führten die Atemsession durch, und nach der Sitzung zündete ich für die Patientin eine Kerze an, die sie ausblasen durfte. Anstatt sie zu bitten, sich etwas zu wünschen, fragte ich sie, welches Versprechen sie sich nun, nach ihren Erkenntnissen, geben wolle? Denn oft steckt in Wünschen das Gefühl von Mangel, während ein Versprechen stärker auf die aktive Umsetzung gerichtet ist. Als sie sich ihr Versprechen gegeben hatte, sagte ich: »Happy Birthday« – und gratulierte ihr zu ihrer inneren Neugeburt. Kurze Zeit später fand die Frau tatsächlich einen Partner, mit dem sie das alte Thema nicht mehr hatte. Sie hatte ihren alten Glaubenssatz mit der Heilatmung losgelassen.

In einer anderen Atemsitzung behandelte ich mal einen Mann, der an einem Tinnitus litt. Er berichtete in der Anamnese, dass er viele Aufputschmittel konsumiere und ständig unter Strom stehe. Er sagte, er könne gar nicht mehr richtig still sitzen und komme nie zur Ruhe. Er redete viel, laut und schnell. Während der Sitzung aber wurde er sehr ruhig und klar. Beim Atmen berichtete er davon, wunderschöne Farben zu sehen. Er wirkte sehr viel selbstsicherer und viel mehr in seiner Mitte. Nach der Session war sein Tinnitus verschwunden. Er hatte mit seiner vertieften Atmung den Stresszustand eliminiert. Das passiert tatsächlich, indem wir uns Zeit, Energie und Raum geben und uns die eigenen Baustellen anschauen, anstatt sie innerlich abzuspalten.

Ein anderer Patient kam zu mir, weil er einen Trauerfall zu verarbeiten hatte und sich blockiert fühlte. Er ging davon aus, bei der

Atemsession viel weinen zu müssen, doch erstaunlicherweise geschah das Gegenteil: Er musste unglaublich lachen. Ein Anteil seiner Persönlichkeit, den er lange unterdrückt hatte, wurde offenbar befreit und konnte sich wieder zeigen.

Wie man sieht, können es die unterschiedlichsten Beschwerden, Muster und Masken sein, die während des vertieften Atmens verabschiedet werden. Meine Erfahrung hat mir gezeigt, dass es eine der schnellsten und effektivsten Möglichkeiten ist, an tief sitzende Blockaden zu kommen und diese auf Dauer zu lösen.

Wie wirkt die vertiefte Atmung konkret?

- Sie aktiviert den Vagusnerv bzw. das parasympathische Nervensystem und bringt uns so in die Ruhe.
- Sie bringt uns in den Augenblick und ins Bewusstsein.
- Sie spendet uns viel Energie.
- Sie verbessert die Durchblutung.
- Sie entspannt, beruhigt und entschleunigt.
- Sie sorgt für Entgiftung und Entsäuerung.
- Sie bringt den Stoffwechsel in Schwung.
- Sie löst emotionale Blockaden.
- Sie fördert die Nährstoffversorgung.
- Sie balanciert die Nerven.
- Sie schärft die Aufmerksamkeit und den Fokus.
- Sie zeigt uns durch Symptome wie z. B. Kribbeln, wie gut wir mit Sauerstoff versorgt sind.
- Sie schafft Verbindung zu unserer Seele/unserem hohen Selbst.

Dein Atem ist ein Werkzeug, das du kontrollieren und mit dem du dich regenerieren und auch heilen kannst. Mit dem Atem kannst du zudem Dinge anziehen, die du dir wünschst. Willst du mehr Liebe in deinem Leben, dann atme liebevoller ein und fühle es. Fühle Liebe, Frieden, Fülle. Egal, in welcher Frequenz du sein möchtest – mit bewusster, tiefer Atmung und einer mentalen Fokussierung auf diese Frequenz kannst du dorthin gelangen.

Die Atmung ist wahrlich unser wichtigstes Tool im Leben. Mit den folgenden Techniken möchte ich dir zeigen, wie du es nutzen und dein volles Potenzial entfalten kannst, um mehr Gelassenheit, Sicherheit, Ekstase und Energie zu gewinnen, um voll in deine Kraft zu kommen. Die Übungen sind alle leicht und einfach zu lernen – und das Beste ist, du kannst sie in jedem Moment deines Lebens anwenden.

Lasse den Atem deinen besten Freund werden, denn er wird dich in diesem Leben nicht verlassen.

Die Atemübungen

Die Reset-Heilatmung

Im Kloster Plum Village habe ich eine Atemtechnik kennengelernt, die ich als sehr wirksam erlebte. Beim Einatmen sagt man sich im Stillen: »Ich weiß, dass ich einatme.« Und beim Ausatmen: »Ich weiß, dass ich ausatme.« Das klingt möglicherweise banal. Aber es ist höchst effektiv. Denn man kann in den kurzen Pausen zwischen Ein- und Ausatmen an nichts anderes denken, da der Geist sich nur aktiv auf eine Sache konzentrieren kann. Das macht man sich hier zunutze.

Nun habe ich mich von dieser Technik inspirieren lassen und eine Reset-Heilatmung daraus entwickelt, um dem Geist auch mal eine Pause von den ständigen Gedanken zu schenken und ihn sogar bewusst mit wertvoller »Heilnahrung« im geistigen Sinne zu versorgen. Die Technik verbindet Heilatmung mit Ausrichtung und kann wahlweise auch mit Bewegung stattfinden.

ANLEITUNG RESET-HEILATMUNG

Bei dieser Übung atmest du zehn bewusste Atemzüge und denkst dabei die folgenden zehn Ausrichtungssätze. Alternativ kannst du einen der Sätze zehnmal wiederholen – was sehr wirkungsvoll ist – oder mehrere Sätze, die dir besonders zusagen, auf zehn oder ein paar mehr Atemzüge aufteilen. Schau, was sich für dich stimmig anfühlt. Idealerweise führst du die Übung jeweils am Morgen, am Mittag und am Abend einmal durch.

Die zehn Ausrichtungssätze

1. Ich atme ein und weiß, dass ich einatme. Ich atme aus und weiß, dass ich ausatme.
2. Ich atme ein und weiß, dass ich hier bin. Ich atme aus und weiß, dass ich hier bin.
3. Ich atme ein und weiß, dass ich lebe. Ich atme aus und weiß, dass ich lebe.
4. Ich atme ein und fühle meine Angespanntheit. Ich atme aus und lasse meine Angespanntheit los.
5. Ich atme ein und entspanne alle Muskeln. Ich atme aus und lasse alle Muskeln los.
6. Ich atme ein und bin entspannt. Ich atme aus und bin entspannt.
7. Ich atme ein und fühle meine Liebe, die ich bin. Ich atme aus und lasse meine Liebe frei fließen.
8. Ich atme ein und bin verbunden mit meinem hohen Selbst. Ich atme aus und bin verbunden mit meinem hohen Selbst.
9. Ich atme ein und verbinde mich mit meiner hohen Frequenz. Ich atme aus und fühle meine hohe Frequenz.
10. Ich atme ein und bin dankbar, einfach zu sein. Ich atme aus und bin dankbar, hier zu sein.

ALTERNATIVE AUSRICHTUNGSSÄTZE

Auch aus den folgenden Sätzen kannst du einen Satz mit zehn (Ein-)Atemzügen wiederholen oder mehrere Sätze auf zehn (Ein-)Atemzüge aufteilen.

Ich bin angekommen.
Ich bin ganz, gesund und heil.
Alle Zellen in mir sind glücklich.

Ich bin lebendig.
Ich bin entspannt.
Ich lasse alles Alte los.
Ich entscheide über mein Leben.
Ich bin am Leben.
Ich bin wach.
Ich bestimme.
Ich bin Schöpfer/Schöpferin.
Ich übernehme Verantwortung.
Ich entscheide, dass es auch schnell gehen darf.
Ich entscheide, dass es auch leicht gehen darf.
Ich bin ein Wunder.
Ich bin frei.
Ich bin Liebe.

Die Yin-Atmung

Mit dieser besonderen Atemübung können wir unsere Lebensenergie, die in der Traditionellen Chinesischen Medizin auch Qi genannt wird, wieder nähren. In der Heilernährung wird hauptsächlich Yang aufgenommen, um die Dysbalancen, die durch zu viel Yin-Nahrung entstanden sind, auszugleichen. Aber auf geistiger Ebene brauchen und streben wir nach Ausdehnung und Fülle, also nach der Yin-Energie, die uns mit allem verbindet. Du kannst die Yin-Atmung überall im Sitzen, Gehen, Liegen oder Stehen anwenden. Sie zeigt dir eine andere Welt und hilft dir in vielen Alltagssituationen, dich wieder mit dir und deiner Lebensenergie zu verbinden. Sie wirkt beruhigend bei Stress, schafft Ordnung und macht dich erheblich klarer und stärker. Sie hilft dir, deinen Fokus zu finden, und wirkt zudem stark entgiftend und ausgleichend. Gerade in Momenten, in denen du dich schwach oder klein fühlst, wirst du sehen, was für eine Power diese Yin-Atemübung bei dir hervorrufen kann – in Stresssituationen, während der Bahnfahrt oder vor einem Auftritt. Niemand bemerkt es, wenn du es nicht willst. Und du wirst spüren, wie du dich wieder selbst ermächtigst und deine Führung in die Hand nimmst. Wichtig ist: Es gibt hierbei kein Richtig und kein Falsch.

ANLEITUNG YIN-ATMUNG

Lege deine linke Hand aufs Herz und die rechte Hand auf deinen Bauch. Atme durch den Mund tief ein, bis in die Lungenspitzen. Mache eine kurze Pause. Dann atme wieder durch den Mund aus. Atme so zehnmal hintereinander tief verbunden und regelmäßig ein und aus. Lasse deine Muskeln dabei bewusst los, vor allem beim Ausatmen. Entspanne deinen ganzen Körper. Frauen sollten dabei noch die Beckenbodenmuskulatur möglichst breitflächig nach oben ziehen und so üben, ihre Lebensenergie zu speichern. Diese Muskelanspannung, ist ähnlich wie beim Sport Übungssache. Je häufiger wir diesen Muskel aktivieren, desto stärker wird er werden und desto leichter wird es uns fallen, diesen zu halten. Dabei atme weiter bewusst tief und verbunden ein und aus. Das alles zu kombinieren, braucht ein bisschen Übung – sei geduldig und lieb mit dir!

Das Tempo stimmt, wenn du weder drängst noch zurückhältst. Dein Atem sollte frei fließen. Zwinge ihn nicht, kontrolliere ihn nicht. Bleibe in einem gleichmäßigen Rhythmus. Mit der Atmung wird auch die Energie in deinem Körper fließen. Sage dir selbst während des Atmens laut oder im Stillen: »Ich bin frei und verbunden mit meiner Urkraft« und fühle die

Energie, die diese Worte auslösen, im Herzen und in deinem ganzen Körper.

Rebirthing – verbundenes Atmen

»Rebirthing«, auch verbundenes Atmen genannt, ist eine Atemtechnik, die von Leonard Orr in den 1960er-Jahren in den USA entwickelt wurde. Er optimierte sie in seinen Selbstversuchen und sah darin eine Atem- und Bewusstseinsschulung. Die Integrative Atemtherapie ist eine Weiterentwicklung der Rebirthing-Methode.

Kern des Rebirthing ist eine tiefe, bewusst geführte Bauchatmung ohne Atempause, wie sie Säuglinge haben – und Erwachsene dann nur noch in der Mitte ihrer Tiefschlafphase. Es ist also im Grunde ein Wiedererlernen der natürlichsten menschlichen Fähigkeit. Das Rebirthing wird manchmal mit anderen Atemtechniken verwechselt, wie beispielsweise mit dem Holotropen Atmen. Doch davon ist es ganz klar abzugrenzen. Denn beim Holotropen Atmen wird schnell und sehr intensiv geatmet, was auch schnell sehr intensive Emotionen auslösen kann. Das ist manchmal für den ein oder anderen zu viel und überfordert einige Menschen. Hier ist eine professionelle Anleitung bzw. eine therapeutische Unterstützung angeraten. Beim Rebirthing wird die Atmung dagegen langsam und bewusst vollzogen. Der Atem fließt rund und wird wie eine verbundene Atembewegung gefühlt. Ohne etwas zu erzwingen, wird langsam, tief und bewusst gespürt, was der Körper vorgibt. So wird sich in der Regel auch nur das zeigen, was der- oder diejenige in jenem Moment auch verarbeiten kann.

Das Rebirthing ist durch die folgenden vier Aspekte gekennzeichnet:

- das rhythmische Atmen (so gleichmäßig wie möglich),
- das verbundene Atmen (Ein- und Ausatmen ohne Pause),
- das tiefe, bewusste Einatmen,
- das entspannte Ausatmen (ohne Anstrengung ausatmen).

Man atmet beim Rebirthing durch den Mund. (Im Alltag sollte man hingegen durch die Nase atmen.) Hauptziel beim Rebirthing ist es, Energie zu atmen und damit alle Ressourcen in einem Menschen, also auch die verborgenen, zu wecken. Dies geschieht in einer Tiefenentspannung, in der sich Anspannungen lösen.

Rebirthing ist ein sanfter, aber sehr kraftvoller Atemprozess, der seinen Ursprung in einer jahrtausendealten Form des Kriya-Yogas hat. Man atmet über den Mund bis tief in die Lungenspitzen und in den Bauch ein und völlig entspannt aus. Zwischen Ein- und Ausatmen gibt es keine Atempause. So entsteht ein zirkuläres Atmen – offen, entspannt und verbunden. Bei der Atmung durch den Mund wird noch etwas mehr Luft aufgenommen als bei der Atmung durch die Nase, und ebenso wird der Atem auch schneller wieder abgegeben. So kommt man noch direkter in einen Reinigungsprozess – sowohl körperlich als auch geistig.

Am Anfang fühlt es sich manchmal sehr ungewohnt an, aber das gibt sich nach einer Weile. Körper und Geist spüren immer mehr die positive Wirkung. Durch das verbundene Atmen wird der Körper gereinigt und verjüngt, Giftstoffe werden aus den Zellen abtransportiert. Zellen und Gewebe werden optimal mit

Sauerstoff versorgt. Auch Emotionen und Gedanken, die das System beeinträchtigen, werden geklärt. Der Parasympathikus wird aktiviert, und wir kommen dadurch in einen Zustand der Ruhe, in dem Körper und Geist loslassen können und Heilung möglich ist.

Nach einem Atemzyklus in einer professionellen Rebirthing-Sitzung, die 30 bis 45 Minuten dauert, kann der Atem in einen automatischen Turnus finden, eine Theta-Phase. Diese ist der Tiefschlafphase ähnlich, in der wir uns in einer besonders tiefen Regenerationsphase befinden, wo Transformation stattfinden kann. Hier können sich Blockaden und alte Programmierungen zeigen und aufgelöst werden. Durch das verbundene Atmen schaffst du die Verbindung zu dir und deinem hohen Selbst bzw. deiner Seele, indem du durch verschiedene Schichten sozusagen hindurchatmest. Diese Schichten können auch Glaubenssätze und antrainierte Masken sein, die sich eventuell noch mal zeigen – wie z. B. immer zu lächeln, auch wenn dir nicht danach zumute ist. Bei einer Rebirthing-Session können auch tief sitzende Verspannungen und alte, nicht mehr dienliche Verhaltensmuster und Erfahrungen ins Bewusstsein kommen. So können sich z. B. Kindheitstraumata, alte Schuldgefühle, durch traumatische Erlebnisse entstandene körperliche Beschwerden oder eine Todessehnsucht zeigen. Durch die verbundene Atmung können diese umgewandelt bzw. verabschiedet werden. Ich selbst hatte bei einer Rebirthing-Session einmal eine Situation vor Augen, in der ich als Kind unglücklich mit dem Bauch auf einen Pfosten gefallen war und keine Luft mehr bekommen hatte. Ich hatte damals gedacht, ich müsste sterben. Ein traumatisches Erlebnis, an das ich mich bis zu dieser Atemsession nicht mehr erinnert hatte. Nun zeigte es sich, und ich konnte es noch einmal bewusst ansehen und loslassen.

Die Rebirthing-Atmung verbindet uns wieder mit unserem wahren Kern, unserer reinen Quelle, aus der wir alles schöpfen. Bei manchen Menschen lässt sie sogar einen richtigen Glow nach der Sitzung entstehen. Denn man ist wieder mit sich selbst als Ganzem verbunden und hat Zugriff auf sein komplettes Potenzial. Dieses ekstatische Gefühl muss nicht gleich in den ersten Sitzungen entstehen, aber wenn sich Emotionen wie Angst, Wut oder Trauer transformieren, ist das ja bereits ein Gewinn.

Obwohl ich schon so viele Therapieformen studiert und angewandt habe, ist die Rebirthing-Technik für mich so transformierend gewesen, dass ich diese wundervolle Technik auch erlernen und weitergeben wollte.

Die Wirkung der Heilatmung

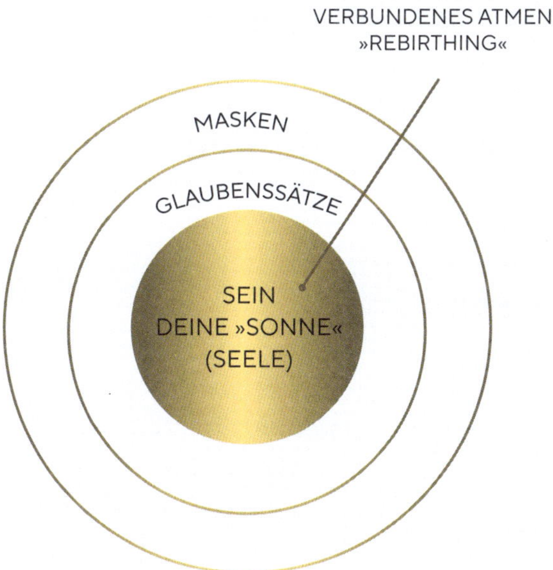

© Randi Hausmann

HEILATMUNG ALS THERAPIE

Mit der Heilatmung können wir uns wieder resetten, neu ausrichten und aufstellen. Denn beim Atmen können wir Blockaden und Emotionen direkt ansprechen, die wir mit unserem Verstand nicht zu lösen vermögen. In einer Gesprächstherapie erkennen wir beispielsweise die Zusammenhänge besser, sodass wir diese verstehen und einordnen können. Aber tiefe Ängste, Schockzustände und Traumata werden im Unbewussten abgespeichert, auf Emotionsebene. Sie lassen sich auch nur dort und über den Körper wieder erreichen und auflösen. Eckhart Tolle nennt diese unbewussten Abspeicherungen den Schmerzkörper. Ihn lösen wir durch Bewusstwerdung und durch Techniken wie die Heilatmung wieder auf.

Wenn du ahnst, dass du verborgene Traumata in dir trägst, und befürchtest, mit dem, was sich während einer Atemsession zeigt, nicht gut allein zurechtzukommen, ist es sinnvoll, dir einen erfahrenen Atemtherapeuten oder eine Atemtherapeutin zu suchen und dich begleiten zu lassen. Er oder sie wird dir auch in einer Art Interview Fragen stellen, wie es dir geht, und dich zu bestimmten Punkten führen, die du allein manchmal nicht siehst, und so deine Aufmerksamkeit ein wenig lenken. Damit es dir nicht wie beim Aufräumen in der Wohnung ergeht und du dich mit allem, was du findest, beschäftigst und darüber den Fokus verlierst.

Für ein spezifisches Thema kann man etwa mit zehn Sitzungen rechnen, um es in der Tiefe von allen Seiten einmal zu betrachten und zu transformieren. Jede Sitzung kann dabei anders ausfallen. Manchmal fällt es einem leichter, sich auseinanderzusetzen, manchmal ist man sehr bedrückt, und es fällt einem schwer. Du gehst Schicht um Schicht durch einen Prozess, hin zu dir selbst, bis du dein volles Potenzial fühlst.

Alles, was du hier durch dich erfährst, sind Prozesse, die helfen, zu deiner Kernessenz zurückzufinden. Zu deiner inneren Sonne, die immer strahlt und scheint. Der Atem dient dir hier als Schlüssel zu deinem innersten, heiligsten Schatz.

»So wie eine Schlange ihre Haut verliert, müssen wir unsere Vergangenheit immer und immer wieder vergessen.«

Buddha

ANLEITUNG REBIRTHING-ATMUNG

Triggerwarnung: Diese Technik kann Traumata reaktivieren und Angstzustände auslösen. Sie sollte nur angewendet werden, wenn man psychisch stabil ist, idealerweise sollte eine Vertrauensperson in der Nähe sein.

Wenn du Lust hast und dich bei dem Gedanken wohl fühlst, das Rebirthing einmal allein auszuprobieren: Nur zu! Auch das kann eine wunderbare Erfahrung sein.

Ideal ist es, wenn du dir für die Session 45 Minuten Zeit nimmst. Aber manchmal reichen auch schon 30 Minuten aus: Dein Körper wird dir anzeigen, wenn der Prozess abgeschlossen ist.

Du kannst die Session mit der folgenden Anleitung durchführen. Oder du nutzt meine Audio-Aufnahme, die du hier zum Download findest:

www.penguin.de/korasani-healer

- Lege dich gemütlich hin. Ziehe deine Ohrringe und Ringe aus. Metall hat die Eigenschaft zu leiten und kann auch Schwingungen von außen aufnehmen, daher ist es in dieser Übung wichtig, aber auch sonst gut, eine Zeit lang mal keinen Schmuck zu tragen.
- Öffne deinen BH, falls du einen trägst. Ziehe alles Ungemütliche aus. Mache Hosen- oder oberste Hemdknöpfe auf. Lege dich flach – also ohne Kissen – mit dem Rücken auf den Boden, in einer geraden Linie. Am besten legst du dich tatsächlich direkt auf die Erde, da du dich auf dem harten Untergrund besser spüren und wahrnehmen kannst als auf einer weichen Unterlage. Auch wenn es anfangs unangenehm ist, ist es interessant zu schauen, wo es drückt. Gib dir selbst die Erlaubnis, alles, was sich zeigt, da sein zu lassen.
- Entspanne alles, fühle, dass du gerade nichts tun musst, dass du nirgendwohin gehen musst. Du darfst einfach sein. Hier und jetzt.
- Fühle die Horizontale und schau, wie es dir damit geht. Beobachte, wie deine Atmung ist, ohne sie zu beeinflussen. Wie ist dein Atem gerade: flach oder tief? Kraftvoll, zaghaft oder hastig? Wie du atmest, ist hier entscheidend: Wie sanft, wie liebevoll, wie frei fließt der Atem? Wo hältst du vielleicht etwas fest? Wo ist etwas blockiert? Welche Glieder sind angespannt? Wo ist es eng? Was ist unangenehm? Das sind wichtige Beobachtungen, die dir viel sagen können über dich. Werte das, was du wahrnimmst, nicht. Nimm es einfach als Status-quo-Check. Er zeigt dir deine körperlichen und geistigen Themen. Und das hilft dir: Denn nur wenn du deine Schwachstellen kennst, kannst du sie heilen.

- Wenn sich etwas Unangenehmes zeigt, ist es wahrscheinlich etwas, das bisher zu kurz gekommen ist. Jetzt kannst du den Fokus darauf lenken und gezielt dorthin atmen.
- Atme durch den Mund ganz tief ein und ohne Pause wieder durch den Mund aus. Immer wieder durch den Mund ein, durch den Mund aus. Atme dabei ganz tief bis in den Bauch und in die Lungenspitzen, oberhalb des Schlüsselbeins. Lege ruhig eine Hand auf deinen Bauch, um der Atembewegung zu folgen. Lasse deinen Atem rund sein, ohne Pause, eine runde, immer fortlaufende Bewegung. Bis sie sich verbunden anfühlt.
- Lasse noch einmal bewusst deinen Körper los. Lasse die Schultern los, die Gesichtsmuskeln, deinen Kiefer. Lasse auch deinen Herzmuskel einmal bewusst los und den Solarplexus. »Ich lasse alles Alte los« ist auch eine schöne Ausrichtung, die man sich beim Atmen denken oder sagen kann.
- Das Einatmen symbolisiert das Aufnehmende, das weibliche Prinzip, das Ausatmen das Abgebende, das männliche Prinzip. So kannst du beobachten was dir leichter- oder schwererfällt in deinem Leben: Geben oder Nehmen? Du entscheidest mit jedem Atemzug, weil alles zählt.
- Stelle dir nun vor, unter dir sind Wurzeln, mit denen du mit der Erde verbunden bist. Ziehe mit dem Atem die Energie über die Wurzeln in deinen Körper. Jeder Augenblick, jeder Atemzug nährt dich.
- Vielleicht zeigen sich ein Kribbeln oder Taubheitsgefühle, weil die zugeführte Sauerstoffzufuhr für deine unterversorgten Zellen ungewohnt ist. Das liegt daran,

dass du wahrscheinlich, wie fast alle, seit vielen Jahren zu flach atmest. Wenn dir etwas schwindelig wird, ist das also nicht bedenklich. Das wird sich gleich wieder legen. Wenn es dir aber zu viel ist, kannst du die Atmung erst einmal wieder normalisieren bzw. flacher atmen und erneut in die verbundene Atmung gehen.

- Tatsächlich verlassen wir durch diese tiefe Atmung unsere Komfortzone. Vielleicht zeigen sich nun auch starke Emotionen: Wut, Angst, Trauer, Frustration. Lass alles da sein. Atme hinein. Alle Symptome und herausfordernden Gefühle, die auftreten, sind sogenannte Heilkrisen. Es zeigt sich nur etwas, das schon da war, um bearbeitet bzw. angeschaut zu werden. All das taucht auf, weil du ihm Raum gibst und weil du die Kapazität hast, es zu bearbeiten. Wenn sich ein starkes Gefühl zeigt, spüre nach, unterdrücke es nicht. Was genau sagt dieses Gefühl? Vielleicht kommt ein Wort oder ein Satz. Vielleicht siehst du Bilder vor deinem inneren Auge. Vielleicht sind es sogar konkrete Erlebnisse aus der Vergangenheit. Spüre nach, wo das Gefühl dazu sitzt, und atme dorthin. Jetzt kannst du es auflösen.
- Durch die hohe Zufuhr von Sauerstoff bzw. Lebensenergie reagiert der Körper auf unterschiedliche Weise. Auch hier ist es spannend zu schauen: Wie reagiert dein Körper/System, wenn du ihm Fülle in Form von voller Lebensenergie anbietest? Es ist immer von allem genügend da. Das Ziel dieser Übung ist, dass du die Fülle annimmst, dass du in deine Fülle kommst, in dein Potenzial. Und das geschieht durch die absolute Präsenz, die der Atem erzeugt. Präsenz ist ein sehr machtvolles Tool.

- Oftmals kommen Menschen beim Rebirthing in einen Zustand, in dem sie das Gefühl haben, nichts und niemanden mehr zu brauchen, um glücklich zu sein. Vielleicht erlebst du das auch. Dann bist du angekommen. In dir, mit dir, mit allem, was ist. Das ist ein glückseliger Zustand, aus dem heraus du vieles von einer anderen, höheren Ebene anschauen kannst. Beschwerende Emotionen und Blockaden können sich leichter auflösen, und du fühlst, was du bist: Schöpfer deines selbstbestimmten Lebens. Unabhängig, frei und voller Liebe.

WIRKUNG DER REBIRTHING-ATMUNG

Nach einer 45-minütigen Session hast du sehr viel Sauerstoff und Luft getankt, dich entsäuert, deine Gehirnwellen balanciert, möglicherweise Blockaden und Defizite entlarvt und idealerweise aufgelöst. Wahrscheinlich fühlst du dich, wie viele Menschen, viel freier und wohler in deinem Körper. Als hättest du einen innerlichen Großputz durchgeführt. Und auf gewisse Weise hast du das ja tatsächlich gemacht. Du kannst dir selbst danken, dass du dir die Zeit, den Raum und die Energie geschenkt hast, dich dir und deinen zu wenig beachteten Geisteszuständen zu widmen. Dass du dich nicht mit anderen Dingen abgelenkt hast, sondern dir den Status quo ganz mutig angesehen hast, ohne ihn gleich zu bewerten und verändern zu wollen. Einfach da sein lassen und fühlen: Das ist es, was Heilung bringt. Aufmerksamkeit und Liebe dort hinfließen lassen, wo Aufmerksamkeit und Liebe gebraucht werden.

Man kann üben, diese Art der Atmung wieder als ganz normal zu empfinden und im Alltag verbunden zu atmen. Atmen wir wieder verbunden und tief, fühlen wir uns wie neugeboren. Deswegen heißt diese Therapieform auch Rebirthing.

Heilatmung für deinen Alltag

7 HACKS

- Versuche, am besten täglich oder mindestens einmal in der Woche in den Wald oder in die Natur zu gehen. Denn hier kannst du dich bewusst mit frischer (Wald-)Luft aufladen und dich erden. Spüre dabei ganz bewusst den Boden unter deinen Füßen, entspanne die Muskeln und spüre, dass du gehalten und getragen bist von Mutter Erde. Atme ganz bewusst und tief. Die Yin-Atmung passt hier perfekt (Seite 246), aber natürlich auch jede andere Atemübung, die du in der Natur bewusst tust, empowert dich.

- Mache es zu einem festen Ritual, einmal am Tag z. B. direkt nach dem Aufwachen bewusst zu atmen und dabei (laut oder innerlich) einen Ausrichtungssatz zu sprechen. Das hilft dir, dich klarer auszurichten auf das, was du wirklich leben willst, und du kannst deine limitierenden Glaubenssätze durch Überzeugungen ersetzen, die für dich stimmig sind.

- Trainiere im Alltag, egal, wo du gerade bist, zwischendurch die Atmung zu intensivieren, den Beckenboden anzuspannen und gleichzeitig den gesamten Körper zu entspannen (Yin-Atmung). Du wirst sehen, was für eine andere Haltung du einnimmst und wie anders du dich innerhalb von Sekunden fühlst. So kannst du besonders in schwierigen Zeiten mehr Power im Alltag generieren.

- Nimm dir einmal in der Woche, z. B. sonntags, eine Stunde Zeit für eine Rebirthing-Atemsession oder atme in dieser Zeit einfach bewusst und verbunden. Du kannst die Rebirthing-Session im Liegen oder auch bei anderen Tätigkeiten, wie beim Kochen oder Aufräumen machen. Stelle dir einen Wecker und achte in dieser Stunde ganz bewusst darauf, wie du atmest und in welcher Energie dein Atem fließt. Denk daran: So wie du atmest, so lebst du.

- Atme in Situationen, in denen unangenehme Gefühle hochkommen, bewusst tief ein und aus, anstatt flach zu atmen oder deinen Atem gar anzuhalten. Durch die bewusste Atmung gibst du dein Ja zu diesem Gefühl, das sich dadurch wieder lösen und transformieren kann.

- Nutze kleine Wartezeiten wie eine rote Ampel, das Anstehen an einer Kasse oder auch tägliche Rituale, wie die Zubereitung deines Tees, um deinen Atem zu beobachten. Bist du mit ihm verbunden? Nutzt du sein volles Potenzial, um dich mit frischem Sauerstoff zu versorgen und deine Zellen zu entgiften? Atme bewusst tief und lasse dich von deinem Atem nähren.

- Mache dir so oft es geht bewusst: Dein Atem begleitet dich durch dein ganzes Leben, er ist dein treuester Freund, jederzeit für dich da, dich zu erheben und zu befreien. Lerne, diesen starken Halt immer im Bewusstsein zu haben und zu lenken. Das hilft dir auch, deine Gedanken und Gefühle bewusster zu spüren und achtsamer mit ihnen umzugehen.

6. Heilsäule: Bewegung als Medizin

Eine Allround-Arznei

Sport regt die Durchblutung an, unterstützt die Nährstoffversorgung und die Entgiftung und kurbelt den Stoffwechsel an. Bewegung baut Muskeln auf und Stress ab. Sie hilft gegen Alltagsbeschwerden wie Kopfschmerzen, Schlafstörungen und Unruhezustände. Inzwischen haben zahlreiche Studien zudem nachgewiesen, dass Bewegung auch verschiedenen Erkrankungen wie Osteoporose, Demenz und Alzheimer vorbeugt und die geistige Gesundheit maßgeblich stärkt. Und Bewegung kann uns regelrecht energetisch upliften und auf eine hoch schwingende Frequenz bringen. Trotz all dieser wertvollen Benefits herrscht in den westlichen Industrienationen ein bedenklicher Bewegungsmangel. Nach Empfehlung der WHO sollen sich Erwachsene mindestens 150 Minuten pro Woche in mittlerer Intensität bewegen oder 75 Minuten in hoher Intensität. Das setzen die wenigsten um. Und das ist fatal. Biologisch ähneln wir nämlich immer noch unseren tierischen Vorfahren, die tagelang auf Jagd waren. Wir haben noch immer ein belastbares Herz-Kreislauf-System, entsprechende Muskeln und einen Stoffwechsel, der das aushalten würde. Aber aufgrund unserer hochtechnisierten Lebenswirklichkeit nehmen wir diese körperlichen Anlagen so gut wie gar nicht in Anspruch, und unser Körper ist schlichtweg dauerunterfordert. Es ist eine logische Konsequenz, dass dadurch Erkrankungen des Herz-Kreislauf-Systems, Muskel-, Skelett- und Gelenkerkrankungen sowie Stoffwechselstörungen entstehen. Man muss sich dabei z. B. nur einmal vor Augen führen, dass Muskeln, die nicht genutzt werden, verkümmern. Im höheren Alter wird das sehr offensichtlich. Allerdings geschieht das weit weniger schnell, wenn man sein Leben lang in Bewegung war und regelmäßig Sport getrieben hat. Auch hier kannst du also in die Selbstverantwortung gehen und bereits dafür sorgen, dass du auch im Alter noch möglichst lange fit und damit selbstständig bleibst.

Verkümmerte Muskeln sind allerdings auch bei jungen Menschen eine weitverbreitete Erscheinung. Eine unzureichend trainierte Rückenmuskulatur ist der häufigste Grund für Rückenbeschwerden. Koordinationsschwierigkeiten und eine schlechte Balance sind übrigens auch eine Konsequenz von zu wenig Bewegung. Aber auch andere chronische Erkrankungen haben Bewegungsmangel als Ursache.

Umgekehrt ist regelmäßige Bewegung nicht nur eine essenzielle und extrem effektive Prophylaxe gegen körperliche Beschwerden. **Das, was wir mit unserem Körper tun, hat auch einen konkreten Einfluss auf unseren Geist und unsere seelische Gesundheit. Es kann unser emotionales Empfinden verändern. Und in Form von kontinuierlichem Training erwiesenermaßen psychischen Erkrankungen vorbeugen.**

Dein Körper spricht mit dir

Wusstest du, dass sich deine körperliche Haltung unmittelbar auf dein mentales Befinden auswirkt? Diese Tatsache machen sich Schauspieler, Sänger, Moderatoren und andere Menschen zunutze, die vor Publikum stehen und performen. Sie trainieren sich bestimmte Körperhaltungen an, die die gewünschte innere Einstellung befördern. Wie du dir denken kannst, gehört dazu bei einem Redner, der Positivität und Selbstbewusstsein empfinden und ausstrahlen möchte, eine aufrechte Haltung mit geradem Rücken und das bekannte »Brust raus!«. Das klingt zu einfach, aber es ist tatsächlich äußerst effektiv. Sinneseindrücke aus dem Körper – auch Bodyfeedback genannt – können tatsächlich kognitive und emotionale Reaktionen hervorrufen. Die Voraussetzung dafür ist, dass die entsprechenden Signale von ihrer Intensität und Dauer ausreichen, um das Gehirn entsprechend zu aktivieren. So konnte in verschiedenen psychologischen Experimenten nachgewiesen werden, dass Menschen, die über längere Zeit aufrecht saßen, anschließend zum einen eher Stolz empfanden und zum anderen bei schwierigen Aufgaben länger durchhielten.[20] Deshalb empfehlen Coa-

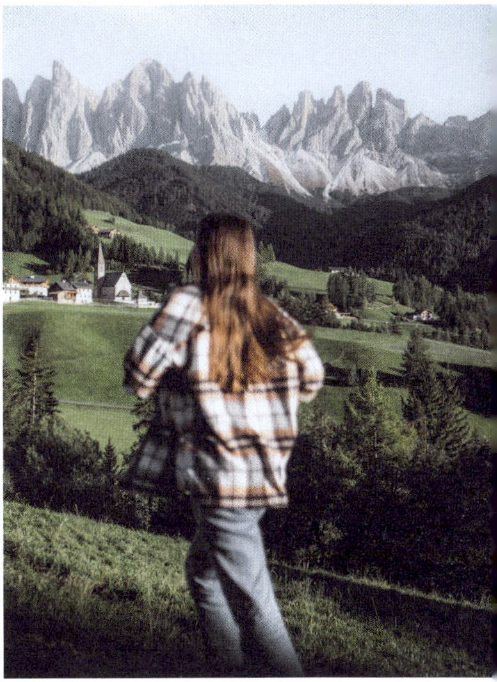

ches auch, vor einem wichtigen Gespräch ein paar Minuten lang eine bestimmte Körperhaltung einzunehmen. Beispielsweise ganz aufrecht und breitbeinig zu stehen und die Hände in die Hüften zu stemmen oder die angewinkelten Arme wie in einer Siegerpose nach oben zu nehmen. Auch Lächeln nimmt tatsächlich Einfluss auf unsere Stimmung. Unser Geist reagiert auf diese körperlichen Signale und registriert Stärke, Freude oder Selbstvertrauen und nimmt diese Qualitäten auch emotional wahr und an. In der Psychologie heißt das Konzept, das diese Zusammenhänge aufzeigt und nutzt, Embodiment.

Im sogenannten Körpergedächtnis werden zum einen reine Bewegungsabläufe abgespeichert und zum anderen Körpererfahrungen, bei denen Bewegungen und Körperhaltungen mit bestimmten Sinneseindrücken und Empfindungen verknüpft sind. Hierzu gehören auch traumatische Erlebnisse, die im Körper buchstäblich festgehalten werden, aber auch einstudierte Tanzchoreografien, die allein durch das Hören der dazugehörigen Musik sofort wieder abgerufen werden können. Je öfter wir eine bestimmte Körperhaltung einnehmen oder eine bestimmte Bewegung ausführen, desto besser ist diese im Körpergedächtnis gespeichert. Also gehen wir mit Leichtigkeit, ganz selbstverständlich und auch oft unbewusst wieder in diese Haltung oder Bewegung – und die passenden Emotionen sind ebenfalls wieder präsent. Nun kannst du dir leicht ausrechnen, welche Folgen es hat, wenn du die meiste Zeit des Tages mit hochgezogenen Schultern, gesenktem Kopf und angespanntem Kiefer am Schreibtisch sitzt. Kleiner Hinweis: Glückshormone werden dabei eher nicht ausgeschüttet. Das allerdings passiert bei aufrechter Haltung und bewusster Bewegung, die dir guttun.

»Vom Kopf ins Herz. Vom Denken ins Fühlen.«

Frequenzerhöhung durch Bewegung

Es ist kein Zufall, dass viele Menschen äußern, dass sie bei ihren regelmäßigen Joggingrunden »den Kopf frei kriegen«: Sport entlastet uns geistig im wahrsten Sinne des Wortes. Wir können innere Anspannung und emotionale Blockaden lösen. Oft kommt uns beim Sport oder danach die zündende Idee für eine anstehende Aufgabe. Und durch die rhythmische Bewegung werden nicht nur Endorphin und Dopamin ausgeschüttet, sondern auch unser Nervensystem wird beruhigt. Kurz gesagt: Wir kommen in eine höhere Frequenz. Erinnere dich an die Hawkins-Pyramide, die ich dir im Kapitel »Mental Reset« vorgestellt habe (Seite 180): Jedes Gefühl transportiert eine andere Frequenz. Schuld und Hass schwingen sehr niedrig, während Liebe und Dankbarkeit sehr hoch schwingen. Je mehr wir also Gefühle wie Liebe und Dankbarkeit fühlen, desto höher schwingen wir auf unserem Frequenzbarometer. Da Bewegung deine Energie stark erhöht, spiegelt sich dies auch in Form einer erhöhten Frequenz auf mentaler Ebene wider. Dadurch können belastende Emotionen transformiert werden. Zudem ziehen die höheren Schwingungen, gemäß dem Gesetz der Analogie, ähnlich hohe Schwingungsfrequenzen an. Je mehr wir den Fokus auf diese hohe Frequenz und auf unsere Energie lenken, desto leichter und selbstbestimmter gehen wir unseren Weg. **Gerade in Zeiten von Stress und Krisen ist es essenziell, seine Frequenz bewusst oben zu halten und den richtigen Fokus zu wählen, um nicht noch weitere negative Umstände zu kreieren.** Wenn du in einer hohen Frequenz bist, kommst du in Verbindung mit dem, was bzw. wer du tief in deinem Inneren wirklich bist. In dieser Frequenz kommen die Impulse aus deiner Seele, ganz automatisch und mit

Leichtigkeit. Du weißt dann einfach, was zu tun ist und wie der Weg weitergeht. Wer mit sich verbunden ist, lebt die für ihn perfekte Balance, lebt seine Bestimmung und sein Potenzial.

Bewegung ist dafür ein ideales Tool. Eine amerikanische Metaanalyse von 36 Studien zeigte, dass Menschen durch regelmäßige sportliche Aktivität eine höhere Selbstwirksamkeitserwartung entwickeln.[21] Das heißt, sie trauen sich ganz einfach mehr zu. Die Erfahrung in der Praxis, die du sicher selbst schon gemacht hast, bestätigt das: Wenn wir uns bewegen, empfinden wir dabei ganz leicht wahre Selbstliebe und pure Freiheit und haben viel weniger Angst. Diese Energien, die in uns wohnen, gilt es wieder zu reaktivieren, zu pflegen und als normal zu empfinden.

»Wie innen, so außen.«

Kybalion, 2. hermetisches Prinzip

Bewegung als Psychotherapie

Fast 30 Prozent der Weltbevölkerung haben einmal im Leben mit einer psychischen Erkrankung zu tun. Tendenz steigend. Man nimmt an, dass bis zum Jahr 2030 die meisten durch Krankheit und Behinderung verlorenen Lebensjahre durch Depressionen bedingt sind. Erschwerend kommt hinzu, dass Menschen, die unter einer psychischen Erkrankung leiden, auch anfälliger sind für andere chronische Krankheiten. Ihre Lebenserwartung ist dadurch deutlich geringer.[22]

In den letzten Jahren befasst sich die Forschung daher immer intensiver mit den Behandlungsmöglichkeiten von psychischen

Erkrankungen und hebt hierbei die großen Effekte von regelmäßiger moderater Bewegung hervor. Die noch relativ junge Neuroplastizitätstheorie konnte inzwischen ihre Annahme bestätigen, dass das Gehirn auch im Erwachsenenalter noch fähig ist, neue Nervenzellen und neue Nervenverbindungen zu knüpfen: im schon genannten Hippocampus. Dies ist die Voraussetzung für die sogenannte neuronale Plastizität, d. h. für die Veränderungsfähigkeit von Synapsen, Nervenzellen oder auch ganzen Hirnarealen. Verschiedene Forscher gehen inzwischen davon aus, dass diese neuronale Plastizität bei Menschen mit Depressionen gestört ist. Man hatte festgestellt, dass die Konzentration des für die neuronale Plastizität benötigten Neurotrophins BDNF (brain derived neurotrophic factor) in den Gehirnen verstorbener Depressiver in deutlich geringerer Menge vorhanden war. Parallel dazu fand man heraus, dass sportliche Aktivität zu einem Anstieg der BDNF-Konzentration führte. Zudem aktivierte körperliche Bewegung auch die Synthese anderer Moleküle, die die Bildung neuer Nervenzellen begünstigt: Dazu gehören ein bestimmtes Endorphin sowie Serotonin.[23]

Es gibt also gute Gründe anzunehmen, dass es depressiven Menschen rein hirnanatomisch deutlich schwererfällt, Neues zu lernen. Sie bleiben in der Folge eher in gedanklichen Schleifen hängen und neigen zum Grübeln. Das ist ein Problem, denn für ein buchstäblich neues Denken brauchen Menschen tatsächlich aber nicht nur die neuronale Plastizität, sondern auch neue Einflüsse. Sport ist dazu bestens geeignet. Ein über mehrere Wochen regelmäßig ausgeführtes sportliches Training hat bei depressiven Menschen einen nachweislich antidepressiven Effekt. Und auch bei Menschen, die von Angststörungen und Schizophrenie betroffen sind, konnte eine positive Wirkung durch Sport beobachtet werden.[24]

Zu zweit oder in der Gruppe bietet Sport noch mehr neue Eindrücke und zudem auch soziale Kontakte, die die Psyche ebenfalls stärken. Sport könnte in Zukunft eine ideale, kostenlose, frei zugängliche und in mehrfacher Hinsicht sinnvolle Therapieform für psychische Erkrankungen darstellen, die eine medikamentöse Behandlung möglicherweise unnötig macht.

Eine enorm effektive Prophylaxe

Nicht weniger wichtig ist die vorbeugende Wirkung von Bewegung: Regelmäßige körperliche Aktivität kann das Risiko, an einer Depression zu erkranken, um 17 bis 21 Prozent senken.[25] Angst kann Studien zufolge mit aerobem Ausdauertraining sogar noch stärker reduziert werden als mit Entspannungsverfahren, Kursen zum Stressmanagement, Yoga und Gruppentherapie.[26] So reduziert sich auch die Gefahr, dass sich Angsterkrankungen entwickeln. Die Schlafqualität von Menschen, die sich regelmäßig bewegen, ist ebenfalls deutlich besser: Sie haben einen höheren Anteil an Tiefschlafphasen, und ihre Gesamtschlafzeit ist länger. Dies ermöglicht eine deutlich bessere Regeneration. Zudem ist gesunder Schlaf eine ebenfalls äußerst wertvolle Prophylaxe gegen Stress und Krankheit. Im Gegenzug zeigte sich, dass Menschen, die körperlich wenig aktiv sind, ein um bis zu 30 Prozent erhöhtes Risiko haben, unter Angstsymptomen zu leiden.[27]

Aber Bewegung kann noch viel mehr: Sie dient auch dazu, intellektuelle Fähigkeiten nicht nur lange zu erhalten, sondern auch zu verbessern. Auch hier kommt die Neuroplastizität wieder ins Spiel. Nicht nur unsere Muskeln, sondern auch unser Geist verändert sich, je nachdem, wie wir diesen beanspruchen. Wenn Gehirnzellen und Synapsen altern, vergessen wir meist zuerst die Namen beispielsweise unserer Mitmenschen, denn in der Regel gibt es nur einen neuronalen Pfad, der zu dieser gespeicherten Information führt. Geht nun dieser einzige Pfad zu diesem Namen verloren, haben wir keinen Zugang mehr dazu. Idealerweise bilden wir also, bevor das geschieht, weitere Synapsenverbindungen zu den einzelnen Informationen. Denn unser Gehirn kann sich bedarfsorientiert erneuern – der cerebrale Cortex und der Hippocampus sind erstaunlich anpassungsfähig und bilden, basierend auf ihrer Nutzung, ständig neue Verknüpfungen aus. Dadurch entsteht für uns eine größere kognitive Reserve und damit eine höhere Komplexität der neuronalen Synapsen. Die perfekte Unterstützung hierfür liefern wir unserem Gehirn vor allem durch nährstoffreiche Ernährung, tiefe Atmung, erhebende Gedanken und Bewegung. Viele verschiedene und vor allem neue Aktivitäten sind dazu ebenfalls dienlich. Neue Erfahrungen und Bewegungsabläufe, die Körper und Nervensystem bisher noch nicht kennen, trainieren das Gehirn besonders gut.

Im Übrigen ist es nie zu spät, mit sportlichen Aktivitäten zu beginnen: Die positiven Effekte der Bewegung zeigen sich auch dann, wenn Bewegung erst im höheren Alter als Routine etabliert wird.

Während man früher noch annahm, dass bestimmte kognitive Funktionen durch Bewegung nicht veränderbar sind, fand eine weitere Metaanalyse von 29 Studien mit über 18-jährigen Teilnehmern heraus, dass körperliches Training tatsächlich zu einer Verbesserung von Aufmerksamkeit, Verarbeitungsgeschwindigkeit Gedächtnisfunktionen führt. Auch konnten die exekutiven Funktionen, d. h. Planung, Koordination, Arbeitsgedächtnis und Flexibilität, ebenfalls verbessert werden: Körperlich fittere Personen hatten entsprechend stärker ausgeprägte präfrontale, parietale und temporale Hirnregionen.[28]

Zaubermittel Tanz

Besonders auffällige Auswirkungen auf die mentale Gesundheit hat Tanzen. Seit einiger Zeit belegen Studien, dass Tanzen nicht nur einen wesentlichen Einfluss auf Körperhaltung und Reaktionszeiten hat, sondern auch auf die mentale Leistungsfähigkeit des Menschen. Es verbessert die kognitiven, taktilen und motorischen Leistungen sowie das subjektive Wohlbefinden.[29] Zudem begünstigt es in hohem Maße die Bildung von neuen Nervenbahnen im Gehirn.[30] So werden bereits die geistigen Kompetenzen von Kindern mit Hilfe von Tanz gesteigert, ebenso ist Tanzen eine ideale Vorbeugung gegen neurologische altersbedingte Erkrankungen wie Alzheimer oder Demenz. Denn auch hier gilt wieder: Neue Bewegungsabläufe führen zu neuen neuronalen Verbindungen.

Das Besondere am Tanzen ist, dass es mehrere Funktionen des Gehirns – namentlich kinästhetische, rationale, musikalische und emotionale – gleichzeitig aktiviert. Der Tanzstil ist nicht relevant. Vielmehr ist entscheidend, wie und in welcher Intensität wir uns individuell beteiligen, während wir die Bewegung durchführen und mit eventuellen Tanzpartnern in Kontakt kommen. Und – je öfter wir tanzen und je früher wir damit beginnen, desto größer der Nutzen, selbst wenn wir davon überzeugt sind, wir hätten zwei linke Füße. Je mehr es das Nervensystem herausfordert, umso besser!

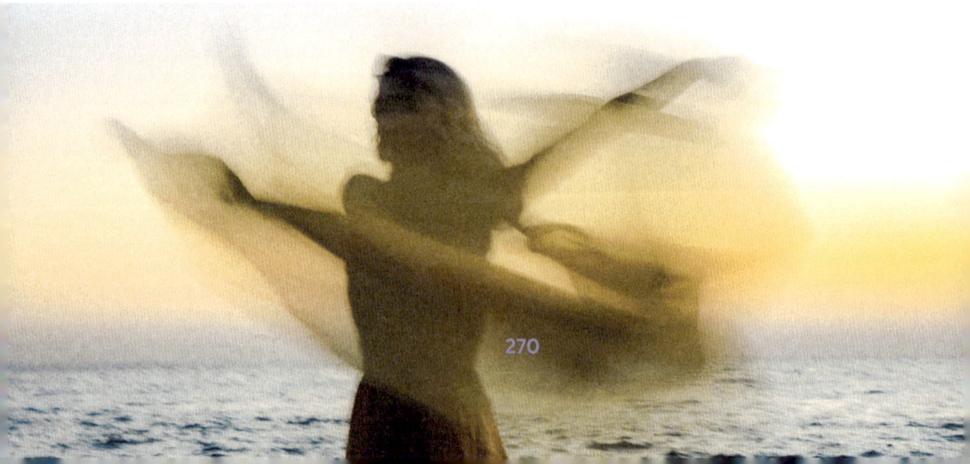

Schütteln als aktive Meditation

Eine ganz andere und spannende Art der Bewegung ist die sogenannte Schütteltechnik oder Schüttelmeditation, die ich dir im Folgenden vorstellen möchte.

Bekanntermaßen ist Meditation ein sehr kraftvolles Tool zur Stressreduktion und Regeneration des gesamten Körpersystems. Spannend zu wissen ist übrigens auch, dass bei Menschen, die regelmäßig meditieren, ebenfalls jene Hirnareale wachsen, die für die Aufmerksamkeit, das Gedächtnis und die Regulierung von Emotionen zuständig sind. Das hat im Jahr 2015 der Neurowissenschaftler Yi-Yuan Tang in einer groß angelegten Studie herausgefunden.[31]

Doch nicht immer können wir unseren Kopf beim Stillsitzen und Atmen vom wiederkehrenden Gedankenkarussell befreien. Eine sehr schöne Alternative zur Sitzmeditation ist die Schütteltechnik. Sie kann auf ganzheitliche Weise deine Zellen wieder in einen entspannten Modus und dich wieder in Balance bringen.

Diese Technik hat ihren Ursprung im Kundalini-Yoga und wurde durch den spirituellen Lehrer und Philosophen Osho entwickelt. »Ruhe durch Bewegung« lautet das Prinzip und kann auch als eine Form der aktiven Meditation gesehen werden. Dein Körper wird mit Energie durchflutet und schüttelt im wahrsten Sinne des Wortes den emotionalen Ballast ab. Verspannungen werden durch das Schütteln gelöst, und die Frequenz wird durch die Bewegung erhöht. Das fördert ein positives Mindset, was wiederum deine Emotionen positiv beeinflusst.

Die Schütteltechnik, die ich hier »Get Higher« nennen werde, ist eine einfach durchführbare Technik, mit der du es schaffst, negative Blockaden zu lösen und Emotionen wie Angst, Trauer oder Wut umzuwandeln bzw. abzuschütteln. Und das Beste ist: Du kannst sie immer und überall allein durchführen. Und sie ist bereits effektiv, wenn du nur 5 Minuten Zeit hast. Immer wenn du dich nicht wohl in deiner Haut fühlst und/oder du das Gefühl der Überforderung mit dir herumträgst, kannst du mit dieser simplen Technik deine Stimmung, also deine Frequenz, innerhalb kürzester Zeit aktivieren und anheben. Denn an manchen Tagen, wer kennt es nicht, wünscht man sich mehr Motivation, Energie und Inspiration oder zumindest eine Leichtigkeit, mit der man die Anforderungen des Alltags besser bewerkstelligen kann. Um genau dieses Energiemanagement geht es hier. Wenn du dich nicht vollkommen gesund und frei fühlst, kann es dir helfen, zurück in deine eigene Balance zu kommen.

Mich erinnert die Schütteltechnik auch an die Ritualtänze von indigenen Völkern, mit denen sie ihre Widerstandsfähigkeit, ihr Selbstbewusstsein und ihre Kraft stärkten. Wenn du eine rhythmische, treibende Musik beim Schütteln hörst, kannst du diese Assoziation verstärken und dich selbst vielleicht sogar in eine Art Trance bringen. Vom Kopf ins Herz. Vom Denken ins Fühlen.

ANLEITUNG GET HIGHER

Diese aktive Kundalini-Meditation dauert in der Regel eine Stunde und wird in vier Phasen von je 15 Minuten unterteilt. Doch wie schon erwähnt, ist bereits eine Einheit von ein paar Minuten wohltuend. Die Wirkung nimmt natürlich mit der Dauer der Übung zu. Wenn du möchtest, kannst du anfangs die einzelnen Phasen auf 1 bis 2 Minuten reduzieren und später nach und nach steigern.

Mache dir dazu Musik an, die du magst und die dich aktiviert: Am besten eignen sich schnelle, rhythmische Stücke. Hier habe ich dir eine Schüttel-Playlist zusammengestellt, damit es noch mehr Spaß macht und du immer schön im Rhythmus bleibst:

https://open.spotify.com/playlist/2TBjgbtaAt58A2Vql5x9PL?si=e04c667240a34245

Ein schöner Nebeneffekt ist, dass du all die Techniken, die du in diesem Buch kennengelernt hast, miteinbeziehen kannst. Du kannst ein ganz konkretes Gefühl mit in deine Schüttelmeditation nehmen, das du loslassen möchtest: Beklemmung, Frustration, Ärger. Die Bewegung im Außen bringt auch eine Bewegung in deinem Inneren.

Du kannst auch den Atem bewusst mitnehmen und durch die tiefe Bauchatmung das Lösen von Blockaden unterstützen. Und schließlich kannst du Ausrichtungssätze sprechen, während du die Schüttelmeditation durchführst. Eine weitere Option ist, dabei zu tönen, das heißt, alle Töne, die zu einer Emotion gehören, zuzulassen und ruhig laut zu seufzen oder zu stöhnen. Alles ist erlaubt: Es ist deine Meditation. Gestalte sie so, dass sie dir und deinem jetzigen Gefühl entspricht.

1. Phase: Stelle dich locker auf eine Matte, deine Füße sind hüftbreit aufgestellt und gut geerdet. Beuge die Knie ein wenig und kippe die Hüfte leicht nach vorn, damit du gerade stehst und kein Hohlkreuz machst. Nun beginnst du, den ganzen Körper langsam zu schütteln – anfangs nur als Zittern in den Beinen, das langsam immer mehr zum Schütteln wird und sich als Energie nach oben bis zum Kopf ausbreitet.

Wichtig: Das Schütteln aller Gliedmaßen sollte sich ganz natürlich intensivieren, ohne dass du dafür aktiv etwas machst. Gymnastische Verrenkungen sind nicht gefragt.

2. Phase: Das Schütteln wird stärker, und du erlaubst deinem Körper, sich so ekstatisch zu bewegen, wie er möchte.

3. Phase: Beginne langsam das Schütteln zu reduzieren, bis du wieder still auf der Matte stehst.

4. Phase: Ähnlich wie im Shavasana (Ruhephase im Yoga) legst du dich zum Schluss auf den Rücken, Arme und Beine sind leicht ausgestellt. In dieser letzten Phase liegst du einige Minuten still da und spürst so dem Pulsieren im Körper nach.

WIRKUNG DES SCHÜTTELNS

Das bewusste Schütteln schafft Ruhe, Stabilität und Frieden. Oft verlernt der Körper durch den permanenten Druck, sich zu entspannen. Es ist wichtig, ihm das wieder beizubringen und sich dazu ganz bewusst Zeit und Raum zu nehmen. Durch die Bewegung und die Vibration geschieht dies bei der Schütteltechnik ganz organisch und effektiv. Und das bereits in wenigen Minuten. So kannst du dir regelmäßig eine Auszeit in den Alltag holen, anstatt auf den Raum für Entspannung im Urlaub zu warten. Entspannung sollte kein Luxusgut sein, sondern vielmehr als eine lebensnotwendige Voraussetzung für Gesundheit und Wohlergehen betrachtet werden. Vieles, was wir heute unter Selfcare-Routinen einordnen, die wir uns regelmäßig gönnen sollten, gehört zu unseren grundlegenden Bedürfnissen, denen ihre Wichtigkeit und Selbstverständlichkeit mit solchen Bezeichnungen oft abgesprochen wird.

Bewegungs- und Sportarten und ihre spezifischen Benefits

Hier einige Beispiele für meine Lieblingssportarten, die dich besonders schnell und einfach in eine höhere mentale Frequenz bringen können.

TANZEN

- ist ein hervorragendes Cardio-Work-out
- verbessert Muskulatur und Ausdauer
- verbessert die Koordination, taktile Fähigkeiten, die Reaktionsfähigkeit, das Gleichgewicht und die Beweglichkeit
- kann die Knochendichte steigern und so Osteoporose vorbeugen
- macht gute Laune und erhöht deine Frequenz
- begünstigt die Entstehung neuer Nervenzellen und neuer Nervenverbindungen
- reduziert das Risiko, an Demenz und Alzheimer zu erkranken

SCHÜTTELN

- ist allein, immer, überall und ohne Hilfsmittel durchführbar
- macht gelassen, locker und glücklich
- löst Stress und Blockaden auf
- regt die Hormonbalance an
- macht dich selbstsicher
- senkt den Blutdruck
- mindert Ängste.

- bringt dir Leichtigkeit
- regt den Stoffwechsel an
- reduziert Stresshormone
- wirkt wie eine Selbstmassage
- rüttelt dich wach - körperlich und auch geistig
- stärkt deine Verbundenheit zu dir und erdet dich

Bitte beachte: Für Kinder oder Babys ist Schütteln nicht geeignet.

HULA-HOOP

- mobilisiert die Wirbelsäule
- beugt Rückenschmerzen vor
- kurbelt die Fettverbrennung an
- kräftigt Bauch- und Rückenmuskulatur
- unterstützt Koordination und Balance
- stimuliert die inneren Organe
- regt den Stoffwechsel und die Durchblutung an
- stärkt die Libido und das Selbstbild

TRAMPOLINSPRINGEN

- ist ein gelenkschonendes Ganzkörpertraining
- verbessert Gleichgewichtssinn und Koordination
- fördert Ausdauer und Beweglichkeit
- stärkt die Knochen und Knorpel der Gelenke
- stimuliert den Stoffwechsel und den Lymphfluss

SEILSPRINGEN

- ist ein sehr effektives Kraft-Ausdauer-Training bzw. Ganzkörpertraining: 10 Minuten Seilspringen sind so effektiv wie 30 Minuten Joggen.

- verbessert die Koordination und die kognitiven Fähigkeiten
- baut viele verschiedene Muskelgruppen auf
- fördert den Gleichgewichtssinn
- baut Kraft für schnelle Bewegungen auf

DIE FÜNF TIBETER

- sind ein effektives und ganzheitliches Training
- harmonisieren die Kopf-Herz-Balance
- stärken Muskeln, Sehnen, Knochen und Gelenke
- regen die Entgiftung des Körpers an
- fördern die Immunabwehr
- bringen das Hormonsystem in Balance
- stärken das vegetative Nervensystem

EISBADEN/EISSCHWIMMEN

Achtung: unerfahrenen und untrainierten Schwimmern wird beim Eisschwimmen zu Vorsicht geraten!

- verbessert das Wohlbefinden
- stärkt das Immunsystem und aktiviert die Immunabwehr
- wirkt stärkend auf Körper und Geist
- ist aktivierend – gut gegen anhaltende Müdigkeit und Erschöpfung
- reguliert Kreislauf und Blutdruck
- baut Stress ab und hebt die Stimmung (daher auch gut bei Depressionen)
- bewirkt die Ausschüttung von entzündungshemmenden Kortikoiden
- bringt dich sofort vom Kopf ins Herz und ins Hier und Jetzt

JOGGEN

- durchflutet den Körper mit Sauerstoff
- verbessert die Verdauung
- unterstützt die Herzgesundheit
- trainiert die Lunge
- verbrennt Kalorien
- ist eine gute Prophylaxe gegen Osteoporose

NORDIC WALKING

- entlastet den Bewegungsapparat durch Stöcke
- stärkt die Oberkörpermuskulatur ebenfalls
- beugt Muskelverspannungen in Schultern und Nacken vor
- stärkt das Herz-Kreislauf-System

SCHWIMMEN

- ist gelenkschonend und -entlastend (ideal während der Schwangerschaft)
- wirkt sich positiv auf das Herz-Kreislauf-System aus
- bringt Linderung bei Rücken- und Gelenkschmerzen
- stärkt die Muskulatur des gesamten Körpers
- ist auch im Alter ein perfekter Sport
- eignet sich ideal bei Übergewicht, da es nicht direkt überanstrengt und gut beim Abnehmen unterstützt

»Wenn du das Universum verstehen willst, dann denke in Kategorien wie Energie, Frequenz und Vibration!«

Nikola Tesla

Alles spricht dafür

Bewegung führt also nicht nur unglaublich schnell zu einem verbesserten Körpergefühl, mehr Wohlbefinden, individuell empfundener Positivität und bringt dich somit sofort in eine höhere Frequenz, sondern sie hat auch medizinisch nachweisbare Auswirkungen auf unser Gehirn und unsere Psyche. Sie dient zur Prophylaxe körperlicher und psychischer Erkrankungen. Und sie kann Letztere heilen. Etabliere Bewegung als eine deiner täglichen Routinen – ganz gleich, was dich anspricht: Probiere es aus und bleibe dran! Ob Schütteln, Tanzen, Yoga, Laufen, Spazieren, Hula-Hoop, Springen auf dem Trampolin: All das wirkt wunderbar ganzheitlich. Und übrigens ist auch Sex hochfrequente Bewegung.

Das Wichtigste ist die Regelmäßigkeit. Tatsächlich haben bereits 5 Minuten am Tag einen Effekt. Aber entsprechend der WHO-Empfehlung sollten es mindestens 20 Minuten pro Tag sein. Vergiss nicht: Kleinigkeiten summieren sich. Wenn du für deine Wege öfter das Rad benutzt, die Treppen statt des Aufzugs nimmst und jeden Tag zu einem deiner Lieblingssongs tanzt, kannst du das locker erreichen. Alternativ machst du morgens und abends je eine Runde der Fünf Tibeter (siehe dazu den Hinweis auf Seite 277) und schüttelst dich jeweils 5 Minuten, und schon hast du deine 20 Minuten absolviert. Ganz nach meinem Motto: Kleine Reize, große Wirkung!

Bewegung für deinen Alltag

8 Hacks

- Probiere eine neue Sportart aus wie Hula-Hoop, Seil- oder Trampolinspringen – oder etwas, das du schon immer mal machen wolltest. Fange mit kleinen Einheiten wie beispielsweise 5 bis 10 Minuten an und wertschätze deine Fortschritte. Am besten machst du dazu deine Lieblingsmusik an. So verbindest du die Bewegung mit Freude, und dein Unterbewusstsein registriert, dass es dir Spaß macht.

- Wende die Drei-mal-drei-Methode an und etabliere z. B. für den Start drei kleine Sporteinheiten von jeweils 3 Minuten am Tag. Später kannst du dich auf dreimal 30 Minuten in der Woche steigern. Wichtig ist dabei nur, dir feste Termine in der Woche für deine Bewegung zu reservieren.

- Wenn du überfordert oder unruhig bist, Stress oder Angst hast, nutze die Schütteltechnik, um deine Energie zu erhöhen und Blockaden zu lösen. Durch das Schütteln aktivierst du all deine Zellen und Muskeln und bringst dich selbst in eine höhere Schwingungsfrequenz. Integriere die Get-Higher-Technik am besten fest in deinen Alltag. Mache sie z. B. jeden Morgen und Abend jeweils 5 bis 10 Minuten lang.

- Tanze zu deinem Lieblingslied, am besten morgens und abends, und spreche, wenn du magst, dabei die Sätze, die aus deinem Herzen gesprochen werden wollen. Beim Tanzen kannst du auch bewusst deinen Kopf und deine Haare schütteln, das hilft dir aus der Kopfenergie herauszukommen. Wild zu sein wie ein Kind heißt dich mit deiner wahren Ekstase, mit deiner tiefsten Freude zu verbinden. Mit der Liebe, die du bist.

- Teste mal Kaltduschen oder Eisbaden für dich. Denn das ist auch Bewegung bzw. Sport für deine Zellen. Du kannst z. B. mit Wechselduschen am Morgen beginnen. Das macht dich wach und fit für den Tag, fördert die Durchblutung und nährt deine Zellen. Stress, Ängste und Depressionen werden ebenso abgebaut.

- Probiere die Fünf Tibeter am Morgen aus. Gute Anleitungen findest du im Internet z. B. auf YouTube. Jeden Morgen 5 bis 10 Minuten, und du fühlst dich körperlich, geistig und seelisch gut aufgestellt. Man sagt, dass die Fünf Tibeter einen verjüngenden Effekt haben – wie praktisch, denn sie gehen schnell und sind unglaublich wohltuend.

- Nimm bei jeder Übung bewusst wahr, wie du dich vorher und nachher fühlst. Spür in dich hinein, wo deine Energie pulsiert und welche Veränderungen du dabei wahrnehmen kannst.

- Denk dran: Bewegung durchblutet und trainiert die Muskeln, baut Stress ab und sie erhöht deine Frequenz. So kommst du in eine höhere Schwingung, die andere Menschen und Ereignisse mit dieser Schwingung in dein Leben zieht!

Reminder für Anfänger: Mache lieber kurze Bewegungseinheiten und führe diese dafür regelmäßig durch. Und nach und nach verlangt dein Körper höchstwahrscheinlich ganz freiwillig nach mehr Bewegung!

7. Heilsäule: Commitment – Be Your Own Healer

Heilung braucht Verbindlichkeit und einen Plan

Was nützt uns das wertvollste Wissen, wenn wir es nicht anwenden? Entweder weil wir nicht wissen, wie uns das gelingt, oder weil uns die innere Überzeugung fehlt. Eine sinnige Planung und das richtige Mindset sind deshalb unverzichtbar, um in die Umsetzung zu kommen. Das ist uns aus unzähligen Lebensbereichen vertraut. Strategien für die Berufswahl, das eigene Business oder ein anstehendes Projekt, darum bemühen sich viele von uns tagtäglich. Andere zerbrechen sich den Kopf, mit welcher Taktik sie ihr Vermögen vermehren oder mit welchem planmäßigen Vorgehen sie noch mehr Erfolg in ihr Leben bringen können. Nicht wenige suchen sich für solcherlei Planungen professionelle und durchaus kostspielige Unterstützung in Gestalt von Business und Life Coaches oder Vermögensberatern. Doch für unseren größten Reichtum, unsere Gesundheit, sprich unsere Lebensqualität, werden selten Strategien oder langfristige Pläne aufgestellt oder Investitionen getätigt.

Dabei gilt es, das eigene Gesundheitskonto zu managen, meiner Meinung nach eines der wichtigsten Investments unserer heutigen Zeit. Wir wollen schließlich nicht nur lange leben und reich sein, sondern vor allem auch gesund, glücklich und zufrieden bleiben, um das lange Leben auch bestmöglich genießen zu können. Zudem bedeutet Planung Verbindlichkeit. Und genau die ist der Schlüssel zur Realisierung. Deshalb bin ich davon überzeugt, dass wir auch eine Strategie, ein Management für unsere Gesundheit benötigen.

Alles, was du in den letzten Kapiteln erfahren hast, kann dir bei deinem Gesundheitsmanagement dienlich sein und dir helfen, den für dich passenden Plan zu entwickeln. Dazu ist es ebenfalls essenziell, dass du dieses Wissen nicht nur intellektuell mit dem Verstand erfasst. Dein Körper und deine Seele sollten von Anfang an einbezogen sein. Die sinnliche und auch mentale Erfahrung beim Ausprobieren all der neuen Tools und Nahrungsmittel ist ein zentraler Aspekt. Die Informationen sollten in jeder deiner Zellen ankommen. Du bist auf dem Weg der Heilung, wenn Körper, Geist und Seele in ihrem natürlichen Austausch miteinander verbunden sind und sich somit bestmöglich versorgen und unterstützen können. Dein Körper und deine Seele wollen dir aufzeigen, was du in welcher Kombination und Dosierung brauchst und was dir eher schadet. Sie sprechen mit dir, immer, in jeder Sekunde. Je feiner du mit deiner Aufmerksamkeit wirst, umso genauer kannst du die Signale verstehen, und umso besser kannst du eine ideale Versorgung deiner Zellen herstellen. Das Thema Heilung oder ganzheitliches Nähren ist hochkomplex. Aber es ist für deine Lebensqualität nicht nur entscheidend, sondern unbezahlbar wertvoll. Die Frage: »Was nährt dich am besten, um dein volles Potenzial zu leben?«, ist der Ausgangspunkt für dieses Buch. Dich dabei zu unterstützen, deine Antwort hierauf zu finden, ist mein Ziel.

Erinnerst du dich noch an das Bild vom Anfang des Buches, von der Gesundheit als Haus? Je stabiler das Fundament steht, desto größer ist das Wohlergehen des Menschen, und umso stärker ist auch seine Widerstandsfähigkeit.

Ab jetzt kannst du dein Fundament mit Hilfe der sechs Heilsäulen meiner Heilmethode, die du bereits kennengelernt hast, konsequent und kontinuierlich stärken und dir selbst damit verlässlichen Halt geben. Diese 7. Heilsäule hier wird dir bei der Umsetzung helfen. Ob Heilpflanzen, Heilnahrung, natürliche Entgiftung, Mental Reset, Heilatmung oder Bewegung – jede Säule hat ihre ganz spezifische Kraft und Wirkung. Und jede einzelne wird deine Selbstheilung aktivieren und beschleunigen und dich ein Stück weiter in die Selbstverantwortung und zu mehr Gesundheit und Resilienz bringen. Ideal wird deine Heilung unterstützt, wenn du den ganzheitlichen Weg gehst und die Synergieeffekte nutzt, die die Kombination der Heilsäulen bietet. Denn natürlich gilt, je mehr Heilsäulen du in dein Leben integrierst, desto schneller und leichter tritt der Heilungserfolg in der Regel ein. **Wie Aristoteles feststellte: Das Ganze ist mehr als die Summe seiner Teile.** Wenn mehrere, einander ergänzende Mittel angewandt werden, fördern sich diese gegenseitig. Für das Ziel ganzheitlicher und langfristiger Heilung brauchen wir also ein Zusammenspiel verschiedener Komponenten, die gemeinsam das Zusammenspiel in Balance – den Zustand der Gesundheit – wiederherstellen können. Die Heilsäulen sollen dich in Zukunft wie die Säulen eines Hauses, wie sein Gerüst, tragen. Je mehr du diese Säulen in dein Leben integrierst, desto stabiler und belastbarer ist das Gesamtkonstrukt, dein Haus, deine Gesundheit.

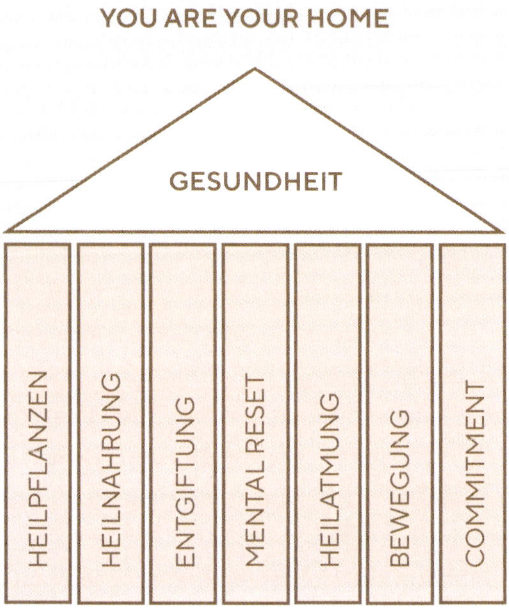

Wähle intuitiv

Wie kann das ganz praktisch aussehen? Wie setzt du die neu gewonnenen Erkenntnisse in deinem Leben um? Wie integrierst du all die neuen Routinen und Übungen in deinen Alltag? Vielleicht denkst du sogar: Ich habe doch jeden Tag so viele To-dos auf meiner Liste und so wenig Zeit neben Kindern, Arbeit und Hobbys – bitte nicht noch mehr neue Pflichten!

Deshalb möchte ich dir an dieser Stelle vor allem eines sagen: Es darf ganz einfach sein. Es soll gerade nicht um Pflicht gehen, sondern um etwas Wohltuendes, um neue bereichernde Erfahrungen.

Es gibt viele Wege, meine Heilmethode umzusetzen. Der beste ist dein ganz persönlicher. Der, der zu deiner Persönlichkeit und Lebenssituation passt. Und entsprechend auch das Tempo, das dir guttut. Versuche, nicht zu viel auf einmal zu verändern, sondern gehe ganz bewusst und Schritt für Schritt vor. Wichtig ist nur: Mache dir einen für dich stimmigen Plan und verfolge ihn. Committe dich. Finde deinen Startpunkt, deine Lieblingsthemen und -tools und baue dir damit deine Strategie, einen Plan, der für dich passt.

Vielleicht bist du von einem Thema besonders angesprochen und spürst, da willst du sofort loslegen. Möglicherweise hast du manches bereits gewusst, Einzelnes ausprobiert, aber noch nie über die Kombination all dieser Dinge nachgedacht. Und genau das reizt dich. Eventuell hattest du hier und da ein ganz besonderes Aha-Erlebnis und bist richtig begeistert von der neuen Inspiration. Andere Themen waren dir vielleicht beim ersten Lesen noch nicht gleich zugänglich. Lass alles wirken. Alles hat seinen passenden Moment. Du kennst das aus anderen Bereichen: Oft kommen Erkenntnisse über etwas Erfahrenes erst später. Und man merkt erst mit etwas Abstand, dass einem eine Sache ganz persönlich Nutzen bringt. Manchmal entdeckt man auch bei der zweiten Lektüre völlig neue Dinge. Starte einfach da, wo es sich für dich richtig anfühlt. Und lies immer wieder nach, wenn dir danach ist, oder plane für dich selbst, wann genau du dich welchem Thema besonders widmen möchtest. Vertraue auf dich und deine Intuition. Es gibt kein Richtig und kein Falsch. Es wird sich alles nach und nach zeigen. Wenn du startest und dich auf neue Pfade wagst, wirst du immer mehr lernen und genauer wissen, was für dich passt.

Im Folgenden möchte ich noch ein paar Gedanken mit dir teilen, die dir bei deiner Heilreise dienlich sein und dich vielleicht unterstützen können, deinen ganz individuellen Weg und das für dich ideale Vorgehen zu finden.

Die wichtigste Nahrung ist Selbstliebe

Alles, was du dir zuführst, ist Nahrung, und es ist daher immer wichtig, dir darüber bewusst zu sein, was das ist. **Die wichtigste Nahrung im ganzheitlichen Sinne, das, was dich am meisten stärkt und für die Veränderung bereit macht, ist deine Selbstliebe. Sie ist die Voraussetzung für alles, was du tust in Bezug auf deine Gesundheit und für die Anwendung dessen, was du in diesem Buch liest. Erst wenn du entschlossen bist, dir selbst alle Liebe und Zuwendung zukommen zu lassen, wenn du dich selbst und deine Gesundheit zu einer Priorität in deinem Leben machst, kann dein Energiemanagement funktionieren und dein Investment Früchte tragen.** Das hat nichts mit Egoismus zu tun. Das ist Selbstfürsorge, und sie ist eine Voraussetzung für eine gesunde Beziehung zu dir selbst – und übrigens auch für eine gesunde Beziehung zu anderen. Dich bestens zu versorgen, dir Raum und Zeit zu gönnen, dir Pflege zukommen zu lassen, dich mit guter Nahrung, nachhaltigen Produkten, mit liebevollen Gedanken zu versorgen, heißt in die Selbstverantwortung zu gehen. Das heißt auch, dich unabhängig zu machen von der Fürsorge, der Aufmerksamkeit und dem Kümmern um andere genauso wie von chemischen Medikamenten, von Ablenkungen und Ersatzbefriedigungen wie Süßigkeiten, Alkohol oder Konsum. Es heißt, dir selbst nicht weniger zu schenken als deine Freiheit. Wenn du keine Angst hast, dich selbst ehrlich zu betrachten, wenn du bereit bist, dich in der Tiefe mit all deinen Sonnenseiten und mit all deinen Schatten anzunehmen, brauchst du die Bestätigung anderer genauso wenig wie die Nervennahrung gegen Stress. Denn dann bist du bewusst. Du gönnst dir das, was du wirklich brauchst: Zuwendung, Achtsamkeit, Qualität in allem, was du dir zuführst und was du in dein Leben lässt – von deinen ersten Gedanken beim Aufwachen über die Lebensmittel bei all deinen Mahlzeiten, von den Menschen, die du in dein Leben holst, über die Arbeit, die du für dich wählst, bis hin zu dem Buch, das du vor dem Schlafengehen liest.

Selbstliebe bedeutet dabei auch, dich so gut selbst zu versorgen und immer wieder mit Energie aufzutanken, dass du auch wieder für andere da sein kannst. Wenn du dich aber ständig nur um die Probleme anderer kümmerst oder deine Arbeit immer perfekter machen willst und dabei wesentliche deiner eigenen Bedürfnisse übersiehst oder verdrängst, wirst du auf lange Sicht einen hohen Preis dafür zahlen. Denn das schlägt dir irgendwann auf deine physische oder seelische Gesundheit. Zuerst wirst du vielleicht nur unzufrieden mit deinem Leben sein und nicht wissen, was da schiefläuft. Dann wirst du möglicherweise denken, die anderen kümmern sich nicht genug um dich. Dein Partner oder deine Freunde haben zu wenig Interesse an dir. Und irgendwann wird es wahrscheinlich auch körperlich schmerzen. Deshalb ist es so wichtig, dich immer wieder daran zu erinnern: **Du allein bist für dein Wohlergehen verantwortlich. Niemand kann und wird dir das abnehmen. Aber das Schöne ist, du kannst das selbst übernehmen. Und zwar sogar am allerbesten. Denn niemand weiß besser, was du brauchst und was dir guttut.**

Falls du jetzt oder auch an anderer Stelle im Buch dachtest: »Ich weiß gar nicht, was mir guttut!«, ist das ein sehr wichtiges Zeichen. Offenbar hast du dir selbst und deinen Bedürfnissen schon länger nicht genügend Aufmerksamkeit geschenkt. Zeit, das zu ändern!

»If not you, who? If not now, when?«

Emma Watson

Veränderung beginnt mit deiner Entscheidung

Egal, ob du diese Woche noch mit einer Happy Kur beginnen möchtest, ob du ab jetzt morgens immer eine Schüttelmeditation mit Ausrichtungssätzen oder abends eine Atemübung machen willst, oder ob du planst, deine Ernährung umzustellen: Das Ganze wird nur funktionieren, wenn du dich mit aller Selbstliebe und Überzeugung dazu bekennst. **Deine Entscheidung ist eine Notwendigkeit, um in die Selbstverantwortung zu gehen. Denn nur wenn du wirklich entschieden bist, wirst du aus deiner Begeisterung, die du vielleicht gerade spürst, auch eine Praxis werden lassen, die tatsächlich wirkt.**

Es reicht nicht aus zu denken: Das probiere ich mal irgendwann. Es geht darum, sich selbst ein echtes Versprechen zu geben und das mit einem Ziel zu verknüpfen. Denn sonst findest du höchstwahrscheinlich sehr schnell viele Gründe, warum es heute doch nicht passt und dir morgen auch zu viel ist, warum gute Produkte zu teuer sind und du keine Zeit hast für ein neues Ritual.

Wenn du dir aber selbst versprichst, etwas Wesentliches zu verändern, und dir dazu einen konkreten Plan machst, wird die Sache ganz anders aussehen. Ein Versprechen ist viel mehr als ein Vorhaben. Und eine Strategie ist viel mehr als ein Wunsch. Du willst dir selbst treu sein und wirst deshalb weit mehr Einsatz bringen für etwas, das du versprochen hast. Und detailliert zu planen, ist bereits der erste Schritt zur Umsetzung. Bei der Planung kannst du außerdem direkt berücksichtigen, was dir in die Quere kommen könnte, und entsprechende Maßnahmen festlegen, um dem entgegenzuwirken. Wenn du beispielsweise planst, an drei Tagen in der Woche morgens laufen zu gehen, trage diese Tage

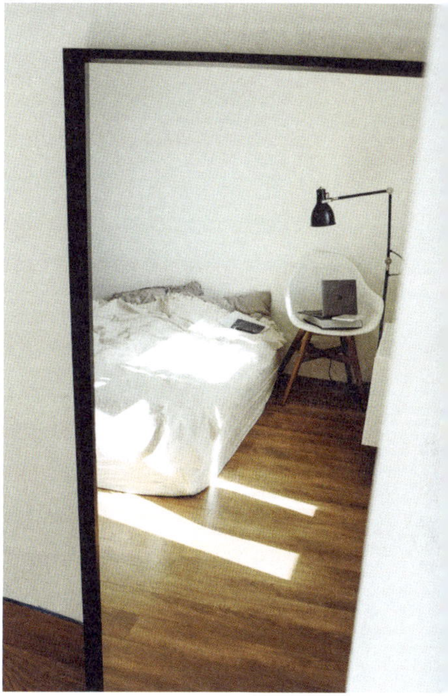

als feste Termine in den Kalender ein und mache dir bewusst: Morgens im warmen Bett bist du wahrscheinlich nicht mehr so angetan von deinem Vorhaben wie bei der euphorischen Planung. Überlege dir deshalb Dinge, mit denen du dich selbst unterstützen kannst. Lege dir z. B. deine Joggingklamotten und -schuhe so nahe ans Bett, dass du sie sofort siehst, wenn du die Augen aufmachst. Sie erinnern dich an dein Versprechen. Du kannst auch einen bestimmten Song als Wecksignal einstellen, der dir beim Aufwachen sofort gute Laune schenkt und dich animiert, aufzustehen und loszulaufen. Eine weitere Möglichkeit, dir selbst den Rücken zu stärken, ist, einen Satz als Versprechen aufzuschreiben und ihn neben dein Bett zu pinnen. Wenn du morgens aufwachst und diesen Satz liest und die Laufschuhe daneben siehst, wirst du sehr viel motivierter sein.

»Disziplin ist die höchste Form der Selbstliebe.«

Finde dein Warum

Der Mensch ist ein Gewohnheitstier. Das ist kein hohler Spruch, sondern wissenschaftlich erwiesen. Wir sind tatsächlich unglaublich gut darin, uns Dinge zur Gewohnheit zu machen. Das hat einen ganz einfachen Grund: Das Gehirn ist physiologisch so angelegt, dass es darauf achtet, möglichst wenig Energie zu verbrauchen, und Gewohnheiten sparen Energie. Wenn wir jeden Morgen erst einmal überlegen müssten, ob wir zuerst Zähne putzen oder uns zuerst anziehen, ob wir lieber Tee oder Kaffee trinken, ob wir bei der Arbeit erst die Mails checken oder erst eine To-do-Liste schreiben, würde das den Kopf viel zu viel Anstrengung kosten. Wir haben Rituale und Vorlieben entwickelt, um uns das Leben zu erleichtern. Auch vermitteln sie uns Sicherheit. Sie sind also höchst nützlich. Sie können uns aber andererseits auch träge machen. Veränderung kostet Energie, und die wollen wir, rein biologisch bedingt, erst mal ungern aufwenden. Und dann sagen wir vielleicht Dinge wie: »Das habe ich immer so gemacht, das kann ich nicht ändern« oder »Ohne Kaffee kann ich morgens nicht aus dem Haus gehen«. Das sind nachvollziehbare Überzeugungen. Aber sie bilden nicht die Wahrheit ab. Denn erstens gab es ein Leben *vor* deinen jetzigen Gewohnheiten. Und zweitens ist es ganz einfach so, dass wir uns, genauso wie wir uns eine Gewohnheit einmal angewöhnt haben, diese auch wieder abgewöhnen und eine andere annehmen können. Es geht also auch hier nicht um plötzlichen Verzicht auf eine geliebte Sache. Es geht um das Austauschen-statt-Weglassen-Prinzip. Wir alle haben Gewohnheiten und Rituale in unser Leben integriert, die Frage ist nur, wie nützlich diese langfristig für uns sind? Ab und zu eine Tasse Kaffee zu trinken, schadet dir vielleicht nicht. Aber wenn du täglich eine oder mehrere Tassen trinkst, wird das auf Dauer wahrscheinlich unerwünschte Konsequenzen zeigen. Deshalb ist es wichtig, deine Routinen zu überprüfen und zu schauen, wie du jene, die dir vielleicht nicht so dienlich sind, durch solche ersetzen kannst, die dir guttun. Morgens einen Bittertee zu trinken statt eines Kaffees oder in der Pause eine kurze Meditation zu machen, statt einen Schokoriegel zu essen, erfordert lediglich eine Phase der Umgewöhnung. Und natürlich eine starke Überzeugung! Wenn du nach allem, was du in diesem Buch erfahren hast, denkst, du solltest etwas tun, es wäre wahrscheinlich gut, oder man könnte schon mal, ohne einen echten Wunsch dazu zu verspüren, wird auch keine Veränderung, die du dir vornimmst, gelingen. Das ist auch der Grund, warum so viele Menschen es nicht schaffen, mit dem Rauchen aufzuhören. »Man sollte nicht rauchen« ist erst mal nur eine Regel, die Fremde aufgestellt haben, eine Regel, der man sich vielleicht sogar mit freudiger Rebellion widersetzt. Sie wird sicher keine Hilfe sein, um vom Rauchen loszukommen. Der starke Wille, ein langes, gesundes Leben zu führen, und der intensive Wunsch, frei von der Sucht zu leben, fitter zu sein, frischer auszusehen, länger jung zu wirken – diese positive Ausrichtung wird weit wirkungsvoller sein als jedes kategorische Verbot, das du dir auferlegst. Dein stärkster Antrieb ist dein Warum! Du musst wissen, was dein Ziel bei alldem ist. Idealerweise stellst du dir dazu innerlich ein ganz lebendiges Bild von dir selbst in einem neuen Leben ohne die alte Gewohnheit vor und malst dir konkrete Situationen aus. Bezogen auf das Rauchen könntest du dir also beispielsweise vorstellen, wie du danach lange Strecken ohne Atemnot joggen wirst und wie viel angenehmer es ist, morgens mit einer freien Lunge aufzuwachen. Die Wahrscheinlichkeit, dass du deinen Wunsch zur Realität werden lässt, hängt vor allen Dingen davon ab, ob du es dir wirklich wünschst, es dir vorstellen kannst und daran glaubst, dass du etwas verändern kannst. Erst dann wirst du auch deinen Willen mobilisieren und deine Vorstellung in die Tat umsetzen.

Eine sehr schöne Möglichkeit, seine Wünsche zu visualisieren und damit buchstäblich immer vor Augen zu haben, ist ein Vision-Board. Überlege dir, wo du z. B. in drei Monaten sein möchtest, wie du dich fühlen und wie du aussehen möchtest. Suche dir dazu Fotos, Farben, Formen und Worte aus Magazinen oder aus dem Internet und fertige ein Bild an, das dein Ziel in lebendiger Weise darstellt. Schreibe auch das genaue Datum dazu, bis wann du dieses Ziel erreichen möchtest. Das ist eine enorm große zusätzliche Motivation, auch wirklich voranzugehen. Und hänge die Collage so auf, dass sie täglich in deinem Blickfeld ist. So speichern sich die Bilder täglich in deinem Unterbewusstsein ab und führen dich, ähnlich wie ein Navi, schneller und leichter zu deinen gewünschten Zielen.

***»Ich bin nicht das, was mir passiert ist,
ich bin das, was ich entscheide zu werden.«***

C. G. Jung

Gehe Schritt für Schritt vor

Gerade bei der Umstellung von Ernährungsgewohnheiten ist es sehr wichtig, behutsam vorzugehen. Ändere nicht alle Gewohnheiten auf einmal. Damit kannst du dich schnell überfordern. Und wirst wahrscheinlich schon bald genervt aufgeben, weil doch das Gefühl von Zwang entstanden ist – auch wenn du ihn dir selbst auferlegt hast. Besser ist, Schritt für Schritt vorzugehen und eine Sache nach der anderen zu testen. So kannst du auch die Wirkung der einzelnen Lebensmittel viel besser nachvollziehen. Lasse dafür beispielsweise erst einmal für zwei Wochen Nachtschattengewächse wie Tomaten und Kartoffeln weg und iss stattdessen mehr Wurzelgemüse, Pseudogetreide und Bittersalate wie Radicchio oder Chicorée. Danach kannst du z. B. ausprobieren, wie es dir bekommt, wenn du morgens statt Haferbrei mit Früchten einen Hirsebrei (mit Reis- oder Erbsendrink) und süßen Gewürzen (wie z. B. Vanille, Zimt oder Kardamom) oder eine warme Gemüse- oder Misosuppe zu dir nimmst. So kannst du herausfinden, was dir schmeckt und guttut. Behalte dabei im Hinterkopf: Auch beim Geschmack kann man sich umgewöhnen. Bittertee empfinden einige Menschen beim ersten Trinken als sehr unangenehm. Nach drei Tagen haben sich allerdings in der Regel die Geschmacksnerven daran gewöhnt, und man erlebt den Tee nicht mehr als so bitter. Auch das Wissen, dass einem ein Nahrungsmittel guttut, wird sich auf Dauer auf den Geschmack auswirken.

Ich empfinde einen Schokoriegel mit Industriezucker mittlerweile meistens als viel zu süß. Am wohlsten fühle ich mich, wenn ich mir meine Mahlzeiten mit natürlichen Zutaten schmackhaft mache. Dennoch liebe natürlich auch ich das »süße Leben«. Wenn ich mal Lust auf eine Mousse au Chocolat habe, esse ich sie und genieße sie ganz bewusst. Denn ich weiß, wie ich diese kleinen Sünden bei Bedarf ausgleichen kann. Z. B. mit einem Bittertee am Abend oder am nächsten Morgen, falls ich mich unwohl fühle. Ich verbiete mir tatsächlich gar nichts, ich gleiche nur aus: Das heißt aber auch, ich spüre genau hin und stelle fest, wie mein Gesundheitskontostand aussieht. Dementsprechend weiß ich, was ich zum Ausgleich brauche.

Insgesamt schmecken mir aber natürliche Nahrungsmittel einfach viel besser, weil ich meinen Körper daran gewöhnt habe und er auch danach verlangt – denn aus ihnen kann er den größten Benefit ziehen.

Status-quo-Check für dein Gesundheitskonto

Bevor du neue Gewohnheiten etablierst und z. B. neue Lebensmittel und Übungen in deinen Alltag integrierst, macht es Sinn, den Stand deines Gesundheitskontos zu evaluieren. Dies wiederholst du am besten regelmäßig, z. B. zunächst immer Anfang der Woche und später immer zu Beginn eines Monats. So kannst du für dich gut überprüfen, wo du gerade gesundheitlich stehst und wo du hinkommen möchtest. Entsprechend kannst du die geeigneten Maßnahmen finden, die dir jetzt helfen.

Ich empfehle dir dazu den folgenden Status-quo-Check. Hier werden in erster Linie die Psyche, der Schlaf und die Verdauung abgefragt, da diese die entscheidenden Parameter sind, wenn es darum geht, ob du gesund bzw. in deiner Balance bist. Sind alle drei Parameter gut, kannst du mit hoher Wahrscheinlichkeit davon ausgehen, dass du gut ausbalanciert bist. Bitte bedenke die Fragen jeweils in Ruhe und vergebe für jeden der drei Bereiche eine Zahl auf einer Skala von 1 bis 10, wobei 1 »sehr schlecht« bedeutet und 10 »sehr gut«.

1. Wie geht es deiner Psyche aktuell?
2. Fühlst du dich wohl in deinem Leben oder bist du eher unzufrieden? Bist du überwiegend ausgeglichen oder meistens gestresst? Bist du in der Regel zufrieden mit dir selbst oder hast du oft Selbstzweifel? Hast du wohltuende oder eher anstren-

gende Beziehungen? Wie wohl fühlst du dich in deinem Beruf/bei deiner Arbeit? Fühlst du dich insgesamt stabil und sicher oder eher unsicher?
3. Wie ist deine momentane Schlafqualität?
4. Schläfst du durch oder wachst du immer wieder auf? Musst du nachts auf die Toilette? Hast du in der Nacht manchmal Albträume, Angst oder Panikattacken? Fühlst du dich morgens erholt oder eher nicht?
5. Wie ist deine Verdauung derzeit?
6. Hast du im Durchschnitt täglich Stuhlgang? Wie ist die Konsistenz: eher hart, sehr weich, wechselhaft oder normal? (Idealerweise ist der Stuhl weder zu hart noch schmiert er, das heißt: Du benötigst eigentlich kein Toilettenpapier bzw. es bleibt sauber.) Hast du mehr als zwei- bis dreimal pro Woche Blähungen?

Die Antworten auf diese Fragen sind die entscheidenden Parameter auf deiner Heilreise. Denn mit ihnen schaffst du ein Bewusstsein für deinen Gesundheits-Status-quo und erkennst deine aktuellen Bedürfnisse. So kannst du im nächsten Schritt entscheiden, welche Elemente der Heilsäulen dich am besten nähren und stärken und wie du Schwächung vermeidest oder ausgleichst. Wenn du beispielsweise herausgefunden hast, dass du dich überwiegend gestresst und häufig unsicher fühlst, kannst du dir nun eine Übung aus dem Kapitel »Mental Reset« heraussuchen und diese in deine täglichen Routinen aufnehmen. Auch Heilatmung ist für dich jetzt sicher hilfreich.

Wenn du für dich erkannt hast, dass dein Stuhlgang nicht ideal ist, kannst du mit einem entsprechenden Heilpflanzentee für den Darm aus Kapitel 1 entgegenwirken und z. B. – nach dem Austauschen-statt-Weglassen-Prinzip Früchte und Nachtschattengewächse für die nächsten zwei Wochen durch Pseudogetreide oder Rundkornreis und Gemüse ersetzen. Ist dein Status quo aber in mehreren Bereichen bedenklich, tust du dir garantiert mit der Happy Kur für zehn Tage und einer täglichen Ausrichtungs- und Bewegungspraxis etwas richtig Gutes.

Das alles sind nur Beispiele und Inspirationen. Außerdem solltest du natürlich für spezifische Beschwerden im Kapitel »Hacks und Helfer« (S. 317) zusätzlich nach Möglichkeiten weiterer Unterstützung schauen. Du wirst nach und nach herausfinden, was für dich persönlich wann ideal ist.

Wenn du für alle Bereiche deiner Gesundheit jeweils eine Zahl auf der Skala von 1 bis 10 bestimmt hast, stelle den Durchschnitt der drei Zahlen fest. Dies ist der Gesamtwert deines Status quo. Nun kannst du schauen, welche Ernährungs- und Lebensweise für dich sinnvoll ist: Liegt dein aktueller Status-quo-Wert zwischen 8 und 10, bist du höchstwahrscheinlich in der Balance. Hier ist eine Ernährung im Verhältnis von 50 Prozent Yang-Lebensmitteln zu 50 Prozent Yin-Lebensmitteln in Ordnung. Idealerweise bzw. zur Prophylaxe kannst du aber auch einen Yang-Anteil von 60 Prozent und einen Yin-Anteil von 40 Prozent zu dir nehmen. Wenn du zufrieden bist mit deiner Gesundheit und deinem Gewicht, kannst du auch einmal pro Woche einen »Reset-Tag« einlegen, um deinen Zustand stabil zu halten. An diesem Tag nimmst du z. B. nur Heilpflanzentee und Suppen zu dir oder nur Pseudogetreide mit Gomasio.

Wenn dein Wert unter 8 liegt, solltest du mindestens 70 Prozent Yang und 30 Prozent Yin in deinem Speiseplan berücksichtigen. Beginne am besten sofort mit dem Austauschen-statt-Weglassen-Prinzip und halte dieses Verhältnis ein, bis es dir besser geht (Details hierzu findest du in Kapitel 2). Um einen schnelleren Heileffekt zu erreichen, hast du die Möglichkeit, mit der Happy Kur (in der strengen Variante 100 Prozent Yang) innerhalb von zehn Tagen deinen Status direkt zu erhöhen. Bedenke nur bitte, dass diese Kur Gewicht reduzieren und Heilkrisen mit sich bringen kann.

Wie regelmäßig du den oben stehenden Check für dich nutzen möchtest, obliegt natürlich vollkommen dir. Dein Gesundheitskonto zu kennen, ist beispielsweise immer sinnvoll, wenn du dir überlegst, welche Genüsse du dir gern gönnen würdest. Wenn du auf deinem Konto eine 8, 9 oder 10 verzeichnest, kannst du davon ausgehen, gut aufgestellt zu sein. Liegst du im Bereich darunter, wäre ein Verzicht und eine Ausbalancierung ratsamer.

Wenn du deinen aktuellen Stand analysiert hast und die für dich wichtigen Helfer und Elemente der Heilsäulen gewählt hast, ist der nächste Schritt die Wiederholung. Denn nur ein tägliches Balancieren bringt dir langfristig Erfolg. **Deine Routinen sind der Schlüssel zur Heilung, denn das, was du nährst, wird wachsen. So kann sich das Gleichgewicht in den Zellen langfristig einstellen und ein Plus auf deinem Gesundheitskonto entstehen: Das bringt dir Freiheit und Leichtigkeit.**

»Es ist nicht das, was wir hin und wieder tun, was unser Leben prägt. Es ist das, was wir konsequent tun.«

Tony Robbins

Gesundheitsmanagement braucht Planung

Mit all den Patienten in meiner Praxis und ebenso mit den Teilnehmern meiner Kurse habe ich über die Jahre eine entscheidende Erfahrung gemacht im Hinblick auf die Realisation von neuen Gewohnheiten: Je konkreter ein Plan ist, desto größer ist die Chance, dass die Veränderung effektiv und dauerhaft umgesetzt wird. Dazu empfehle ich dir in einem ersten Schritt, die Dinge auszuwählen, die du jetzt neu in dein Leben aufnehmen oder einfach regelmäßig machen möchtest, weil sie dich stärken: Das werden deine neuen Routinen. Dazu gehört alles, was du an Heilpflanzen, Heilnahrung, Übungen für die mentale Gesundheit, Bewegung, Atmung und Entgiftung für dich in Zukunft anwenden möchtest. Aber natürlich auch bereits lieb gewonnene Rituale, die sich für dich bewährt haben.

Als Nächstes überlegst du dir, welche Dinge du loslassen möchtest, weil sie dir nicht mehr guttun. Das sind die alten Gewohnheiten, die du nun austauschst.

Fertige zuerst eine Energiegewinn-Liste an, in der du alles festhältst, was dein Energiekonto und damit auf Dauer auch dein Gesundheitskonto ins Plus bringt. Werde dabei so konkret wie möglich. Das kann z. B. so aussehen:

+

Beispiele für Dinge, die dein Energiekonto in ein Plus bringen können:

- gute persönliche Beziehungen pflegen (z. B. endlich mit A treffen, mal wieder mit B telefonieren, mehr Zeit mit C, mehr Nähe zu D)
- hochfrequente Nahrung zu dir nehmen (Heilnahrung, Heilpflanzen, Superfoods, z. B. Buchweizen, Lavendeltee am Abend, Detox-Shake am Wochenende)
- Musik hören, singen oder selbst musizieren
- bewegen bzw. Sport machen (z. B. Get-Higher-Technik, Tanzen, Trampolin)
- Ausrichtungen sprechen und fühlen (z. B. »Strahlender als die Sonne« oder deine eigenen Ausrichtungssätze)
- Heilatmungsübungen durchführen
- meditieren
- gute Schlafhygiene einführen (z. B. lüften, keine Technik am Bett, immer zur gleichen Zeit schlafen und aufstehen)
- Verbundenheit mit der Natur suchen (z. B. in der Mittagspause spazieren gehen, Ausflüge am am Sonntag)
- Entscheidungen treffen, gesunde Grenzen setzen
- Rituale und Routinen am Morgen und Abend etablieren
- Schönheit in dein Leben bringen (z. B. mit Blumen, mit Kunst)
- etwas Neues lernen (z. B. Töpfern, Kochen, Tango tanzen)
- kreativ sein, etwas mit den Händen erschaffen (z. B. Malen, Basteln)
- auch mal nichts tun; dir erlauben, einfach zu sein
- Verbindung mit deinem inneren Kind aufnehmen
- dich verwöhnen (lassen), (z. B. Bäder, Sauna, Massagen)

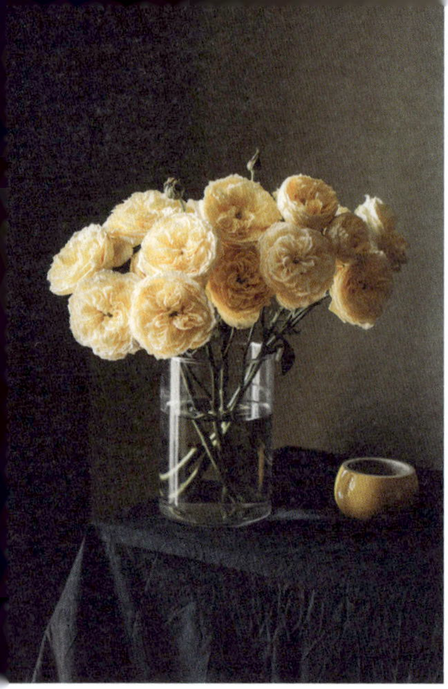

Das sind alles nur Ideen. Deine Liste kann natürlich auch ganz anders aussehen. Nimm dir Zeit und ergänze sie vielleicht über die nächsten Tage, bis alles darauf notiert ist, was dir gerade Energie gibt. Falls du schon eine Happy List angelegt hast (siehe Kapitel 4), hole dir auch da Inspiration.

Als Nächstes erstelle die Liste mit den Dingen, die du loslassen möchtest, Dinge, die dir in der Vergangenheit Energie geraubt und nicht gutgetan haben. Die Energieverlust-Liste kann z. B. so aussehen:

Beispiele für Dinge, die dein Energiekonto in ein Minus bringen können:

- keine Tagesstruktur, fehlende Routinen
- destruktive Gedanken (z. B. limitierende Glaubenssätze, Grübeln, Sorgen, Ängste, Selbstzweifel)
- Jammern, Bewertungen, Lästern (z. B. über bestimmte Personen, das Wetter, dein Umfeld)
- Vergleichen mit anderen (z. B. auf Social Media oder mit Kollegin X)
- permanenter Konsum negativer Nachrichten
- Prokrastinieren, keine Entscheidungen treffen
- Fast Food, unbewusst motiviertes Essen
- Süchte und Drogen (z. B. Zucker, Koffein, Tabak, Alkohol)

- negative (unbewusste) Menschen in deinem Leben
- zu viele Reize im Außen (z. B. Stadtlärm, Luftverschmutzung)
- zu viel Konsum technischer Geräte (z. B. TV, Handy, Computer)
- Stress, zu wenig Erholungsphasen
- zu kurze Schlafdauer, nicht erholsamer Schlaf
- künstliche, unnatürliche Stoffe und Materialien in Kleidung, Nahrung, Kosmetik, Mobiliar
- unerfüllte Lebensbereiche (Beziehungen, Beruf, Umfeld)

Entscheide dich für jeweils fünf Dinge von jeder Liste (oder für eine Anzahl, die dir für den Start stimmig erscheint) und erstelle eine neue Liste, in der du jeweils eine Sache, die du loslassen möchtest, einer anderen Sache gegenüberstellst, die du nun öfter machen willst. Also z. B.:

Vorher (aus der Minus-Liste)	Ab jetzt (aus der Plus-Liste)
Keine Tagesstruktur, keine Routinen	Jeden Tag zur gleichen Zeit aufstehen und ins Bett gehen
Jeden Nachmittag Schokolade essen	Nur noch am Samstag und mit Genuss Schokolade essen, ansonsten nachmittags selbst gemachte Gemüsechips snacken
Mich über meine Kollegin XY beschweren	Wenn ich mich über XY ärgere, einen Ausrichtungssatz sprechen
Morgens als Erstes das Smartphone checken	Morgens als Erstes eine Atemübung oder eine Teemeditation machen
Abends nach dem Tagesstress zum Entspannen Wein trinken	Montag und Mittwoch laufen gehen, Dienstag und Donnerstag Schütteltechnik und mich danach mit einem Glas Granatapfelsaft belohnen

Um dieses Vorhaben in einen konkreten Plan zu bringen, lege dir am besten einen Wochenplan an und trage dir die Dinge dort ein. Das könnte z. B. so aussehen:

Wochenplan

Montag
Tanzen (zu zwei bis drei Lieblingsliedern)
Teemeditation
Ausrichtungssätze sprechen

Dienstag
Bittertee
Sonnenmeditation

Mittwoch
Reset-Tag nur mit Flüssignahrung (Gemüsesuppen, Tees)
Yin-Atemübung

Donnerstag
Reset-Tag mit Buchweizen
Dankbarkeitsübung

Freitag
Get-Higher-Schütteltechnik
Happy List

Samstag
Joggen gehen oder 5 Min. Springseil
Kalt duschen
Vision-Board erstellen

Sonntag
Basenbad
Spaziergang, evtl. Waldbaden
Eat-Slow-Meditation

Du kannst dir ab jetzt für jede Woche eine solche Liste erstellen und immer einen Reset-Tag aufnehmen. An einem solchen Tag kannst du z. B. nur Vollkornreis oder Buchweizen und gedämpftes Gemüse essen und einen Heilpflanzentee trinken. Oder du machst wöchentlich einen Liquid Day und nimmst nur Flüssiges wie Tee, Suppen oder Gemüsesäfte zu dir. An einem Reset-Tag kannst du auch immer einen langen Spaziergang machen und am Abend ein

Basenbad nehmen. Es ist dein Wellnesstag. Gestalte ihn so, wie es dir entspricht.

Deinen Wochenplan kannst du jede Woche für dich prüfen und anpassen oder z. B. immer eine neue Gewohnheit von deiner Energiegewinn-Liste integrieren und entsprechend eine alte Routine ganz bewusst ablegen bzw. austauschen. Um dich noch besser bei der Umsetzung zu unterstützen, empfehle ich dir, auch einen Plan für jeden Tag bzw. eine Übersicht mit deinen täglichen Routinen anzufertigen. Ein Beispiel hierfür:

MORGENROUTINE

Zeit/Dauer	Gewohnheit
7:00 Uhr	*Aufstehen und einen Ausrichtungssatz sprechen (laut oder im Stillen)*
7:10 Uhr	*Zungenschaben und Zähneputzen*
7:15 Uhr	*Sole einnehmen, Tee kochen und dabei Yin-Atemübung durchführen*
7:30 Uhr	*Frühstück mit Dankbarkeitsübung verbinden (am Wochenende mit Eat-Slow-Meditation)*

ABENDROUTINE

Zeit/Dauer	Gewohnheit
18:30 Uhr	*Spaziergang oder 15 Minuten tanzen*
18:50 Uhr	*Abendessen zubereiten und überlegen, was an diesem Tag gut war*
20:30 Uhr	*Wecker stellen und Handy ausschalten*
21:45 Uhr	*Schlafzimmer lüften, Schütteltechnik*
22:00 Uhr	*Schlafen gehen*

Das Schöne ist, wie du an dem Beispiel sehen kannst: Die von mir vorgeschlagenen Methoden lassen sich fast alle sehr gut miteinander kombinieren. So kannst du beim Teekochen tanzen oder deine Sole einnehmen oder unter der Dusche Ausrichtungssätze sprechen. Beim Teetrinken meditieren. Probiere aus und finde für dich heraus, was am besten funktioniert in deinem Alltag und was dir wirklich wohltut. Für die Erstellung deiner persönlichen Listen und Pläne findest du unter diesem Link jeweils PDF-Dateien zum Download:

www.penguin.de/korasani-healer

Drei-mal-drei-Methode

Eine meiner simpelsten und dabei unglaublich wirksamen Tipps für dich, um ein gesundheitliches Ziel zu erreichen, ist die Drei-mal-drei-Methode. Denn aller guten Dinge sind ja bekanntlich drei!
Hierbei nimmst du dir drei Dinge vor, die du jeweils dreimal am Tag tust, z. B.:

- dich dreimal am Tag 3 Minuten lang schütteln (z. B. jeweils vor den Mahlzeiten: umso entspannter kannst du essen)
- drei mal drei Liegestütze am Tag machen (z. B. nach dem Aufstehen, vor dem Zubettgehen und einmal in einer kurzen Pause während deiner Arbeit)
- dreimal am Tag deinen Heilpflanzentee trinken (z. B. jeweils 30 Minuten vor den Mahlzeiten)

Du wirst merken, wie schnell du vorankommst und die Dinge sich verändern, verbessern und leichter werden, auch wenn du nur kurze Einheiten einbaust. Alte Gewohnheiten kannst du so überschreiben, und die Wiederholung potenziert die Wirkung – genau wie in der Phytotherapie: Viele kleine Reize führen zu großer Wirkung!

Die Methode lässt sich auch wunderbar auf deine Ernährungsroutinen anwenden, indem du dir z. B. dreimal in der Woche ein yanghaltiges Essen zubereitest, drei Tage im Monat die Happy Kur anwendest, also 100 Prozent Yang (Buchweizen mit Gomasio) isst, oder dreimal in der Stunde bewusst atmest und erhebende Gedanken denkst – deiner Fantasie sind keine Grenzen gesetzt. Finde auch hier das, was für dich ganz persönlich stimmig ist, schreibe es dir auf und hänge den Plan an eine gut sichtbare Stelle in deiner Wohnung.

»Heilung ist ein lebenslanger Regulierungsprozess, der auf individueller Balancierung beruht. Tag für Tag.«

Finde nach und nach die für dich beste Medizin

Versuche, Heilnahrung und auch alle anderen Tools nach dem Austauschen-statt-Weglassen-Prinzip immer mehr in dein Leben zu integrieren, sodass die Qualität dessen, was du täglich zu dir nimmst, immer weiter steigt. Konsumiere lieber qualitativ hochwertige Produkte und dafür insgesamt weniger. So unterstützt du auch

Unternehmen, die sich für Nachhaltigkeit einsetzen. Auch das ist ein Beitrag zu einer gesunden Gesellschaft. Es ist ein Zeichen von Selbstliebe, sich das Beste zu gönnen. Wenn du z. B. schwanger bist oder dich aus gesundheitlichen Gründen entschieden hast, keinen Alkohol zu trinken, gönne dir ab und zu eine Flasche Granatapfelsaft und genieße ihn genauso bewusst wie vielleicht früher den Rotwein oder dein Bier.

Die Heilnahrung solltest du vor allem dann verstärkt bzw. zu einem größeren Anteil einnehmen, wenn du merkst, dass sich Symptome wie Verstopfung, Reizdarm, weicher Stuhl, Blähungen, Kopfschmerzen etc. wieder einschleichen. Aber auch wenn sich Hautproblematiken wieder vermehrt zeigen, ist dies ein Anzeichen dafür, dass du deine Nahrung wieder yanghaltiger, basischer bzw. nährstoffreicher gestalten solltest. Wie oft und wie viel du bestimmte Lebensmittelgruppen wie z. B. Früchte und Nachtschattengewächse in deinen Alltag integrierst, kannst du jederzeit von deinem Status quo abhängig machen. Solange es dir mit dem Verzehr gut geht, ist die Dosis angemessen. Da das Blut deine Krankheiten bzw. Schwachstellen nährt, hast du über die Nahrung immer Einfluss darauf. Tag für Tag. Mein Tipp ist yinhaltige Nahrung immer als Genussmittel anzusehen. Behalte im Sinn, welche Wirkungen Zucker, Nachtschattengewächse oder Koffein auf dich haben, sei achtsam mit dir, beobachte dich und arbeite mit Ausnahmen. Denn es geht nicht um Dogmatismus. Sei milde und bleibe flexibel. Und schenke deinem Körper dann, wenn er mal etwas mehr gefordert ist, eine Extraportion Liebe und Dankbarkeit, dass er dich dabei unterstützt. Sorge auch immer für einen Ausgleich: Nach dem Nachtisch im Restaurant kannst du dir z. B. zu Hause noch einen Bittertee zubereiten, bevor du schlafen gehst. Und hast du bei der Hochzeitsfeier deiner Freunde ein bisschen über die Stränge geschlagen, lege zeitnah einen Reset-Tag ein.

Wenn du aber eine Zeit der Krankheit hinter dir hast oder auch prophylaktisch eine Kur gemacht hast, bleibe bitte besonders vorsichtig und kehre nicht einfach direkt zu deinem vorherigen Lebensstil zurück. Ich habe Menschen mit Morbus Crohn behandelt, die nach einer erfolgreichen Kur direkt wieder mehrfach Kuchen oder anderes Zuckerhaltiges aßen – es war nicht sonderlich überraschend, dass die Beschwerden sofort zurückkamen. Hier ist ein stetes Ausgleichen unter Berücksichtigung des Gesundheitskontostandes die Voraussetzung für eine langfristige Stabilisierung bzw. Heilung. Auch eine Alkoholikerin habe ich über viele Jahre begleitet und sie mit Hilfe der Phytotherapie von einer Leberzirrhose im Anfangsstadium befreien können. Sie war unglaublich diszipliniert und trank über viele Jahre dreimal täglich ihre Individualteemischung, ohne auch nur ein Mal eine Tasse auszulassen. Doch weil sie auf den Alkohol währenddessen leider nicht verzichten konnte, kam es irgendwann trotzdem wieder zu schlechten Leberwerten.

Dies ist ein Beispiel für eine Plus-minus-Rechnung, bei der die schlechten Gewohnheiten zwar ausbalanciert werden, aber da keine weitere »Einzahlung« kommt, steigt der Stand des Gesundheitskontos nicht. So hinterlassen die ungesunden Gewohnheiten mit der Zeit doch ihre Spuren und lassen sich nicht mehr ausgleichen. Wenn du krank bist oder dich nicht wohlfühlst, braucht es immer eine höhere Einzahlung, um das Minus abdecken und ein Plus langfristig stabil halten zu können. Je besser du aufgestellt bist in Sachen Gesundheitskonto, desto mehr kannst du dir erlauben. Das zeigt sich z. B. darin, dass wir, wenn wir jung sind, öfter mal feiern und die Nacht durchmachen können und trotzdem relativ fit sind am nächsten Tag. Das ändert sich mit der Häufigkeit der Exzesse und mit dem Alter.

Wo auch immer wir mit unserem Gesundheitskonto stehen, es gibt einen Weg nach oben, ins Plus, in Richtung Heilung und Gesundheit. Doch unsere kontinuierliche Achtsamkeit und Selbstfürsorge sind die Voraussetzungen für jeden Fortschritt. Gerade wenn es uns nicht gut geht, »gönnen« wir uns oft Dinge, die uns nicht guttun, wie Fast Food oder andere Stimulanzien. Dabei benötigen wir in diesen Momenten umso mehr Achtsamkeit und Zuwendung. Wahre Zuwendung bedeutet, sich eine Pause zu nehmen, die Augen zu schließen, in sich hineinzuhorchen und sein Herz zu fragen: »Was brauche ich gerade wirklich?«, um der Antwort zu folgen.

Vergiss nicht: Du bist der Inhaber, die Inhaberin deines Gesundheitskontos und für deine Einnahmen und Ausgaben zuständig. Und genau wie bei einem Geldkonto genügt es auch hier nicht, einmal alles zu prüfen und das Konto aufzufüllen. Die meisten Menschen sorgen jeden Tag ganz selbstverständlich dafür, dass ihre Ausgaben gedeckt sind, indem sie arbeiten gehen. Warum tun wir dies nicht genauso selbstverständlich auch für unser Gesundheitskonto und unser Wohlergehen? Warum geben wir unserem Körper nicht genauso selbstverständlich das, was er braucht, wie wir es beispielsweise mit unserem Auto tun? Würden wir dem eine Cola in den Tank füllen, würden wir uns nicht wundern, wenn es nicht fährt. Warum wundern wir uns, dass unser Körper nicht richtig funktioniert, wenn wir ihn nicht entsprechend seinem Bedarf versorgen? Ganzheitliche und dauerhaft stabile Gesundheit braucht regelmäßige Prüfung und die Wahl der entsprechenden Maßnahmen. Du entscheidest immer und alles, ob bewusst oder unbewusst. Je bewusster du dich für deine Heilung einsetzt, desto mehr kannst du lernen, wie du immer wieder schnell und effizient in dein Gesundheitsplus kommst und dort auch möglichst lange bleibst. Dann wirst du immer besser wissen, was dir wann und in welcher Menge guttut. »Wie fühle ich mich gerade und wie will ich mich fühlen?«, sollte immer der Startpunkt sein, von dem aus du deinen Plan, deine Strategie entwirfst. Du triffst jeden Tag die Entscheidung, was du dir in welcher Menge zuführst. Das heißt, dass du dich auch jeden Tag wieder neu dafür entscheiden kannst, dich positiv auszurichten und deine gesunden Gewohnheiten (wieder) anzuwenden.

Indem du dieses Buch gelesen hast, bist du bereits einen großen Schritt gegangen: für dich und deine Gesundheit, in Richtung Selbstverantwortung. **Wenn du die Tools meiner Heilmethode in dein Leben integrierst, wirst du dich selbst bald besser intuitiv fühlen und heilen können. Das bedeutet: Du spürst in jedem Moment, was du wann und in welchem Maße unternehmen solltest, um in Balance zu kommen oder in ihr zu bleiben.**

Doch Heilung ist kein fixer Zustand, der irgendwann final erreicht ist. Die individuelle Balance für dich zu finden, ist ein lebenslanger Prozess und bedarf dauerhaft einer guten Portion Aufmerksamkeit dir selbst gegenüber. Dein Bewusstsein und deine Selbstliebe sind deine wichtigsten Helfer. Kenne deine Schwächen und unterstütze dich mit Hilfe der Heilsäulen jeden Tag nach deinen Bedürfnissen – im besten Falle schon vorbeugend. Finde das, was dir wirklich entspricht. Folge deiner Wahrheit.

Du bist dein eigener Heiler, deine eigene Heilerin!

»Niemand rettet uns außer wir selbst.
Niemand kann und darf es.
Wir selbst müssen den Weg gehen.«
Buddha

Commitment für deinen Alltag

9 HACKS

- Nimm dir einen Augenblick und verbinde dich einmal mit dem, was du aus den jeweiligen Heilsäulen für dich mitgenommen hast. Notiere dir deine Learnings und Erkenntnisse. Was blieb dir am prägnantesten in Erinnerung? Was hat dich begeistert? Welche Veränderungen hast du an dir wahrgenommen? Hole dir bewusst in Erinnerung, welche deine persönlichen Gamechanger sind, und erkenne an, was du gelernt und verändert hast.

- Schreibe mindestens zehn Dinge auf, die du tun kannst, um deine Energie und Frequenz zu erhöhen. Das können einfache Dinge und Tätigkeiten sein, für die du kein Geld ausgeben musst, wie eine Kerze anzünden, dir selbst ein paar Blumen pflücken, ein Bad nehmen, eine Dankbarkeitspraxis durchführen. Schreib auf, was deine Augen zum Strahlen bringt, und integriere diese Dinge bewusst in dein tägliches Leben. Um deinen persönlichen Fokus immer wieder neu auszurichten, bedarf es grundsätzlich nicht viel. Es darf leicht sein und dir vor allem Freude bereiten.

- Finde ebenso zehn Dinge, die dir unnötig Energie entziehen. Schreibe sie auf und mache sie dir ganz bewusst, um sie aus deinem Leben zu verabschieden. Wenn du manches nicht direkt ändern kannst, wie Menschen, Job oder Lebensumstände, schaue noch mal genauer hin und prüfe, ob derjenige oder die

Situation vielleicht nicht der eigentliche Grund für deine aktuelle Unzufriedenheit ist und ob dies dich dauerhaft glücklich macht und weiterbringt. Falls etwas dir tatsächlich nicht mehr entspricht, entscheide bewusst, es loszulassen, und fokussiere dich auf das, was du dir stattdessen wünschst.

- Lade dir die Planungstools als PDF-Vorlagen herunter und nutze sie, um deine Routinen immer mehr und leichter im Alltag zu etablieren. Diese kannst du sowohl für die Struktur deiner Tagesroutinen nutzen, als auch für die Planung der kommenden Wochen, Monate oder des neuen Jahres.

- Gewöhne dir an, etwas immer dreimal zu machen, und du wirst merken, wie schnell du vorankommst und Dinge sich verändern, verbessern und immer leichter werden. Diese Methode bietet viel Spielraum: Ob du dreimal am Tag Liegestütze machst, dreimal die Woche eine Buchweizenmahlzeit einplanst oder dreimal am Tag deinen Heilpflanzentee trinkst – deinen Routinen sind keine Grenzen gesetzt. Was machst du heute noch dreimal?

- Plane einen festen Reset-Tag pro Woche (oder Monat) ein: Einen Tag, an dem du weniger, besser und achtsamer isst. Hier kannst du Gemüsesuppen, Tees oder einfach nur Buchweizen oder Vollkorn-Rundkornreis mit Gomasio zu dir nehmen. Dieser Reset-Tag hilft als Entlastung, dein Gewicht oder das Wohlfühlstadium zu halten. Aber er unterstützt dich auch dabei, gesundes Essen wieder mehr zu schätzen. Denn nach dem Reset-Tag schmeckt alles einfach viel besser. Durch den Verzicht gelangen wir wieder zu mehr Genuss.

- Nutze regelmäßig – am besten zu festen Terminen – den Status-quo-Check, um zu sehen, wo du aktuell auf deinem Gesundheitskonto stehst. Je nach Ergebnis kannst du dich an die von mir vorgeschlagenen Richtlinien halten. So hast du deine Balance stets gut im Blick und kannst dir selbst immer genau das geben, was du gerade brauchst.

- Mache dir immer wieder bewusst: Die Wiederholungen, also deine Kontinuität bestimmen deine Lebensqualität. Deine Gewohnheiten formen im Laufe der Zeit dein Leben, wie du aussiehst, wie du dich fühlst und was du ausstrahlst. Natürlich können die Ergebnisse immer wieder variieren – mal ist es leichter und mal weniger leicht, je nach den (inneren und äußeren) Umständen. Lass dich davon nicht entmutigen, richte dich aus und finde dein Warum, das dich motiviert.

- Gib dir Zeit. Alles will geübt und wiederholt werden, bis es richtig gut wird. Auch laufen und sprechen haben wir nicht von heute auf morgen gelernt, es braucht deine Hingabe, Zeit und Liebe, um alte Gewohnheiten langfristig mit besseren auszutauschen. Sei es dir wert, es lohnt sich!

ÜBER DIE GEDULD

Ich liebe dieses Gedicht von Rainer Maria Rilke. Vielleicht inspiriert es dich auf deinem Heilungsweg genauso sehr wie mich:

Man muss den Dingen
die eigene, stille,
ungestörte Entwicklung lassen,
die tief von innen kommt
und durch nichts gedrängt
oder beschleunigt werden kann;
alles ist austragen – und
dann gebären …

Reifen wie der Baum, der seine
Säfte nicht drängt
und getrost in den Stürmen
des Frühlings steht,
ohne Angst,
dass dahinter kein Sommer
kommen könnte.

Er kommt doch!
Aber er kommt nur zu den
Geduldigen,
die da sind, als ob die
Ewigkeit vor ihnen läge,
so sorglos still und weit …

Man muss Geduld haben
gegen das Ungelöste im Herzen,

und versuchen, die Fragen
selber lieb zu haben,
wie verschlossene Stuben,
und wie Bücher, die in einer
sehr fremden Sprache
geschrieben sind.

Es handelt sich darum,
alles zu leben.
Wenn man die Fragen lebt,
lebt man vielleicht allmählich,
ohne es zu merken,
eines fremden Tages
in die Antwort hinein.

Natürliche Hacks und Helfer

Wenn du sehr bewusst mit allen sieben Heilsäulen arbeitest, kannst du dich mit den jeweiligen Tools und Übungen aus den einzelnen Kapiteln selbst immer wieder in die Balance bringen und diese auch langfristig halten. Je konsequenter du die neuen, energiespendenden Gewohnheiten in dein Leben integrierst, desto effizienter wirkt sich das auf die allgemeine Stärkung deiner Gesundheit und deines Wohlbefindens aus. Dann benötigst du im Prinzip keine Nahrungsergänzungsmittel, zusätzlichen natürlichen Arzneimittel oder Superfoods. Wenn man gesund werden möchte, ist es immer das Beste, erst einmal den Darm zu entgiften, damit würde ich immer beginnen, und das geht am einfachsten über die Heilernährung.

Allerdings beansprucht uns der Alltag manchmal mehr als gedacht, und es gibt Zeiten, in denen es uns nicht so leicht gelingt, all die hilfreichen Dinge wie üblich umzusetzen. In diesem Falle können dich die folgenden Hacks und Helfer zusätzlich unterstützen. Es ist eine Auswahl derjenigen Supplemente und Superfoods, die ich besonders gern und häufig in meiner Praxis angewendet habe und auch weiterhin am meisten empfehle. Natürlich gibt es noch viele mehr. Insbesondere für chronische Leiden. Meine Liste hat daher keinen Anspruch auf Vollständigkeit und soll dir vor allem zur Inspiration dienen. Die hier aufgeführten Lebensmittel und Nahrungsergänzungsmittel erhältst du in der Apotheke, im Reformhaus oder im Onlinehandel. Bitte wähle möglichst immer solche mit einer Bio-Zertifizierung.

Wie du sehen wirst, gibt es nur vereinzelt Tipps zur Anwendung. Das liegt daran, dass die ideale Dosierung und Dauer der Einnahme sehr stark von deiner individuellen Konstitution, deinen sonstigen

Gewohnheiten und deinen eventuellen Beschwerden abhängt. Deshalb ist es sinnvoll, dass du selbst herausfindest, was für dich wann und in welcher Menge hilfreich ist. Auch hier gilt: Be Your Own Healer.

Lies bezüglich der Anwendung, wenn vorhanden, die Packungsbeilage oder sprich im Zweifelsfall mit deinem Arzt/deiner Ärztin oder deinem Heilpraktiker/deiner Heilpraktikerin. Bei akuten und chronischen Beschwerden ist dies in jedem Falle wichtig. Hier solltest du dir immer professionellen Rat holen. Bei den Hacks und Helfern, die nicht industriell produziert sind und daher keine Packungsbeilage enthalten, habe ich für dich jeweils einen Tipp zur Anwendung hinzugefügt. Dieser entspricht meinen persönlichen Erfahrungswerten bei der Eigenanwendung bzw. den Beobachtungen der Wirkung bei meinen Patienten und Kursteilnehmern. Es ist daher keine Vorgabe, sondern nur ein Anhaltspunkt.

Ansonsten kannst du selbst entscheiden, welche Helfer dich auf deinem Weg begleiten dürfen und wann du diese in welcher Menge einsetzen möchtest. Nutze sie aber bewusst und am besten nur als Ergänzung. Es geht schließlich darum, dass du deine innere Balance dauerhaft auf ganz organische Weise und selbstständig herstellen und erhalten kannst – ohne dich in die Abhängigkeit von bestimmten Stoffen und medizinischen Präparaten zu bringen. Dies gilt auch für die hier empfohlenen Hacks und Helfer. Auch wenn es natürliche Mittel sind, solltest du sie möglichst nicht dauerhaft einnehmen.

Die Hacks und Helfer können zusammen, aber auch einzeln ausprobiert werden. Wichtig ist hierbei nur, dass du dich nicht überforderst und zu viel auf einmal machst.

Die entzündungshemmenden und entgiftenden Helfer wirken, wie die Bezeichnung schon sagt, gegen Entzündungen bzw. regulieren im Allgemeinen, helfen beim Aufbau der inneren Schleimhäute und Schutzmechanismen und stabilisieren das Immunsystem. Sie können helfen, pathogene Faktoren aus dem Blut zu ziehen, und sind damit für alle Arten von Beschwerden dienlich. Alle anderen individuellen Helfer können bei bestimmten akuten Leiden, die jeweils angegeben sind, eine gute Ergänzung auf deiner Heilreise sein. Gehe wie gesagt am besten Schritt für Schritt vor. Nimm dir die Zeit, die einzelnen Helfer kennenzulernen. Das geht z. B. gut, indem du zunächst einen auswählst und diesen über einige Tage ausprobierst, um zu schauen, was sich dabei verändert und wie es sich für dich anfühlt, bis du einen anderen testest oder auch dazunimmst. Beobachte mit Achtsamkeit, was für dich am besten funktioniert. Denn auch hier geht es darum, dass du deinen Weg findest, dich selbst zu regulieren und zu heilen.

Ein paar Worte zur Wirksamkeit

Zu vielen der aufgeführten Mittel existieren ausreichend Studien. Darüber hinaus gibt es bei sehr vielen der hier empfohlenen natürlichen Helfer jahrhunderte- bis jahrtausendelange Erfahrungen aus der praktischen Anwendung in der Naturheilkunde. Ich empfehle daher, sich selbst sein Bild von den einzelnen Mitteln zu machen. Es handelt sich um sanfte Mittel, die man einfach in kleiner Dosierung ausprobieren kann. Denn wenn man auf Studien wartet, kann es sein, dass man vielleicht erst viel zu spät davon erfährt, dass es einem doch sehr gutgetan hätte.

Ich persönlich finde, dass es eine gewisse Ironie hat, dass viele Menschen im Bereich der synthetischen Medikamente weit weniger auf ihre Gesundheit aufpassen. Da werden in Studien nachgewiesene toxische Nebenwirkungen als »normal« hingenommen, während die Naturheilkunde extrem kritisch beäugt wird. Einerseits wird sie dann oft für komplett unwirksam gehalten, andererseits aber auch für sehr toxisch. Manchmal fragten mich Patienten in der Praxis, die übermäßig viele chemische Medikamente einnahmen, ob die Heilpflanzen in ihrer Phytoteemischung gefährlich seien. Da musste ich mich doch etwas wundern, dass sie diese Sorge nicht viel eher den Medikamenten gegenüber hatten, welche sie tagtäglich nahmen und die laut Packungsbeilage lebertoxisch waren, das Risiko, an Krebs zu erkranken, erhöhten oder zu Fehlgeburten führen konnten.

Ich habe mit den hier angegebenen Hacks und Helfern bei mir und bei so vielen anderen Menschen derart positive Heilergebnisse erzielt, bei leichten Beschwerden genauso wie bei schweren Symptomen und sogar bei als unheilbar geltenden Krankheiten, darum sage ich an dieser Stelle: »Wer heilt, hat recht.«

Entzündungshemmende und entgiftende Helfer

ÄGYPTISCHES SCHWARZKÜMMELÖL

Im Koran steht: »Schwarzkümmelöl heilt alle Krankheiten, nur nicht den Tod.« Seine Heilkraft erstreckt sich über viele Bereiche und kann einer Vielzahl von Krankheiten vorbeugen oder diese heilen. Reines, kalt gepresstes Schwarzkümmelöl beinhaltet über 80 Prozent an wichtigen mehrfach ungesättigten Fettsäuren, die der Körper nicht selbst herstellen kann:

EIGENSCHAFTEN UND WIRKUNG:

- kann den Hormonhaushalt regulieren
- steigert die Aktivität wichtiger Botenstoffe und begünstigt die Zellatmung
- kann Auswirkung auf die Träume haben (kann luzides Träumen begünstigen)
- kann das nächtliche Wasserlassen (Nykturie) minimieren (Erfahrung aus meiner Praxis)

Anwendungstipp: 1 TL ägyptisches Schwarzkümmelöl am Tag einnehmen oder über dein Essen geben. Pur wirkt es jedoch am besten.

AFA-ALGEN

Die AFA-Alge ist der Star unter den Mikroalgen. Diese Süßwasseralge zeichnet sich durch eine besonders hohe Nährstoffdichte aus. Ihre Komplexität führt zu einer Wirkung auf mehreren Ebenen. AFA-Algen enthalten nicht nur hochwertige Aminosäuren, Vitamine und Mineralstoffe, die den Körper stärken, sondern auch eine hohe Konzentration an Chlorophyll und zahlreiche sekundäre Pflanzenstoffe, die wir durch die Nahrung oft nicht in ausreichender Menge aufnehmen. Im Gegensatz zu Spirulina oder Chlorella, die künstlich herangezüchtet werden, wächst die AFA-Alge wild im Klamath-Wüstensee in Oregon, einem mineralstoffreichen See mit vulkanischem Ursprung. Natürlich biologisch kontrolliert. AFA-Algen sind als Presslinge oder Pulver erhältlich.

EIGENSCHAFTEN UND WIRKUNG:

- stimuliert die Bildung roter Blutkörperchen und trägt zur Blutreinigung bei
- erhöht den Sauerstoffanteil im Blut und verbessert die Zellatmung
- aktiviert den Stoffwechsel
- schützt die Zellwände vor enzymatischer Zerstörung durch eindringende Bakterien
- normalisiert die Absonderung der Verdauungssäfte
- kann sämtliche Heilungsprozesse unterstützen
- wirkt harmonisierend und fördert die innere Gelassenheit
- wirkt entgiftend auf den Gesamtorganismus

Anwendungstipp: Meine Empfehlung sind drei Presslinge pro Tag. Das Pulver kann man gut in Smoothies oder Shakes einrühren. Nur nicht vergessen: Algen haben einen natürlichen Eigengeschmack und können den Geschmack des Shakes stark bestimmen, weswegen ich Presslinge bevorzuge.

AKTIVKOHLE-KAPSELN

Aktivkohle eignet sich zur Entgiftung und wird als Detox-Wundermittel bezeichnet. Sie kann aus Kokosnussschalen hergestellt werden, und ihre Struktur ähnelt einem Schwamm, da sie ganz viele kleine Poren und Kanäle besitzt.

EIGENSCHAFTEN UND WIRKUNG:

- bindet Giftstoffe, die sich im Darm befinden
- lindert Blähungen und Bauchkrämpfe
- hilft bei Durchfall

Hinweis: Es wird empfohlen, zwischen dem Verzehr der Aktivkohle und der Einnahme von Medikamenten einen zeitlichen Abstand von mindestens 1 Stunde zu lassen. Dein Stuhl kann sich durch die Aktivkohle schwarz färben, was aber normal und ungefährlich ist.

ASTAXANTHIN

Astaxanthin gehört zur Familie der Carotinoiden. Das sind Pflanzenfarbstoffe, die für die Rot- oder Gelbfärbung von Früchten und Gemüsen hauptverantwortlich sind. Astaxanthin kommt vor allem in Algen vor und färbt Tiere, die diese essen, rot oder rosa, wie z. B. Wildlachse, Forellen, Hummer, Shrimps, Flamingos. Astaxanthin hat einen stark entzündungshemmenden Effekt auf unsere Zellen und den gesamten Körper. Verschiedene Studien[32] belegen, dass die Wirkung um ein Vielfaches höher sei als bei Vitamin E oder Betacarotin. Astaxanthin kann die Blut-Hirn-Schranke sowie die Blut-Retina-Schranke überwinden und hat dadurch auch einen protektiven und positiven Einfluss auf unser Gehirn, das Nervensystem und die Augen.

EIGENSCHAFTEN UND WIRKUNG:

- hilft gegen vorzeitige Zellalterung und Zellschädigung
- wirkt immunstärkend und blutdrucksenkend
- schützt vor oxidativem Stress (der entsteht, wenn das Blut zu viele freie Sauerstoffradikale und zu wenig Antioxidantien enthält; oxidativer Stress begünstigt Entzündungen)
- reduziert Entzündungsprozesse
- ist ein kraftvolles Antioxidans
- wirkt immunsystemstärkend
- stärkt die Gehirnfunktion
- unterstützt das Herz-Kreislauf-System
- steigert die Leistungsfähigkeit
- fördert die Lebenskraft

BALLONERBSENKRAUT ODER AUCH »CANCER BUSH« (HERBA SUTHERLANDIA FRUTESCENS)

Dieser immergrüne Strauch aus Afrika hat antimikrobielle, antifungale und antitumoröse Eigenschaften. Deswegen eignet sich diese Pflanze hervorragend bei der Symptombehandlung von Krebstherapie und HIV-Erkrankungen. Sie hilft ebenfalls bei allen Arten von Entzündungen, bei Grippe, Erkältung, Fieber, Leberleiden, Magengeschwüren, Rheuma, gynäkologischen Erkrankungen, Wunden, Verbrennungen etc.

Ebenso kann Ballonerbsenkraut bei Gewichtsverlust und Appetitlosigkeit gegensteuern. Der darin enthaltene inhibitorische Neurotransmitter GABA wirkt stimmungsaufhellend bei emotionalem und mentalem Stress und kann auch bei Depressionen, Schlaflosigkeit, Angstgefühlen und Panikattacken eine positive Wirkung zeigen. Ballonerbsenkraut wird als Tee, in Kapseln oder in Form von Presslingen eingenommen.

EIGENSCHAFTEN UND WIRKUNG:

- regt durch die enthaltenen Bitterstoffe alle Drüsen im Körper an
- stärkt das körpereigene Abwehrsystem
- hat antivirale Wirkung
- ist ein kraftvolles Antioxidans
- reduziert Entzündungsprozesse
- hilft bei Problemen in Magen und Darm und bei Verstopfung
- kurbelt den Stoffwechsel an
- ist erfolgreich bei der Symptombehandlung bei HIV eingesetzt worden
- wirkt als Antikanzerogen unterstützend bei allen Tumorerkrankungen
- hilfreich bei Zysten, Polypen, Geschwüren, Entzündungen

EINJÄHRIGER BEIFUSS

Einjähriger Beifuß (lateinisch »Artemisia annua«) ist hochwirksam gegen Infektionserreger. Seit 2002 ist der im einjährigen Beifuß enthaltene Wirkstoff Artemisinin von der WHO als Malariamittel anerkannt und wird auch zur Nachbehandlung von Blutkrebs eingesetzt. Aber die Pflanze hat noch deutlich mehr positive Effekte.

EIGENSCHAFTEN UND WIRKUNG:

- wirkt effektiv gegen Parasiten und andere Infektionserreger
- wirkt stark blutreinigend
- senkt Fieber
- löst Krämpfe.

- wirkt verdauungsfördernd
- kann als antibiotische Zusatztherapie gegen Borreliose eingesetzt werden
- kann antitumoral wirken

Anwendungstipp: Als vorbeugende Kur oder bei Erkrankungen kann einjähriger Beifuß als Heilpflanzentee ein- bis zweimal täglich eingenommen werden. Dazu 1 TL in einer Tasse mit heißem Wasser übergießen und 10 bis 15 Minuten ziehen lassen.

KATZENKRALLE

Diese tropische Heilpflanze wird von indigenen Völkern seit Tausenden von Jahren verehrt und vielfach als Medizinpflanze für diverse Beschwerden eingesetzt. Seit 1994 wurde sie von der WHO offiziell als Heilpflanze anerkannt. Sie gehört zu den tropischen Lianengewächsen und hat entzündungshemmende und stimulierende Wirkungen auf den menschlichen Körper und das Immunsystem. Ihren Namen verdankt sie unter anderem ihren Dornen, die an Katzenkrallen erinnern. Katzenkralle ist als Tee, Pulver, Tinktur und Kapselform erhältlich.

EIGENSCHAFTEN UND WIRKUNG:

- wirkt antientzündlich und immunstärkend
- hat eine positive Wirkung bei rheumatischer Arthritis, indem sie Schmerzen und Morgensteifigkeit lindert
- hilft bei Allergien, Asthma, viralen Infekten und Magengeschwüren
- kann die Nebenwirkungen einer Chemotherapie lindern
- stärkt Körper, Psyche und Geist

KRILLÖL-KAPSELN

Krillöl wird aus winzigen Krebsen gewonnen, welche von Algen leben und reich an Omega-3-Fettsäuren sind.

EIGENSCHAFTEN UND WIRKUNG:

- kann PMS (prämenstruelles Syndrom), z. B. monatliche Depressionen und Schmerzen, mindern
- ist ein natürlicher Entzündungshemmer bei Gelenkschmerzen oder anderen chronisch-entzündlichen Gesundheitsproblemen
- besitzt einen starken antioxidativen und verjüngenden Effekt durch das Antioxidans Astaxanthin
- kann zu einer gesunden Gehirnfunktion, Sehkraft und Herzfunktion beitragen
- hat positive Auswirkungen bei erhöhten Blutdruck- und Cholesterinwerten

Achtung: Krillöl ist nicht geeignet für Personen mit Krustentierallergie. Es besitzt zudem eine leicht blutverdünnende Wirkung. Wer gerinnungshemmende Medikamente einnimmt, sollte vor der Einnahme von Krillölkapseln mit seiner Ärztin, seinem Arzt Rücksprache halten. Schwangere und stillende Frauen sollten sich vor der Einnahme ebenfalls ärztlichen Rat einholen.

KUZU

Kuzu ist eine Wurzelstärke, die man in Japan zum Kochen (z. B. zum Eindicken von Soßen) oder auch als Heilmittel verwendet. Es sieht wie ein weißes Granulat aus, schmeckt neutral und ist daher gut als Bindemittel geeignet. Du findest Kuzu in den meisten Bioläden in der »japanischen Ecke«.

EIGENSCHAFTEN UND WIRKUNG:
Kuzu wird in der Traditionellen Chinesischen Medizin als Heilmittel bei folgenden Indikationen eingesetzt:

- bei Fieber und Infektionen (perfekt für Kinder)
- zur Stärkung der Darmflora, z. B. nach Einnahme von Antibiotika
- zur Stärkung des Immunsystems
- zur Beruhigung der Magenschleimhaut (kleidet den Magen aus)
- bei Erkältungen bzw. bei Verkühlungen
- bei Depressionen
- kann die Entwöhnung von Süchten wie Tabak-, Alkohol- und Kaffeesucht fördern

Anwendungstipp: Als zehntägige Kur oder bei einer Erkrankung am besten täglich 1 TL des mit einem Mörser zermahlenen Granulats in Wasser gemischt einnehmen.

MARIENDISTEL

Die Mariendistel gilt mit ihrem Wirkstoff Silymarin als die Heilpflanze für die Leber. Sie aktiviert die Entgiftungsfähigkeit der Leber und kann Leberzellschäden korrigieren, die z. B. durch Lebervergiftungen hervorgerufen wurden. Das Silymarin der Mariendistel stärkt die Hülle der Leberzellen, sodass Schadstoffen das Eindringen erschwert wird. Ebenso fördert Silymarin die Regeneration der Leber und die Neubildung gesunder Leberzellen. Die Mariendistel ist eine der am besten untersuchten Heilpflanzen und hat sowohl in der Naturheilkunde als auch in der Schulmedizin eine hohe Relevanz.

Werden Medikamente eingenommen, kann die Mariendistel die Leber auch vor medikamentenbedingten Schäden schützen, z. B. bei der Einnahme von Paracetamol. Aber auch vor Nebenwirkungen von Alkohol und Strahlentherapie kann die Pflanze bis zu einem gewissen Grad schützen.

EIGENSCHAFTEN UND WIRKUNG:

- wirkt insgesamt zellschützend
- kann antihepatotoxisch wirken (d. h. Lebergifte neutralisieren) und hepatoprotektiv arbeiten (d. h. die Leberzellen schützen) – wirkt somit leberregenerierend
- fördert die Verdauung
- wirkt antimykotisch (z. B. gegen Candida albicans)
- senkt den Cholesterinspiegel
- wirkt cholagog, das heißt choleretisch und cholekinetisch (Choleretisch heißt, dass hierdurch die Gallenbildung in der Leber gefördert wird; cholekinetisch bedeutet, dass die Gallenblasenentleerung angeregt wird.)

Anwendungstipp: Du kannst die Mariendistel als Kapselpräparat oder als Tee zu dir nehmen, wobei ich dir die Kombination von beidem empfehlen würde, da sich dann der Heileffekt am stärksten zeigt. Gern auch in Kombination mit Löwenzahnkraut und Artischockentee getrunken, denn so verstärken sich die pflanzlichen Heilstoffe gegenseitig in ihren Wirkungen (Synergien).

PROPOLISTINKTUR

Die Wirkung der Propolis ist in der Naturheilkunde sehr geschätzt. Propolis ist ein Bienenharz, das den Bienenstock vor einem Befall durch Viren, Bakterien und Pilzen schützt. Auch den Menschen unterstützt Propolis bei der Abwehr von Krankheiten: Sie wirkt entzündungshemmend und antibiotisch.

EIGENSCHAFTEN UND WIRKUNG:

- wirkt antibakteriell, antiviral und antimykotisch
- hilft bei Halsschmerzen und Zahnfleischproblemen
- ist zur Desinfektion sowie Bekämpfung von gesundheitlichen Problemen im Mund- und Rachenraum und der Haut geeignet
- unterstützt bei hartnäckigen Infekten
- hilft bei lästigen Warzen und entzündeten Hautstellen wie Pickeln (durch gezieltes, tropfenweises Auftragen mit der Tinktur zu behandeln)
- schließt Wunden und desinfiziert sie
- hilft, Prellungen und Schwellungen zu minimieren

SANGO-MEERESKORALLEN-PULVER

Die Sango-Meereskoralle ist in Japan/Okinawa heimisch. In pulverisierter Form ist die Koralle ein hochwirksames naturheilkundliches Mittel. Das darin enthaltene natürliche Magnesium und Calcium im Verhältnis 2 : 1 wird vom Körper perfekt aufgenommen. Sango-Meereskorallen können Defizite ausgleichen und Mineralstoffdepots im Körper wieder auffüllen. Dies kann langfristig zu einem gesteigerten Wohlbefinden und einem besseren Schlaf führen und vorzeitiger Alterung entgegenwirken!

EIGENSCHAFTEN UND WIRKUNG:

- wärmt, daher gut bei Erkältungen
- kann den Körper durch die Fülle an Mineralien in dieser besonderen Bioverfügbarkeit hervorragend entsäuern

- hilft durch das Calcium bei allergischen Schüben, da es die Histaminproduktion verlangsamt und Histamine schneller abbauen kann, wodurch die allergischen Symptome abgemildert werden können

SANGRE DE DRAGO

Sangre de Drago, auch Drachenblut genannt, ist das Harz des Drachenblutbaumes aus dem Amazonas-Regenwald. Es besteht zu 90 Prozent aus OPC, einem natürlichen Antioxidans. Das Harz wurde jahrhundertelang zum Blutstillen, zur schnelleren Heilung von Wunden, zur Vernarbung und als Antiseptikum verwendet. Drachenblut darf in keiner Haus- und Reiseapotheke fehlen.

EIGENSCHAFTEN UND WIRKUNG:

- hilft beim schnelleren Verheilen von Wunden
- desinfiziert Wunden und verschließt sie gleichzeitig wie ein pflanzliches Wundheilpflaster
- hilft so auch bei Wunden, Warzen, Herpes und Insektenstichen
- beugt durch die zusammenziehenden Gerbstoffe Narbenbildung vor
- trägt zur Minderung von bestehenden Narben bei
- wirkt antibakteriell, antiviral und antimykotisch

SOLE

Aus der Verbindung von Wasser und Salz entsteht eine neue Dimension: die Sole. Der Begriff Sole steht dabei allgemein für Wasser mit Salzgehalt. Im medizinischen Kontext werden unter anderem Solebäder eingesetzt, die insbesondere bei verschiedenen Hauterkrankungen einen nachweislichen Heileffekt haben. Um eine therapeutische Wirkung zu erzielen, muss der Salzgehalt eines Solebades bei mindestens 1,5 Prozent liegen, also 15 Gramm Salz pro Liter Wasser. In den meisten Solebädern liegt er zwischen 1,5 und 6 Prozent, in speziellen Becken auch bei bis zu 30 Prozent.

Der Sole wird aber auch als Trinkkur seit Jahrhunderten eine heilende Wirkung zugesprochen. Sie wird innerhalb von Heilkuren beispielsweise gegen Osteoporose, Eisen- und Calciummangel eingesetzt. Doch ihre Wirkung ist noch weit vielfältiger.

EIGENSCHAFTEN UND WIRKUNG:
Biochemisch betrachtet wird mit der Einnahme von Sole innerhalb von Minuten die Tätigkeit von Magen und Darm angeregt. Dies regt wiederum den Stoffwechsel und die Verdauung an. Der Elektrolythaushalt im Körper wird aufgebaut, und dadurch wird die Leitfähigkeit (z. B. im Nervensystem) verbessert, was sich wiederum positiv auf den Kreislauf auswirkt. Mit Salz kann der eigene Körperstrom wieder richtig fließen. Ohne Salz wäre der Mensch nicht in der Lage, auch nur einen Gedanken zu denken. Denn ohne das Salz mit seinen Elementen Kalium (Yin) und Natrium (Yang) könnte der Körper seinen Zellstoffwechsel (Osmose) nicht ausführen, da dieser durch die Salzkonzentration in den Zellen gesteuert wird. Unser Körper strebt danach, das Gleichgewicht von Kalium und Natrium stets aufrechtzuerhalten. Wir können ihn dabei unterstützen, indem wir ihm die Stoffe, die seinen eigenen gleichen, zukommen lassen. Und das tun wir mit einer Sole aus Wasser und Himalajasalz. Die 84 Mineralsalze, die wir im Blut haben, entsprechen genau den in der Sole enthaltenen. Die Sole entspricht somit unserer Struktur und

kann daher vom Körper gut aufgenommen und verwertet werden.

Es macht also Sinn, in gute Qualität zu investieren, in hochwertige Lebensmittel, denn wie ihr Name schon verrät, sollen sie uns Leben vermitteln. Warum sollten wir chemisch gebleichtes Salz (Natriumchlorid) verwenden, das durch die Bleichmittel unsere Schleimhäute reizt?

Die Trinksole lässt sich zu Hause problemlos aus Wasser und Himalajasalz herstellen. Du benötigst:

- gutes Quellwasser (gefiltertes Wasser oder Quellwasser aus dem Bioladen, z. B. »Lauretana still«, »St. Leonhards Quelle still«, »Adelholzener Mineralwasser Naturell«),
- Himalajasalz-Kristallbrocken (erhältlich im Bioladen oder online).

ANLEITUNG ZUM ANSETZEN DER 26-PROZENTIGEN SOLE

Gib die Salzkristalle in ein verschließbares Glasgefäß, sodass der Boden bedeckt ist. Fülle das Glas mit einem stillen Quellwasser auf. Nach ca. 6 Stunden haben sich die Kristalle so weit aufgelöst, dass eine 26-prozentige, gesättigte und gebrauchsfertige Solelösung entstanden ist. Die Salzkristalle lösen sich nicht weiter auf. Erst wenn du Wasser zugießt und die Solekonzentration dadurch geringer wird, startet der Prozess der Auflösung erneut. Solange noch Salzkristalle in deinem Gefäß sind, hast du die Gewähr einer gesättigten Sole.

Die Sole kann immer wieder mit Wasser aufgefüllt werden, bis sich die Salzkristalle vollständig aufgelöst haben. Bevor du weitere Sole entnimmst, solltest du einen neuen Salzkristall in das Glas geben, damit eine 26-prozentige Konzentration der Sole sichergestellt ist.

Sole ist in einem verschlossenen Glas unbegrenzt haltbar. Sie muss nicht im Kühlschrank aufbewahrt werden. Die Sole am besten mit einem Holzlöffel anstatt eines Metalllöffels entnehmen.

Anwendungstipp: Idealerweise entnimm jeden Morgen 1 TL Sole, löse diesen in einem kleinen Glas Wasser auf und trinke es in kleinen Schlucken.

»Vorbeugen ist besser als Heilen.«

C. W. Hufeland

WEIHRAUCHKAPSELN

Weihrauch ist meist aus der Kirche und aus religiösen Zeremonien bekannt. Er soll ungute Energien und düstere Gedanken vertreiben. Mit seiner stark entzündungshemmenden Wirkung kann er aber auch bei chronisch entzündlichen Erkrankungen wie Alzheimer/Demenz, Morbus Crohn, multipler Sklerose, Arthrose und Psoriasis hilfreich sein.

EIGENSCHAFTEN UND WIRKUNG:

- besitzt entzündungshemmende, antibakterielle, antidepressive und schmerzlindernde Inhaltsstoffe
- vermindert Gelenkschmerzen und verbessert die Gelenkfunktion
- verbessert Asthma-Symptomatiken
- verstärkt die Intuition und Hellsichtigkeit

WERMUT

Ein bergischer Spruch lautet: »Wermut ist für alles gut.« Wermut ist ein Amarum, eine Bitterstoffpflanze, die dem Körper vor allem bei seiner Verdauung hilft. Bereits im Mund regen die Bitterstoffe die Geschmacksknospen an, was reflektorisch zur Freisetzung von Speichel und Magensäure führt. Gelangen die bitteren Substanzen in den Magen-Darm-Trakt, bewirken sie, dass spezielle Verdauungshormone und Gallensäuren ausgeschüttet werden und mehr Energie aus den Fettzellen verbrannt wird.

EIGENSCHAFTEN UND WIRKUNG:

- gut bei Verdauungsbeschwerden/Blähungen und Störungen der Galle, regt den Gallenfluss und die Magensaftproduktion an, unterstützt daher erschlaffte, antriebsschwache Menschen, ihre Schleimhäute zu regenerieren und zu protegieren
- wirkt antiparasitär

Achtung: Starke Bitterdrogen wie Wermut sollten während der Schwangerschaft nicht getrunken werden, vor allem nicht im 1. Trimester.

ZEOLITH

Zeolith ist ein Allroundtalent. Die fein vermahlene Mineralerde dient vor allem einer nachhaltigen Entgiftung des Körpers. Über die Adsorption (Bindung) werden u. a. überschüssige Säuren sowie Bakteriengifte und Zytokine (entzündungsfördernde Stoffe), freie Radikale und Stoffwechselabfallprodukte gebunden und ausgeleitet. Zeolith saugt, ähnlich wie ein Schwamm, Giftstoffe auf: Säuren, Schwermetalle, Darmgase, Bakteriengifte, Schimmelpilzgifte u. v. m., und trägt diese über den Stuhlgang ab. Auch soll Zeolith bei Pollenallergie hilfreich sein und allgemein Allergietendenzen abmildern. Durch die heilenden Effekte im Darm kann auch die Eisenresorption verbessert werden.

EIGENSCHAFTEN UND WIRKUNG:

- entgiftet
- saniert den Darm
- reinigt das Blut
- regeneriert die Darmschleimhaut
- erhöht die Antioxidantien im Körper
- aktiviert das Immunsystem
- verbessert die Wundheilung
- unterstützt die Entsäuerung
- schützt vor Krebs
- verbessert die Eisenresorption
- lindert Allergien, insbesondere Pollenallergie
- hilft bei Hautproblemen wie Akne und Psoriasis
- bekämpft Pilzinfektionen
- kann Entzündungen hemmen
- Studien weisen darauf hin, dass Zeolith das Tumorwachstum stoppen und reduzieren könnte.[33]

Hinweis: Medikamente und Zeolith werden an unterschiedlichen Orten im Körper wirksam, sodass sie einander eigentlich nicht beeinflussen. Sicherheitshalber solltest du dennoch vor der Anwendung deinen Arzt/deine Ärztin konsultieren. Das gilt auch für Schwangere und Stillende.

Bei Verdauungsbeschwerden

ALOE-VERA-SAFT

Aloe vera ist wohl eines der ältesten natürlichen Heilmittel der Welt. Mit ihren zahlreichen Wirkstoffen soll die Pflanze schon im alten Ägypten bei Nofretete und Kleopatra eingesetzt worden sein. Sie verfügt über eine sehr beeindruckende Nährstoffdichte und kann uns als wahres Superfood für verschiedene Beschwerden nutzen. Vor allem das reine Gel, aus dem auch der Aloe-vera-Saft kalt gepresst wird, hat zahlreiche Vitamine und Mineralien. Hierzu zählt unter anderem Acemannan, ein entzündungshemmender Stoff, der unser Immunsystem pusht.

EIGENSCHAFTEN UND WIRKUNG:

- hat eine entzündungshemmende, antibakterielle und antivirale sowie beruhigende Wirkung
- reguliert die Darmflora und entfernt Schad- und Giftstoffe aus dem Darm
- ist hilfreich bei Hauterkrankungen wie Neurodermitis, Akne und Schuppenflechte
- spendet der Haut Feuchtigkeit und bindet diese auch
- hat eine regenerierende Wirkung beim Schutz der Schleimhäute
- hilft bei entzündeter Mundschleimhaut und Zahnfleischentzündungen
- stärkt die Abwehr gegen Parasiten, Viren, Bakterien und Pilze
- kann durch die enthaltene Salicylsäure die Bildung von Schmerz auslösenden Stoffen hemmen

Anwendungstipp: Ich empfehle Aloe-vera-Saft für sieben bis zehn Tage als Kur anzuwenden und dabei ein- bis zweimal 20 Milliliter pro Tag einzunehmen – das entspricht einer Menge von einem bzw. zwei Schnapsgläsern. Aloe-vera-Saft kann eine abführende Wirkung haben. Bitte die auf der Flasche angegebene Maximalmenge pro Tag daher nicht überschreiten.

BALSAMISCHER MELISSENGEIST

Das Tonicum von Weleda enthält ein Destillat aus Melissenblättern und verschiedenen Heil- und Würzpflanzen wie Muskatnuss, Angelikawurzel und Zimtrinde. Er wirkt harmonisierend und beruhigend u. a. bei Reisebeschwerden.

EIGENSCHAFTEN UND WIRKUNG:

- lindert Magen-Darm-Beschwerden
- hilft bei Übelkeit und Erbrechen
- stabilisiert den Kreislauf und ist daher u. a. wirksam gegen Schwindel
- durchwärmt und wirkt krampflösend
- wirkt angstlindernd und beruhigt die Nerven

Achtung: Balsamischer Melissengeist enthält 63 Prozent Alkohol. Daher sollten Schwangere und stillende Frauen sowie Menschen, die an Alkoholsucht, Lebererkrankungen, Epilepsie oder Hirnschädigungen leiden, vor der Einnahme unbedingt mit einer Ärztin, einem Arzt oder einer Heilpraktikerin, einem Heilpraktiker Rücksprache halten.

ULMENRINDEN- BZW. ELM-BARK-PULVER

Ulmenrinde, auf Englisch auch Slippery Elm Bark genannt, lässt sich aus der Rinde der Rotulme gewinnen. Rotulmen wachsen vor allem in Nordamerika. Die Innenrinde enthält viele Nährstoffe, unter anderem die Vitamine A, B, C und K sowie Mineralien wie Calcium, Natrium und Magnesium. Um die Rinde herum bildet sich ein Schleim, der weitere Nährstoffe wie Rohfasern enthält. Ulmenrinde wirkt sowohl bei Menschen als auch bei Tieren heilend gegen zahlreiche Krankheiten. Das Pulver wird hierzulande nur von wenigen Anbietern verkauft – man kann es von den Firmen »Indigo Herbs« oder »Valley of Tea« beziehen.

WIRKUNG UND EIGENSCHAFTEN:

- reguliert den gesamten Verdauungstrakt
- wirkt bei Magen-Darm-Beschwerden
- hilft bei Wassereinlagerungen (Ödemen)
- wirkt entzündungshemmend, schleimlösend, wundheilend, gelenkschonend und krampflösend
- beruhigt die Schleimhäute und bindet Abfallstoffe im Darm

Anwendungstipp: Elm-Bark-Pulver kannst du in Pflanzendrink (1 TL Pulver in 200 ml Drink) als Shake oder in Suppen (z. B. Linsensuppe) eingerührt zu dir nehmen.

Zur Stärkung des Immunsystem

Alle in diesem Kapitel empfohlenen »Hacks und Helfer« stärken die Immunabwehr, da sie das System entweder entlasten und/oder aufbauen. Die folgenden haben eine besonders immunstärkende Wirkung.

ACEROLAKIRSCH-DIREKTSAFT/-MUTTERSAFT

Die kirschähnliche Frucht Acerola aus Mittel- und Südamerika ist eine natürliche Vitamin-C-Bombe. Sie gilt als Superfood und enthält eine Vielzahl an lebensnotwendigen Vitaminen, Mineralien und sekundären Pflanzenstoffen. Sie enthält etwa 30-mal mehr Vitamin C als Zitronen oder Orangen und ist damit die Vitamin-C-Königin unter den Früchten. Zudem liefert sie Provitamin A, Vitamin B_1, B_2, B_5, Niacin, Eiweiß, Magnesium, Phosphor und Calcium und kann damit zu einem hohen Zellschutz beitragen.

EIGENSCHAFTEN UND WIRKUNG:

- fördert zahlreiche Stoffwechselvorgänge
- stimuliert die Abwehrfunktionen und stärkt das Immunsystem
- neutralisiert freie Radikale
- unterstützt die Reifung der roten Blutkörperchen und die Eisenaufnahme
- kann durch den hohen Kalium- und Eisengehalt und ihre Ballaststoffe die Zellalterung verlangsamen
- lindert Symptome bei Allergien
- hilft bei der Entgiftung der Leber
- schützt vor Arteriosklerose

Anwendungstipp: Ich empfehle täglich einen Shot (20 ml) Acerolakirsch-Muttersaft einzunehmen. Damit ist die von der Deutschen Gesellschaft für Ernährung empfohlene Menge an Vitamin C pro Tag reichlich gedeckt.

CRATAEGUS (WEISSDORN)

Der Wirkstoff von Crataegus wird aus den Blättern und Blüten der Weißdornsträucher gewonnen. Er enthält einen besonders hohen Anteil an pflanzlichen Schutzstoffen, den oligomeren Procyanidinen. Crataegus gibt es als Heilpflanzentee, Pflanzensaft, Tropfen oder Kapseln.

EIGENSCHAFTEN UND WIRKUNG:

- wirkt positiv auf das Herz-Kreislauf-System und stärkt die Pumpkraft des Herzens
- hält die Gefäße elastisch – so wird der Körper besser mit Sauerstoff versorgt
- versorgt auch die kleinsten und feinsten Kapillaren (wichtig nach Schlaganfall oder Herzinfarkt und als Prophylaxe)

Anwendungstipp: wärmt kalte Füße und hilft dadurch beim Einschlafen.

GRANATAPFELSAFT

Der Granatapfel enthält eine hohe Konzentration an Antioxidantien. Diese haben für unseren Körper eine große Bedeutung: Sie schützen vor freien Radikalen, indem sie diese unschädlich machen. Freie Radikale verursachen oxidativen Stress, welcher den Alterungsprozess und die Entstehung verschiedener Krankheiten vorantreiben kann. Granatapfelsaft hat laut verschiedener Tests eine stärkere Wirkung als die bisher potentesten Antioxidantien wie Rotwein, Blaubeersaft, Acaisaft, Cranberrysaft und grüner Tee. Studien[34] weisen zudem darauf hin, dass Granatapfelsaft das Voranschreiten neurologischer Erkrankungen wie Alzheimer eindämmen kann.

EIGENSCHAFTEN UND WIRKUNG:

- unterstützt durch den hohen Kaliumanteil den Energiestoffwechsel und die Gesundheit der Zellen
- reduziert oxidativen Stress und aktiviert das Immunsystem
- wirkt entzündungshemmend und kann Erkältungskrankheiten, Herz-Kreislauf-Erkrankungen und Krebs vorbeugen
- wirkt prophylaktisch gegen Fettablagerungen in den Blutgefäßen
- kann den Cholesterinspiegel und den Blutdruck senken

GRAPEFRUITKERNEXTRAKT

Dieser Extrakt ist ein pflanzliches Antibiotikum und sollte in keiner Hausapotheke fehlen. Seine enorme Wirkungskraft hat keine schädliche Auswirkung auf die nützlichen Darmbakterien.

EIGENSCHAFTEN UND WIRKUNG:

- wirkt gegen mehr als 800 Bakterien und Parasiten (durch zahlreiche Studien belegt)
- wirkt entzündungshemmend
- zeigt schon in einem Verdünnungsverhältnis von 1 : 1000 seine antibakterielle Wirkung, auch gegen Pilze und Viren

Anwendungstipp: Verdünnt schmeckt er kaum oder nur ganz leicht bitter, er lässt sich daher – für die Anwendung bei Kindern – gut in andere Getränke wie z. B. Säfte, »hineinschmuggeln«.

ANWENDUNGSMÖGLICHKEITEN:

- *5 bis 10 Tropfen auf ein Glas Wasser bei Erkältungen, Durchfall, Ekzemen, Hautpilzinfektionen, Herpes oder als Prophylaxe (ein- bis dreimal täglich, langsam steigern)*
- *1 oder 2 Tropfen auf der Zahnbürste mit der Zahnpasta zur Reinigung der Mundsphäre*
- *2 Tropfen auf ein Wattepad zusammen mit deinem Gesichtswasser zur Reinigung der Haut*

DOSIERUNG BEI KINDERN:

- *Als Richtlinie gilt generell 1 Tropfen pro Kilogramm. Starte mit 1 bis 3 Tropfen pro Tag auf ein Glas Wasser oder Fruchtsaft und erhöhe bei Bedarf langsam.*

Zur Dauer der Einnahme gibt es keine belegten Vorgaben, daher empfehle ich, sobald die körperlichen Beschwerden beseitigt sind, die Einnahme einzustellen.

PARANÜSSE

Sie sind besonders reich an Selen. Das Spurenelement bindet Schwermetalle und kann somit zur Entgiftung des Körpers beitragen. Selen hat außerdem eine antioxidative Wirkung.

EIGENSCHAFTEN UND WIRKUNG:

- hilft bei der Entgiftung des Körpers
- schützt vor Herz-Kreislauf-Erkrankungen
- wirkt krebsvorbeugend
- kann zur Aktivierung der Schilddrüsenhormone beitragen

Anwendungstipp: Meine Empfehlung sind drei Paranüsse täglich. Optional kannst du die Nüsse am Abend in Wasser mit ein bisschen Salz (pro 0,5 Liter Wasser ca. ½ bis 1 TL Salz) einlegen. So können die Nüsse besser verdaut werden.

TRAGANTWURZEL-PULVER

In der Naturheilkunde wird die Tragantwurzel (Astragalus membranaceus) sehr geschätzt. Ihre Heimat ist Asien, und sie wird seit über 4000 Jahren in der Traditionellen Chinesischen Medizin zur Behandlung chronischer Krankheiten und zur Stärkung des Immunsystems während der Allergiesaison angewendet. Vor allem bekannt ist die Tragantwurzel als Anti-Aging-Mittel, da ihre Inhaltsstoffe das Enzym Telomerase aktivieren kann, das unsere Telomere (die Endstücke der Chromosomen) verlängert. Somit kann die Zellalterung nicht nur verlangsamt, sondern sogar umgekehrt werden. Einer Studie[35] zufolge kann eine gesunde Ernährungsweise die Telomere ebenfalls verlängern.

Tragantwurzel ist als Tee, Pulver, Tinktur und in Kapselform erhältlich.

EIGENSCHAFTEN UND WIRKUNG:

- hemmt die übermäßige Ausschüttung von Histamin bei Allergien (z. B. Heuschnupfen, allergisches Asthma durch Hausstaub- und Tierhaarallergien)
- wirkt verjüngend und zellerneuernd
- hat laut einer Studie[36] signifikante antikanzerogene und tumorvorbeugende Wirkung
- beugt Lichtalterung vor
- fördert die Aktivität natürlicher Abwehrzellen
- ist hilfreich bei der Vorbeugung gegen Erkältungen und Grippeerkrankungen
- wirkt blutdrucksenkend und durchblutungsfördernd
- regt den Kreislauf an
- kann den Blutzuckerspiegel senken und so bei Diabetes Typ 2 helfen

Anwendungstipp: Das Pulver kann in Wasser oder Smoothies aufgelöst getrunken werden. Für einen Arzneitee kannst du 1 TL Tragantwurzel mit kochendem Wasser übergießen und 15 Minuten ziehen lassen. Ich empfehle ein bis zwei Tassen täglich.

Achtung: Schwangere, Kinder, Menschen mit Autoimmun- oder Lebererkrankungen sollten Tragantwurzel meiden.

Gegen Müdigkeit und Verstimmungen

BRAHMI

Brahmi, auch bekannt unter dem Namen »kleines Fettblatt«, gehört zur Familie der Wegerichgewächse. In der ayurvedischen Medizin wird sie seit Tausenden von Jahren angewendet, um die geistige Aktivität zu steigern und die Gehirnfunktion zu unterstützen. Brahmi gibt es in Pulverform oder als Kapseln zu kaufen.

EIGENSCHAFTEN UND WIRKUNG:

- fördert die Gedächtnisleistung und wirkt gegen Müdigkeit
- steigert die Hirndurchblutung und unterstützt so das Kurz- und Langzeitgedächtnis
- besitzt starke Antioxidantien und hilft bei oxidativem Stress
- steigert die Konzentration und die mentale Klarheit

KAVA-KAVA-TROPFEN

Die in der Südsee beheimatete Kava-Kava-Pflanze ist ein Pfeffergewächs mit dem botanischen Namen Piper methysticum. Der sogenannte Rauschpfeffer kam dort bereits vor Jahrtausenden bei religiösen Zeremonien zum Einsatz und ist für die stärkende Wirkung auf das psychische Wohlbefinden bekannt. Kava Kava ist in Deutschland als Heilpflanze nicht mehr erlaubt und nur als homöopathische Tinktur erhältlich, z. B. von der Firma »Hevert«. Gerade für Menschen mit Panikattacken oder Angststörungen können diese Tropfen als pflanzliches Notfallmedikament eine gute Begleitung sein.

EIGENSCHAFTEN UND WIRKUNG:

- wirkt muskelentspannend
- lindert Angstzustände und entspannt in Stresssituationen
- hat eine beruhigende Wirkung auf Atmung und Puls
- steigert die nervliche Belastbarkeit und Konzentrationsfähigkeit

ROSE

Die Königin der Blumen ist als Botschafterin der Liebe bekannt. Was viele nicht wissen, ist, dass Rosengewächse auch heilen können. Im früheren Persien galt die Rose seit jeher als Heilpflanze und wurde als Arzneischatz bei diversen Beschwerden eingesetzt. Du kannst je nach Bedarf unter anderem Rosentee, Rosenwasser, Rosentinktur und Rosenöle verwenden. Aus ätherischem Rosenöl lassen sich zudem Salben und Cremes herstellen. Auch in der Küche als Gewürz eingesetzt, ist die Rose ein wahrer Schatz, der nicht nur schön aussieht, sondern auch gut schmeckt und wohltut. Im Iran versüßt man Speisen mit Rosenwasser oder dekoriert damit z. B. Joghurtbeilagen. Getrocknete Rosenknospen sind in Bioläden, Reformhäusern und Apotheken erhältlich.

EIGENSCHAFTEN UND WIRKUNG:

- hilft als Tee bei Magenkrämpfen, Frauenleiden, Kopfschmerzen, Schwindel und leichten Herzbeschwerden
- gilt als nervenstärkend und beruhigend

- besitzt einen hohen Gehalt an Gerbstoffen, die eine zusammenziehende Wirkung haben
- kann als Rosenwasser eingesetzt das Hautbild verjüngen und verfeinern
- Gurgeln mit echtem Rosenwasser oder Rosenblütentee (15 Minuten ziehen lassen) kann bei Entzündungen im Mundraum helfen.

SAFRAN

In Europa kennt man Safran bisher fast nur als Gewürz. Dabei wird er in anderen Teilen der Welt schon seit Langem als Heilmittel verwendet. Safran ist das teuerste Gewürz der Welt und hat so viele gesundheitsfördernde Aspekte wie kaum ein anderes Naturprodukt. Das liegt an seinen fast 300 Inhaltsstoffen. Hinzu kommen noch über 150 verschiedene flüchtige ätherische Aromastoffe. Der wichtigste Aromastoff des Safrans ist das Safranal, das sogenannte Glückshormon, welches 70 Prozent der Gesamtmasse von trockenem Safran ausmacht. Ein Sprichwort im Iran sagt: »Trink einen Safrantee und du fühlst dich fröhlich.« Und tatsächlich konnte nachgewiesen werden[37], dass Safran einen nervenstärkenden Effekt hat und bei leichten und mittelschweren Depressionen helfen kann. In der Traditionellen Chinesischen Medizin gilt Safran als Mittel, um den Fluss der Lebensenergie wieder anzuregen, und wird als schmerzlindernde Arznei eingesetzt. Früher war Safran als Symbol der Liebe bekannt und galt in der traditionellen Heilkunde Persiens als Aphrodisiakum.

EIGENSCHAFTEN UND WIRKUNG:

- kann bei Stoffwechselerkrankungen, Alzheimer, Anämie oder erhöhter Pulsfrequenz helfen

- kann die Lebenserwartung krebskranker Personen durch die wachstumshemmende Wirkung auf Tumoren spürbar verlängern
- lindert sowohl körperliche als auch psychische Beschwerden und wirkt krampflösend (daher gut bei PMS und Menstruationsbeschwerden)
- kann sich bei Männern positiv auf die Potenz auswirken und die Spermienqualität verbessern und ist ein natürliches Aphrodisiakum

Anwendungstipp: Für einen Safran-Heilpflanzentee gib drei bis fünf Safranfäden in eine Tasse mit 200 Milliliter heißem Wasser und lasse sie 15 Minuten ziehen. Der Tee bekommt eine goldgelbe Farbe und schmeckt leicht bitter. Alternativ kannst du 2 bis 5 Tropfen Safrantinktur in kaltes oder warmes Wasser oder gleich morgens in dein Solewasser geben. Trotz aller heilenden Kräfte, die dem teuren Gewürz zugesprochen werden, sollte man allerdings nicht mehr als 1,5 Gramm am Tag zu sich nehmen.

Bei Frauenbeschwerden

GELÉE ROYAL

Gelée Royal wird von Bienen produziert. Sie füttern damit ihre Larven. Allerdings bekommt nur eine auserkorene Larve besonders viel von diesem Wunderelixier und reift dadurch zur Königin heran.

Gelée Royal enthält alle essenziellen Aminosäuren, wertvolle Enzyme, Hormone, B-Vitamine und Spurenelemente.

Vielen meiner Kommilitoninnen während meiner Ausbildung zur Heilpraktikerin sowie Patientinnen in meiner Praxiszeit half Gelée Royal in kürzester Zeit, schwanger zu werden. Also Achtung: Es wirkt!

EIGENSCHAFTEN UND WIRKUNG:

- kann die Lebenserwartung, Libido und Fruchtbarkeit erhöhen sowie bei Wechseljahresbeschwerden helfen
- stärkt das Immunsystem
- steigert die Vitalität und fördert die Sauerstoffaufnahme in den Muskeln und im Gewebe

MACA

Maca, auch peruanischer Ginseng genannt, wächst seit über 2000 Jahren in den peruanischen Anden. Bereits bei den Inkas galt die Maca-Pflanze als Kraftquelle und wurde zur Förderung der Fruchtbarkeit und als Aphrodisiakum eingesetzt. Zudem sollte sie der Armee Energie spenden. Aufgrund ihres hohen Anteils an Kohlenhydraten wird die Maca-Knolle in Peru auch heute noch als Vollnahrungsmittel verwendet. Das Gemüse hat Ähnlichkeit mit der deutschen Rübe und enthält alle essenziellen Aminosäuren, wertvolle ungesättigte Fettsäuren, Vitamin B_1, B_2, B_3 und C, Mineralstoffe und Spurenelemente wie Kalium, Eisen und Magnesium. Diese Inhaltsstoffe werden aus dem Pulver der getrockneten Wurzel gewonnen.

EIGENSCHAFTEN UND WIRKUNG:

- hilft bei hormonell bedingten Beschwerden, z. B. bei der Menstruation, und in den Wechseljahren
- steigert Energie und Leistungsfähigkeit

- unterstützt bei psychischen Belastungen, Antriebslosigkeit und Schwäche
- fördert die Konzentrationsfähigkeit
- stärkt gegen Stress

Es gibt vier Sorten von Maca-Pflanzen: schwarze, rote, lilafarbene und gelbe, die jeweils eine leicht unterschiedliche Wirkung haben. Im Handel jeweils als Pulver und Kapseln erhältlich.

Schwarzes Maca: Die schwarze Maca-Wurzel ist die seltenste unter den Maca-Pflanzen. Sie soll die Libido, vor allem bei Männern, sehr gut unterstützen. Der aphrodisierende Effekt soll der höchste der verschiedenen Sorten sein.

Rotes Maca: Die rote Maca-Pflanze weist einen höheren Eiweißgehalt auf als die anderen Sorten. Sie bringt den weiblichen Zyklus wieder in Balance. Zudem kann sie gegen Haarausfall helfen. Männer kann rotes Maca bei Prostatabeschwerden unterstützen.

Lila Maca: Lila Maca enthält am meisten Kalium. Es ist daher in der Prä- und Perimenopause hilfreich, unterstützt bei Stimmungsschwankungen und Menstruationsschmerzen. Ebenso kann es bei Wassereinlagerungen Abhilfe verschaffen.

Gelbes Maca: Die gelbe Maca-Pflanze ist jene mit der größten Verbreitung. Das Pulver dieser Wurzel kann in der Postmenopause unterstützend wirken, indem es die Stimmung aufhellt und das Gefühl der Lebensfreude fördert. Gelbes Maca hat einen hohen Gehalt an Vitamin C und Vitamin B_3.

Misch-Maca: Das Misch-Maca, also eine Mischung aus allen Farben, wirkt universell auf die Sexual- und Stoffwechselhormone und auf die Lust. Es führt Blut und Knochen benötigte Mineralien zu und kann den Cholesterinspiegel und den Blutdruck senken. Außerdem wird durch das Misch-Maca eine Stärkung des Immunsystems und eine Verbesserung des Hautbildes erreicht.

SEED CYCLE

Nur wenn Östrogen und Progesteron in Balance sind, ist es auch der Zyklus. Und entsprechend steht es um das seelische Gleichgewicht und die Fruchtbarkeit. Eine natürliche Hormontherapie ist der sogenannte Seed Cycle. Abgestimmt auf die aktuelle Zyklushälfte werden dabei unterschiedliche Saaten eingenommen. Ziel ist es, durch die darin jeweils enthaltenen Hormone das Gleichgewicht im jeweiligen Zyklusabschnitt zu fördern.

EIGENSCHAFTEN UND WIRKUNG:

- kann die Fruchtbarkeit erhöhen
- trägt zu gesteigertem Wohlbefinden bei
- kann Regelschmerzen mildern
- kann Beschwerden wie Ausbleiben oder Unregelmäßigkeit von Blutungen, PMS, Haar- und Hautprobleme sowie Unruhe reduzieren
- lindert Symptome der Wechseljahre

ANLEITUNG SEED CYCLE

Im ersten Zyklusabschnitt, d. h. vom ersten Blutungstag bis zum Eisprung, werden täglich je 1 EL Kürbiskerne und Leinsamen gegessen. Beide Saaten enthalten Lignane, sogenannte Phytoöstrogene. Kürbiskerne kommen traditionell bei Problemen in der Menopause, bei ausbleibender Blutung und bei Depressionen zum Einsatz. Das darin enthaltene Tryptophan kann die Stimmung aufhellen und zu einem gesunden Schlaf beitragen. Leinsamen sind nicht nur eine Quelle von Antioxidantien und Omega-3-Fettsäuren, sondern können auch dazu beitragen, die Fruchtbarkeit zu fördern. Darüber hinaus haben sie blähungshemmende Eigenschaften und können entspannende Wirkung haben. Bei Frauen in den Wechseljahren können Leinsamen helfen, Hitzewallungen zu lindern.

In der zweiten Zyklushälfte, also nach der Ovulation, bis zum ersten Tag der Menstruation werden Sesamsaat und Sonnenblumenkerne eingenommen (wieder jeweils 1 EL täglich). Sowohl Sesamsaat als auch Sonnenblumenkerne können die Produktion von Progesteron stimulieren. Sesamsamen sind sehr reichhaltige Nährstoffquellen und stärken Herz und Knochen. Darüber hinaus können sie eine wärmende Wirkung zeigen und das Nervensystem stabilisieren. Sie sind reich an Magnesium und können helfen, Zellen zu erneuern. Darüber hinaus kann das in ihnen enthaltene Selen eine ausgleichende Wirkung auf die Schilddrüse haben.

Die Samen werden vor dem Verzehr idealerweise mit einem Mörser zerkleinert. In dieser Form kann der Körper die Nährstoffe besser aufnehmen.

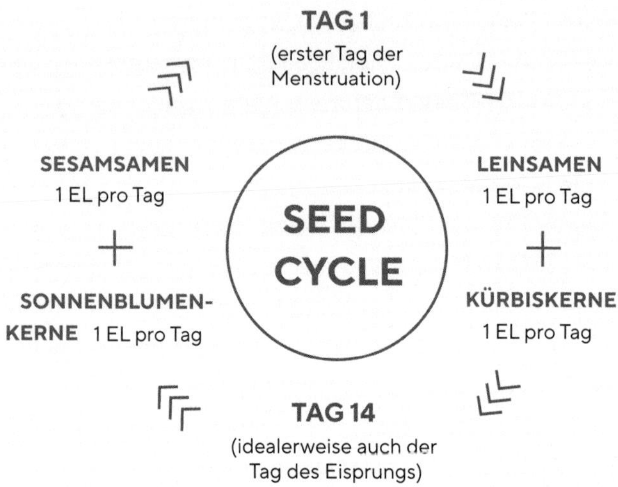
TAG 1
(erster Tag der Menstruation)
LEINSAMEN
1 EL pro Tag
+
KÜRBISKERNE
1 EL pro Tag
TAG 14
(idealerweise auch der Tag des Eisprungs)
SONNENBLUMENKERNE 1 EL pro Tag
+
SESAMSAMEN
1 EL pro Tag
SEED CYCLE

Danksagung

»It's been a long way home.«

Danke an meine Eltern, ohne die ich nicht hier wäre. Ich danke ihnen für all ihre Liebe und ihr Wissen, das sie an mich weitergegeben haben.

Ich danke allen geistigen Lehrern, Mentoren, Autoren und Coaches, die mich auf meinem Weg berührt, bewegt und inspiriert haben.

Ein tiefes Danke möchte ich an meine Freunde und Wegbegleiter, Mitarbeiter und Menschen, die für mich da waren und mich beratend unterstützt haben, aussprechen.

Danke an die Penguin Random House Verlagsgruppe, die an mich herangetreten ist – insbesondere danke ich Caroline Colsman, die an mich und dieses Buch von Beginn an geglaubt hat. Vor allem danke ich meiner lieben Co-Autorin Julia Becker, die mir geholfen hat, meine Ideen zu strukturieren und in Form zu bringen und dieses Buch zu schreiben. Danke auch meiner Lektorin Daniela Weise für den Feinschliff.

Danke, liebes Leben, mit all deinen wundervollen Kreationen und Inspirationen. Tiefe Liebe und Dankbarkeit an Mutter Natur mit all ihrer Magie und an die Pflanzen, ohne die es uns hier nicht gäbe. Ich bin sehr dankbar, angekommen zu sein auf meinem Weg.

Hinweis für Interessierte

Seit 2020 führe ich in meiner Praxis in Berlin keine Behandlungen mehr durch, nicht zuletzt weil ich nicht über ausreichende Kapazitäten verfüge, schwere Krankheitsfälle, insbesondere Krebserkrankungen, in dem erforderlichen Umfang und der langfristigen Betreuung zu behandeln. Bei der psychologischen Begleitung solcher Fälle ist ein längerfristiger Prozess von großer Bedeutung.

Stattdessen habe ich mich dazu entschieden, mein Wissen und meine Erfahrung in Form von Onlinekursen und Büchern zu teilen, um so noch mehr Menschen erreichen zu können.

Für Einzelsitzungen (1:1 Phytosession®) stehe ich dennoch weiterhin zur Verfügung und biete hier mein Fachwissen an.

www.korasani.com

Bildnachweis

Adobe Stock: 61 (OlegKovalevich)
Pexels: 16 (Tara Winstead), 35 (Anna Pou), 40 (Itschansy),
146 (Eva Bronzini), 148 (Zumrad Normatova),
158 (Roman Odintsov), 164 (Polina Tankilevitch),
185 (Anete Lusina), 190 (Ron Lach), 193 (Mark Neal),
233 (Felix Mittermeier), 236 (Kaique Rocha) , 263(Dajana Reci),
270 (Valeria November), 291 (Ready Made),
302 (Marta Dzedyshko)
Shutterstock: 153 (Bernadette Wurzinger)

Literatur

Bücher, die mich inspiriert haben

HEILPFLANZEN

Fintelmann, Volker, Weiss, Rudolf Fritz und Kuchta, Kenny: *Lehrbuch der Phytotherapie*. Karl F. Haug Verlag, Stuttgart 2021 (Erstausgabe Hippokrates Verlag, Suttgart 1960)

Hauschka, Dr. Rudolf: *Heilmittellehre*. Klostermann Verlag, Frankfurt am Main 2004 (Erstausgabe Klostermann Verlag, Frankfurt am Main 1965)

Madaus, Gerhard: *Lehrbuch der biologischen Heilmittel* (3 Bände). Georg Olms Verlag, Hildesheim 2021 (Erstausgabe G. Thieme Verlag, Leipzig 1938)

Pahlow, Mannfried: *Das große Buch der Heilpflanzen*. Gräfe und Unzer Verlag, München 2021

Schönfelder, Ingrid und Schönfelder, Peter: *Das neue Handbuch der Heilpflanzen. Botanik, Arzneidrogen, Wirkstoffe, Anwendungen*. Kosmos Verlag, Stuttgart 2011

Storl, Wolf Dieter: *Ur-Medizin. Die wahren Ursprünge unserer Volksheilkunde*. AT Verlag, Arau, Österreich 2015

Treben, Maria: *Meine Heilpflanzen*. Ennsthaler Verlag, Steyr, Österreich 2008

von Bingen, Hildegard: *Das große Buch der Hildegard von Bingen. Bewährtes Heilwissen für Gesundheit und Wohlbefinden*. Naumann & Göbel Verlagsgesellschaft, Köln 2022

MAKROBIOTIK UND KOCHBÜCHER

Aihara, Cornelia: *Die hohe Kunst des Makrobiotischen Kochens (Ryori-Do). Mit Rezepten speziell für die vier Jahreszeiten und einem kompletten Menüplan für das ganze Jahr*. Verlag Mahajiva, Holthausen/ü. Münster 2002

Butterworth, Lisa und Wasiliev, Amelia: *28 Days Vegan. A Complete Guide for Beginners*. Smith Street Books, Melbourne, Australien 2021

Calderone, Athena: *Cook Beautiful*. Abrams & Chronicle Books, London, UK 2017

Dieng, Anette & Parsson, Ingela: *Eat Your Greens. 22 ways to cook a carrot and 788 other delicious recipes to save the planet*. Die Gestalten Verlag, Berlin 2020

Gervais, Sylwia: *My Little Green Kitchen. Ernten, kochen, genießen*. Hölker Verlag, Münster 2019

Guemoes, Madhavi: *Makrobiotik. In Fülle leben*. Aurum Verlag, Bielefeld 2017

Hauschka, Rudolf: *Ernährungslehre. Zum Verständnis der Physiologie der Verdauung und der ponderablen und imponderablen Qualitäten der Nahrungsstoffe*. Klostermann Verlag, Frankfurt am Main 1989 (Erstausgabe Klostermann Verlag, Frankfurt am Main 1951)

Hauschka, Rudolf: *Substanzlehre. Zum Verständnis der Physik, der Chemie und therapeutischen Wirkungen der Stoffe*. Klostermann Verlag, Frankfurt am Main 2007 (Erstausgabe Klostermann Verlag, Frankfurt am Main 1946)

Kushi, Aveline und Michio: *Das große Buch der makrobiotischen Ernährung und Lebensweise. Ausgeglichen essen für ein harmonisches Leben*. Verlag Ost-West-Bund, Völklingen 1988

Ohsawa, Lima: *Das Lima Ohsawa Kochbuch. Die Kunst des naturgerechten Kochens*. Irisiana Verlag, Haldenwang 1980
Langwasser, Matthias: *Vegane Kochkunst. Kreative Küche für Vitalität und Lebensfreude*. Regenbogenkreis, Lübeck 2007
Ghayour, Sabrina: *Vegetariana. Gemüserezepte aus den Küchen Persiens*. Hölker Verlag, Münster 2019
Nakamura, Jiro: *Makrobiotische Ernährungslehre nach Ohsawa*. Verlag Mahajiva, Holthausen/ü. Münster 2014 (Erstausgabe Gebhard Verlag, Heidelberg-Rohrbach 1959)
Ohsawa, Georges: *Zen Makrobiotik. Der Weg zur Langlebigkeit und Verjüngung*. Verlag Mahajiva, Laer 2002 (Erstausgabe Verlag Franz Thiele, Hamburg 1971)
Ottolenghi, Yotam und Tamimi, Sami: *Jerusalem. Das Kochbuch*. Dorling Kindersley Verlag, München 2013
Ottolenghi, Yotam: *Flavour. Mehr Gemüse, mehr Geschmack*. Dorling Kindersley Verlag, München 2020
Ottolenghi, Yotam: *Simple. Das Kochbuch*. Dorling Kindersley Verlag, München 2018
Paul, Stevan: *Meine grüne japanische Küche. Vegetarische Rezepte für jeden Tag*. Hölker Verlag, Münster 2021
Redzepi, Nadine: *Downtime. Soulfood der Extraklasse*. Knesebeck Verlag, München 2018
Redzepi, René und Zilber, David: *Das Noma-Handbuch Fermentation. Die Grundlagen des Geschmacks*. Verlag Antje Kunstmann, München 2019
Ohsawa, Georges: *Das Wunder der Diätetik. Makrobiotik, das Einzige Prinzip und die höchste Urteilsfähigkeit. Die Philosophie der Medizin des Fernen Ostens*. Verlag Mahajiva, Laer 1999, vom Verlag Thiele, Hamburg übernommene Ausgabe (Erstausgabe Albert Schweitzer Verlag, 1955)
Woodward, Ella: *Deliciously Ella. Genial gesundes Essen für ein glückliches Leben*. Bloomsbury, Berlin 2015

GESUNDHEIT ALLGEMEIN

Aïvanhov, Omraam Mikhaël: *Yoga der Ernährung*. Prosveta Verlag, Dietingen 2018
Dahlke, Dr. med Rüdiger: *Peace Food – Wie der Verzicht auf Fleisch Körper und Seele heilt*. Gräfe und Unzer Autorenverlag, München 2020
Batmanghelidj, Fereydoon: *Wasser – die gesunde Lösung. Ein Umlernbuch*. VAK, Verlag für Angewandte Kinesiologie, Freiburg im Breisgau 1996
Campbell, T. Collin und Campbell, Thomas M.: *China Study. Pflanzenbasierte Ernährung und ihre wissenschaftliche Begründung*. Verlag Systemische Medizin AG, Bad Kötzting, 2018
Hendel, Barbara und Ferreira, Peter: *Wasser und Salz. Urquell des Lebens. Über die heilenden Kräfte der Natur*. Ina Verlag, Herrsching 2001
Hodeige, Nora: *Gesundheitstraining für Körper, Seele und Geist. Ein Gesundheitstraining der besonderen Art entwickelt von Miriam Franzius*. Rombach Wissenschaft, Freiburg Breisgau, Berlin, Wien 2010
Muramoto, Naboru: *Heile dich selbst durch bewusste Ernährung*. Kirsch Verlag, Odenthal 1998
Tepperwein, Kurt: *Jungbrunnen Entsäuerung. Wohlbefinden rundum durch ein harmonisches Säure-Basen-Verhältnis*. Goldmann Verlag, München 2001

Kushi, Michio: *Dein Gesicht lügt nie. Was das Gesicht über uns und unsere Gesundheit verrät. Eine Einführung in die fernöstliche Diagnose*. Verlag Mahajiva, Holthausen/ü. Münster 2004

Li, Christine: *Chinesische Medizin für den Alltag*. Gräfe und Unzer Verlag, München 2012

Martel, Jaques: *Mein Körper – Barometer der Seele. Das psychosomatische Lexikon, das schon beim Lesen hilft*. VAK Verlag, Kirchzarten bei Freiburg 2019

Zasuhin, Aleksej: *Moderne Tibetische Medizin. Praktisches Heilwissen für weitverbreitete Beschwerden und Krankheiten*. Knaur MensSana, München 2015

Aihara, Herman: *Säuren und Basen. Synthese aus dem westlichen Säure/Base-Modell und dem östlichen YIN/YANG Prinzip*. Verlag Mahajiva, Holthausen/ü. Münster 1995

Mauch, Walter: *Die Bombe unter der Achselhöhle. Praktische Tipps für eine gesunde Familie*. Bettendorf Verlag, München 2006

Mendelsohn, Dr. med. Robert S.: *Wie Ihr Kind gesund aufwachsen kann .... auch ohne Doktor!* Verlag Mahajiva, Holthausen/ü. Münster 1990

Müller-Burzler, Henning: *Auf den Spuren der Methusalem-Ernährung. Gesund und allergiefrei. Die Wiederentdeckung der Heil- und Aufbaukräfte der Nahrung*. Windpferd Verlagsgesellschaft mbH, Oberstdorf 2009

Nietzsche, Friedrich: *Die Kunst der Gesundheit*. Verlag Karl Alber, Freiburg im Breisgau, München 2014, herausgegeben von Mirella Carbone und Joachim Jung

Wu, Li: Die Organuhr. *Leben im Rhythmus der TCM*. Mankau Verlag, Murnau a. Staffelsee 2022

Kushi, Michio: *Do-In-Buch. Übungen zur körperlichen und geistigen Entwicklung*. Verlag Mahajiva, Holthausen/ü. Münster 2001

MENTAL RESET

Allen, James: *Wie der Mensch denkt, so lebt er*. mvg Verlag, München 2017

Bauer, Joachim: *Wie wir werden, wer wir sind. Die Entstehung des menschlichen Selbst durch Resonanz*. Wilhelm Heyne Verlag, München 2022

Bernstein, Gabrielle: *Das Universum steht hinter dir. Wie wir Angst in Vertrauen verwandeln*. Irisiana Verlag, München 2019

Burchard, Brendon: *Das MotivationsManifest. 9 Versprechen, das Leben zu meistern*. Allegria Verlag, Berlin 2016

Clear, James: *Die 1 % Methode. Minimale Veränderung, maximale Wirkung. Mit kleinen Gewohnheiten jedes Ziel erreichen*. Goldmann Verlag, München 2020

Goddard, Neville: *Bewusstsein ist die einzige Realität*. Books on Demand GmbH, Norderstedt, 2023

Creme, Benjamin: *Die Kunst zu leben. Leben im Einklang mit den Lebensgesetzen*. Ed. Tetraeder, München 2009

Daddeh, Daniel: *Magier des Schönen. Neville Goddard in Theorie und Anwendung*. Independently published 2020

Dispenza, Joe: *Werde übernatürlich. Wie gewöhnliche Menschen das Ungewöhnliche erreichen*. KOHA-Verlag, Burgrain 2017

Fromm, Erich: *Die Kunst des Liebens*. Ullstein Taschenbuch, Berlin 2017 (Erstausgabe Ullstein Taschenbücher-Verlag, Frankfurt am Main, 1959)

Hall, Amirah: *Manifesting Miracles 101. The Art Of Being In The Flow*. HeartGate Publishing Inc., 2016

Hawkins, David R.: *Loslassen*. Sheema Verlag, Antwort 2014

Hicks, Esther und Jerry: *Ein neuer Anfang. Das Handbuch zum Erschaffen deiner Wirklichkeit*. Heyne Verlag, München 2011

Kondo, Marie: *Magic Cleaning. Wie richtiges Aufräumen Ihr Leben verändert*. Rowohlt Taschenbuch-Verlag, Reinbek bei Hamburg 2013

Li, Christine und Krautwald, Ulja: *Der Weg der Kaiserin. Wie Sie die alten chinesischen Geheimnisse weiblicher List und Macht für sich entdecken*. Knaur Taschenbuch-Verlag, München 2015

Miralles, Francese: *Ikigai. Gesund und glücklich hundert werden*. Ullstein-Taschenbuchverlag, Berlin 2018

Moser, Maximilian: *Vom richtigen Umgang mit der Zeit. Die heilende Kraft der Chronobiologie*. Ullstein Taschenbuch-Verlag, Berlin 2018

Richardson, Diana: *Zeit für Weiblichkeit. Der tantrische Orgasmus der Frau*. Innenwelt-Verlag, Köln 2018

Rinpoche, Sogyal: *Das Tibetische Buch vom Leben und Sterben. Ein Schlüssel zum tieferen Verständnis von Leben und Tod*. Knaur MensSana Taschenbuch-Verlag, München 2020

Rui, Don Miguel: *Die vier Versprechen*. Ullstein Taschenbuch-Verlag, Berlin 2022

Satir, Virginia: *Mein Weg zu dir. Kontakt finden und Vertrauen gewinnen*. Kösel-Verlag, München 2019 (Erstausgabe Kösel-Verlag, München 1989)

Schroeder, Burkhard: *Atemekstase – Rebirthing*. Synthesis-Verlag, Essen, 1993

Seiler, Laura Malina: *Schön, dass es dich gibt. Wie du mit deinem Geschenk für die Welt ein außergewöhnliches Leben erschaffst*. Rowohlt Taschenbuch-Verlag, Hamburg 2020

Selig, Paul: *Alchemy. A Channeled Text (The Beyond the Known Trilogy, 2)*. St. Martins Publishing Group, New York 2020

Selig, Paul: *Beyond The Known: Realization. A Channeled Text. (The Beyond the Known Trilogy, 1)*. St. Martins Publishing Group, New York 2020

Selig, Paul: *I Am The Word. A Guide to the Consciousness of Man's Self in a Transitioning Time*. TarcherPerigee, USA 2010

Shoshanna, Brenda: *Zen und die Kunst sich zu verlieben*. Knaur Taschenbuch-Verlag, München 2012

Stahl, Stefanie: *Das Kind in dir muss Heimat finden*. Kailash, München 2015

Swan, Teal: *Einsamkeit heilen, die Ursachen erkennen und zu tiefer Verbundenheit finden*. Irisiana Verlag, München 2019

Tepperwein, Kurt: *Die Geistigen Gesetze. Erkennen, verstehen, integrieren*. Goldmann Verlag, München 2009

Weber, Andreas: *Alles fühlt. Mensch, Natur und die Revolution der Lebenswissenschaften*. ThinkOya Verlag, Klein Jasedow 2014

Weber, Andreas: *Lebendigkeit. Eine erotische Ökologie*. Kösel-Verlag, München 2014

Williamson, Marianne: *Rückkehr zur Liebe. Harmonie, Lebenssinn und Glück durch »Ein Kurs in Wundern«*. Goldmann Verlag, München 2016

Quellennachweise

1 *Nature Reviews Clinical Oncology: Akimoto et al., 2021 und The Lancet Gastroenterology & Hepatology: Araghi et al., 2019:* https://www.nature.com/articles/s41571-020-00445-1.epdf?sharing_token=ID8DotDZtezyzvv1d13fZtRgN0jA-jWel9jnR3ZoTv0NLp3oVq8_u_IbCqHQ1Cbk-QMqpYH_mLcYVAhIS6yC8G-S7wI8UL3O_pqJ6UnXIzah0eX6l4l6stgUFVKTXJRoLMu9m-vC2MwsH8B2I-J5AKRXoeLm2HjxX4jKH2Edoj9IbKZNFgegScJtiwfTrqBakUdFq3-8_hdG-fxJxWdwze2vbA%3D%3D&tracking_referrer=www.zeit.de *und* https://www.thelancet.com/journals/langas/article/PIIS2468-1253(19)30147-5/fulltext *(abgerufen am 25.04.2023, 17:17 Uhr)*

2 *Gastroenterology: Arima et al., 2022 und Nature: Iftekhar et al., 2021:* https://www.gastrojournal.org/article/S0016-5085(22)00672-2/fulltext?referrer=https%3A%2F%2Fpubmed.ncbi.nlm.nih.gov%2F *und* https://www.nature.com/articles/s41467-021-21162-y *(abgerufen am 25.04.2023, 17:31 Uhr)*

3 https://www.zeit.de/gesundheit/2023-03/darmkrebs-junge-menschen-erkrankung-gruende/komplettansicht *(abgerufen am 16.05.2023, 13:47 Uhr)*

4 https://www.who.int/initiatives/who-global-centre-for-traditional-medicine/ *(abgerufen am 25.04.2023, 17:51 Uhr)*

5 https://kompetenz-statt-demenz.dsgip.de/gehirn-koerper/gehirnstrukturen/ *(abgerufen am 26.04.2023, 12:50 Uhr)*

6 https://phytotherapie.de/de/die-gpt/definition-phytotherapie/ *(abgerufen am 26.04.2023, 13:23 Uhr)*

7 https://www.ndr.de/ratgeber/gesundheit/Aspirin-Die-gefaehrlichen-Nebenwirkungen,aspirin106.html *(abgerufen am 26.04.2023, 13:23 Uhr)*

8 https://www.ncbi.nlm.nih.gov/pmc/articles/PMC3969660/ *(abgerufen am 15.05.2023, 15:31 Uhr)*

9 https://www.uniklinik-freiburg.de/fileadmin/mediapool/08_institute/rechtsmedizin/pdf/Addenda/2016/Kurkuma_-_Wissenschaftliche_Zusammenfassung_2015.pdf *(abgerufen am 26.04.2023, 14:47 Uhr)*

10 https://www.journal-of-hepatology.eu/article/S0168-8278(21)00161-6/fulltext *(angerufen am 27.04.2023, 11:32 Uhr)*

11 https://libellius.de/artikel/wenn-spinnen-spinnen-achtbeiner-unter-drogen%C2%ADein%C2%ADfluss-1532.html *(abgerufen am 27.04.2023, 11:48 Uhr)*

12 https://de.statista.com/statistik/daten/studie/175483/umfrage/pro-kopf-verbrauch-von-zucker-in-deutschland/ *(abgerufen am 27.04.2023, 12:43 Uhr)*

13 Versteckter Zucker in Lebensmitteln: die Zuckerfallen enttarnt (utopia.de) *(abgerufen am 27.04.2023, 12:45 Uhr)*

14 https://digitalcollection.zhaw.ch/bitstream/11475/16373/1/2015_Gesundheitliche_Aspekte_des_Fleischkonsums_smf.pdf *(abgerufen am 27.04.2023, 15:28 Uhr)*

15 https://www.thieme-connect.com/products/ejournals/html/10.1055/s-0034-1397652 *(abgerufen am 27.04.2023, 15:44 Uhr)*

16 https://www.pnas.org/doi/10.1073/pnas.1900712116 *(abgerufen am 27.04.2023, 18:30 Uhr)*

17 https://www.planet-wissen.de/natur/forschung/hirnforschung/hirnstrukturen-wandel-100.html *(abgerufen am 27.04.2023, 18:35 Uhr)*
18 https://www.ncbi.nlm.nih.gov/pmc/articles/PMC5591905/ *(abgerufen am 27.04.2023, 18:37 Uhr)*
19 https://www.ncbi.nlm.nih.gov/pmc/articles/PMC5559777/ *(abgerufen am 28.04.2023, 17:53 Uhr)*
20 https://psycnet.apa.org/doiLanding?doi=10.1037%2F0022-3514.64.2.211 *und* https://link.springer.com/article/10.1007/BF00992249 *(abgerufen am 28.04.2023, 19:27 Uhr)*
21 https://pubmed.ncbi.nlm.nih.gov/16029091/ *(abgerufen am 28.04.2023, 19:34 Uhr)*
22 https://econtent.hogrefe.com/doi/full/10.1024/1661-8157/a003831 *(abgerufen am 28.04.2023, 19:36 Uhr)*
23 https://www.rki.de/DE/Content/Service/Sozialberatung/BGBL_Krprl_Akt_psych_Gesund.pdf?__blob=publicationFile *(abgerufen am 28.04.2023, 19:39 Uhr)*
24 https://econtent.hogrefe.com/doi/full/10.1024/1661-8157/a003831 *(abgerufen am 28.04.2023, 19:44 Uhr)*
25 https://www.zora.uzh.ch/id/eprint/211462/ *(abgerufen am 28.04.2023, 19:50 Uhr)*
26 https://www.rki.de/DE/Content/Service/Sozialberatung/BGBL_Krprl_Akt_psych_Gesund.pdf?__blob=publicationFile *(abgerufen am 28.04.2023, 20:01 Uhr)*
27 https://econtent.hogrefe.com/doi/full/10.1024/1661-8157/a003831 *(abgerufen am 28.04.2023, 20:10 Uhr)*
28 https://www.ncbi.nlm.nih.gov/pmc/articles/PMC2897704/ *(abgerufen am 28.04.2023, 20:10 Uhr)*
29 https://www.frontiersin.org/articles/10.3389/fnagi.2013.00005/full *(abgerufen am 28.04.2023, 21:39 Uhr)*
30 https://d-nb.info/1010085204/34 *und* https://link.springer.com/article/10.1007/s12662-016-0411-6 *(abgerufen am 28.04.2023, 20:42 Uhr)*
31 https://www.nature.com/articles/nrn3916 *(abgerufen am 28.04.2023, 21:58 Uhr)*
32 https://pubmed.ncbi.nlm.nih.gov/11406102/, https://pubmed.ncbi.nlm.nih.gov/2084711/, https://www.degruyter.com/document/doi/10.1351/pac199163010141/html *und* https://www.jstage.jst.go.jp/article/fishsci1994/62/1/62_1_134/_pdf *(abgerufen am 15.05.2023, 13:31 Uhr)*
33 https://pubmed.ncbi.nlm.nih.gov/11434724/ *(abgerufen am 15.05.2023, 13:37 Uhr)*
34 https://www.mdpi.com/2304-8158/9/2/122 *(abgerufen am 15.05.2023, 13:51 Uhr)*
35 https://pubmed.ncbi.nlm.nih.gov/24051140/ *(abgerufen am 15.05.2023, 14:07 Uhr)*
36 https://www.ncbi.nlm.nih.gov/pmc/articles/PMC3271545/ *(abgerufen am 15.05.2023, 14:09 Uhr)*
37 https://pubmed.ncbi.nlm.nih.gov/17174460/ *(abgerufen am 15.05.2023, 15:02 Uhr)*

Register